I0046747

NOTIONS

D'HYGIÈNE

PRATIQUE

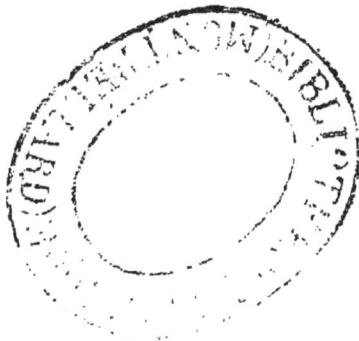

Paris. — Imprimerie Panckoucke, rue des Poitevins, 14.

NOTIONS

D'HYGIÈNE

PRATIQUE

PAR

LE Dr ISIDORE BOURDON
Membre de l'Académie royale de Médecine

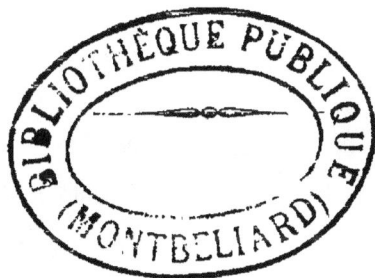

BIBLIOTHÈQUE PUBLIQUE
(MONTBELIARD)

PARIS
LIBRAIRIE DE L. HACHETTE
RUE PIERRE-SARRAZIN, 12.

1844

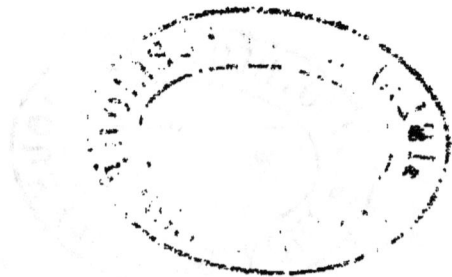

PRÉFACE.

Nous avons présenté ces Notions d'hygiène dans le cadre qui nous a paru le plus simple et le plus naturel. Après avoir exposé brièvement la structure du corps humain, et essayé d'en saisir l'ensemble et l'admirable unité, nous avons étudié le jeu concerté des organes, leur concours mutuel et la prépondérance de quelques-uns, cette cause vraisemblable des tempéraments. Ce sont là de premières bases sur lesquelles nous avons fondé l'hygiène, parce qu'il nous a semblé que le meilleur moyen de prévenir les dérangements d'une machine était d'en étudier d'abord les rouages.

Après ces notions préliminaires, nous avons traité dans autant de chapitres distincts :

De la Digestion et des Aliments ;

De la Respiration et de ce qui s'y rapporte ;

Des Habitations et du Voisinage ;

Des Vêtements et des Soins corporels ;

Des Exercices gymnastiques ;

Des Professions et des Délassements ;

Et enfin du Sommeil.

Telles sont, et la matière et les principales divisions de ce livre.

Nous avons dû assortir nos préceptes à l'âge, au sexe et à la juste susceptibilité des personnes auxquelles s'adresse cet ouvrage. Il est des conseils dont on doit s'abstenir dans la crainte d'en fausser le but et de heurter des convenances respectables.

Peut-être s'étonnera-t-on qu'on ose parler d'hygiène à des jeunes personnes. C'est un soin, en effet, dont jusqu'alors on s'était dispensé envers les femmes. On les initiait volontiers à toutes les sciences, même à l'astronomie ; on leur inculquait tous les arts, sans en excepter la sculpture : mais on trouvait hasardeux de leur enseigner l'art plus nécessaire et plus accessible de conserver la santé, art qui cependant, on est forcé de le reconnaître, intéresse au dernier point le bonheur domestique, ce but constant de leurs efforts, et ordinairement leur ouvrage. Cette circonspection nous a paru excessive, et voilà

pourquoi nous n'avons point hésité à passer
outre, bien qu'avec réserve et discernement.

Puisqu'on enseigne aux femmes l'histoire
naturelle et la physique, n'est-il pas convenable de leur en montrer une des plus importantes applications? Si on leur apprend un peu
de droit, afin de les éclairer sur la marche
des affaires et de les préserver des procès,
pourquoi ne pas les familiariser avec l'hygiène, qui peut les prémunir contre des imprudences, leur épargner des maladies, et
conserver leur santé?

Et d'ailleurs, comme le dévouement est la
principale vocation des femmes, l'art salutaire dont ce traité renferme les principes
profitera à d'autres qu'à elles : leur famille en
recueillera les heureux effets. Tendres institu-
trices et les premiers guides de l'enfance, incessamment appliquées à consoler ceux sur
qui s'appesantissent l'âge, les maladies ou les
chagrins, les femmes sont la sauvegarde et la
Providence de ceux qui souffrent, surtout aux
deux points extrêmes de la vie. Utiles auxiliaires du médecin, elles le suppléent jusqu'à
sa venue, et l'informent des causes apparentes
du mal, de son début, de ses progrès; enfin,

sans rien enfreindre ni rien omettre, elles
surveillent l'exécution des ordonnances et di-
rigent le régime, dont leur sollicitude déguise
ou mitige la sévérité; en sorte qu'il est rare
qu'on ne puisse légitimement revendiquer
pour elles la meilleure part des cures heureuses.

Disons-le aussi avec sincérité, un autre motif nous a guidé dans la publication de ce livre.
De nos jours, chacun s'instruit plus aisément,
plus volontiers et beaucoup plus qu'autrefois.
Les arts s'épurent et se perfectionnent au
foyer des sciences modernes. La physique et
la chimie ont maintenant accès partout, même
dans le ménage, car il n'y a pas jusqu'à la
cuisine qui ne soit devenue ambitieusement
savante. C'est donc une nécessité pour les
femmes de faire violence à leur modestie naturelle : il faut qu'elles se résignent à suivre,
ne fût-ce que de loin, le mouvement des esprits, sous peine de déchoir du rang social où
elles se sont élevées.

A la vérité, elles trouveront quelques fatigues et même des ennuis dans ces nouvelles
études ; elles auront à dévorer quelques
dégoûts. Mais elles en seront dédommagées

dans leur amour-propre, et plus délicieuse-
ment un jour dans leurs fils et leurs filles.
Une nouvelle génération portera en elle les
traces heureuses de la bonne santé des parents.
En outre, les enfants profiteront des connais-
sances qu'on leur inculquera peu à peu et à
toute heure dans la maison paternelle. Les
discours d'une mère, commentés par ses actions, ont bien plus d'empire sur des esprits
jeunes et imitateurs, que les leçons des meilleurs maîtres. Aussi ne doit-on pas s'étonner
si, de leur temps, Chrysippe et Quintilien exi-
geaient que les mères et même les nourrices
des orateurs fussent des femmes instruites et
sans préjugés.

Pour ce qui est de l'ordre qu'on a adopté
dans ce travail, il est certain qu'on ne peut
diviser l'hygiène ni exclusivement d'après les
fonctions de la vie, ainsi que des auteurs esti-
mables l'ont tenté, ni seulement d'après la
matière de l'hygiène, comme Boerhaave en a
donné le précepte et Hallé l'exemple. Autant
que nous l'avons pu, nous avons suivi l'ordre
physiologique ; mais, pour ne pas heurter le
sens commun, nous avons dû, en plusieurs oc-
casions, associer les deux méthodes : ainsi

notre ordre est mixte, sans quoi il aurait cessé
d'être naturel. Il est certes plus raisonnable de
traiter des vêtements proprement dits dans un
chapitre spécial, que d'en renvoyer l'histoire
sous la rubrique des fonctions de la peau ou
de la chaleur vitale, sans compter que les vêtements n'intéressent pas uniquement la température du corps.

On s'est appliqué à n'exposer dans ce livre
que des idées vraies et fécondes. Ce serait la
faute de l'auteur s'il n'en était pas ainsi; car
la physiologie est enfin devenue une science
assez positive pour servir de fondement à
une hygiène non-seulement judicieuse, mais
utile.

Nous avons cherché par-dessus tout à être
constamment clair pour toutes les classes de
lecteurs. Aussi avons-nous donné la préférence, toutes les fois qu'il nous a été permis
de choisir, aux termes dont l'usage est le plus
familier; et s'il nous est arrivé d'employer
des mots techniques, c'est que le vocabulaire
commun n'en offrait point d'équivalents. Il
faut dire aussi qu'on ne pénètre pas toujours
dans des contrées lointaines sans en rapporter
quelques locutions étranges des naturels du

pays. Cette franche excuse nous obtiendra
peut-être quelque indulgence.

Au reste, les préceptes praticables nous
ont beaucoup plus préoccupé que les théories :
cependant, chaque fois qu'un conseil essentiel a pu tirer autorité d'un principe général,
nous n'avons pas négligé de l'y rattacher
comme conséquence.

La forme de cet ouvrage est, en général,
d'une grande simplicité. Toutefois nous n'a-
vons pas cru devoir en exclure quelques anec-
dotes et quelques images, quand il nous a
semblé que de tels hors-d'œuvre pourraient
stimuler l'attention ou seconder la mémoire.

Nous avons exprimé nos réflexions sans
nous défier d'intelligences exercées dès longtemps par d'habiles leçons. Il est d'ailleurs
vraisemblable que les chefs de famille eux-
mêmes prendront part aux lectures destinées
à des esprits moins mûrs et moins éprouvés,
mais non moins actifs; et tel est le motif, s'il
faut le dire, qui nous a enhardi à approfondir certaines questions dans cet ouvrage, plus
qu'il n'est habituel de le faire dans les traités
purement élémentaires. Ce qui semblerait au-
dessus de trop jeunes intelligences, sera pour

les mères un objet d'étude personnelle qu'elles
expliqueront ensuite à leurs filles avec d'utiles
commentaires. Si elles accédaient à ce vœu,
nous y verrions une marque d'approbation, et
nous ne saurions aspirer à une plus flatteuse
récompense.

Auteuil, août 1844.

NOTIONS
D'HYGIÈNE PRATIQUE.

NOTIONS PRÉLIMINAIRES.

DE LA SANTÉ.

DES PRINCIPAUX CARACTÈRES DE LA SANTÉ.

On se représente la santé sous le riant aspect
de la fraîcheur, d'un embonpoint modéré, de
l'aisance corporelle et de la jeunesse. Les Grecs
en avaient fait, sous le nom d'Hygie, une déesse
dont la statuaire personnifia l'image et consacra
le souvenir. Telle est l'origine païenne du mot
Hygiène.

La santé n'est pas inséparable des caractères
de jeunesse et de beauté que l'imagination lui
prête et que la Grèce divinisa : elle est de tous
les âges, elle comporte toutes les circonstances
à peu près normales de la vie, et peut s'allier à
toutes les organisations. Elle n'est pas incompa-
tible avec certaines souffrances, ni même avec
de légères infirmités que l'âge amène ou dont le
corps a contracté l'habitude, si d'ailleurs les
fonctions essentielles n'en reçoivent aucune atteinte. A la vérité, pour l'interrompre subite-

ment, il suffit quelquefois d'un mouvement de fièvre, d'une indigestion, d'une peine morale, d'une courbature ou d'une nuit sans sommeil. Alors à la santé succède la maladie, et dès ce moment la médecine doit remplacer l'hygiène.

La santé est irréprochable en toute personne qui mange avec appétit, qui digère sans lenteur ni souffrance, qui respire aisément de quinze à dix-huit fois par minute sans toux ni douleur, dont le pouls bat de soixante à soixante-quinze fois par minute, qui se meut facilement, qui dort sans agitation ni songes pénibles, de cinq à sept heures chaque nuit, selon l'âge et la fatigue.

Certaines fonctions peuvent éprouver quelques irrégularités insolites, sans que la santé soit pour cela sensiblement compromise. La toux peut survenir, le pouls être irrégulier et offrir quelques lacunes, la digestion devenir pénible ou même accablante, le sommeil s'accourcir; il peut même apparaître des sécrétions inaccoutumées ou des douleurs, sans qu'il y ait réellement maladie. En un mot, la santé subsiste tant qu'il y a du sommeil et tant que la nutrition s'effectue, ne fût-ce qu'imparfaitement et avec peine; tant qu'aucun obstacle persévérant n'entrave, ne trouble ou n'accélère ni la circulation du sang, ni la respiration, et pourvu que rien ne séjourne dans le corps de ce qui doit s'en évader, si d'ailleurs il ne survient ni fièvre, ni inflammation, ou engorgement quelconque.

Un des caractères d'une santé excellente, c'est cette aisance du corps, ce parfait bien-être des

organes, toujours si prisé quand il s'interrompt,
qui fait que les fonctions s'accomplissent sans
qu'aucun de leurs rouages organiques donne
conscience de son concours ni même de son
être. C'est, en effet, une heureuse condition,
que de ne sentir ni les battements du cœur, ni les
pulsations des artères, ni l'épanouissement des
poumons, ni même l'action de l'estomac. Pour
que les fonctions s'effectuent de la sorte, sans
qu'aucune sensation en révèle l'accomplissement, il faut que les organes soient tous dispos
et dans un accord parfait. Sentir ses organes,
et assister, pour ainsi dire, à leurs évolutions,
c'est déjà un acheminement vers la maladie.
Tel est le côté faible et quelquefois attristant
des gens nerveux, des valétudinaires, de ceux-
là principalement qui ont reçu le nom de mélancoliques et d'hypocondriaques. Rien n'est plus
digne de pitié que le sort de ces malheureux,
qu'une sensibilité excessive rend juges attentifs
et spectateurs émus de chaque acte vital. Même
sans poser le doigt sur aucune artère, ils appré-
cient, d'après les battements de la tête et des
yeux, que leur pouls est agité, et supputent
sans se tromper, mais non sans préjudice pour
leur bien-être, chaque progrès de la digestion.
On en voit qui suivent le cours des aliments dans
la digestion, comme on suit le cours d'une rivière ou le sillage d'un vaisseau. C'est un don
vraiment funeste que cette aptitude à épier chaque manifestation de la vie et les moindres irrégularités des organes; ceux qui l'ont reçu sont

presque toujours d'une société désagréable et difficile, susceptibles sur toutes choses, et d'autant plus à plaindre qu'on ne les plaint jamais, du moins avec sincérité. Nulle compassion pour eux, alors même qu'ils éprouvent de sérieuses douleurs. Quelle qu'en soit la gravité, leurs maux passent pour imaginaires.

Ce serait peu de chose qu'éprouver de légers troubles dans la santé, de légères souffrances, ou même quelques heures de maladie. Ce qui aggrave un premier sentiment de douleur, c'est l'appréhension de maux plus grands, c'est l'impatience et l'inquiétude, et davantage encore ces prétendus remèdes de précaution au moyen desquels on essaye de prévenir des maux incertains. Les remèdes nuisent toujours quand ils ne sont pas utiles. Purgatifs, émétiques, saignées, sangsues, tisanes, excitants, autant d'ennemis de la santé, toutes les fois qu'ils ne sont pas nécessaires et qu'on les emploie sans opportunité. Parmi ces préservatifs, et quelles que soient d'ailleurs les habitudes de sobriété, il n'y a guère que la diète dont on puisse toujours user sans inconvénient. Des repas plus tempérants, plus légers que de coutume, ou même un jeûne absolu, ont pour effet ordinaire de rendre les remèdes inutiles et de contremander une consultation.

Cependant, mieux vaut encore une visite superflue qu'un avis trop tardif. Il est donc prudent de consulter un médecin chaque fois que la santé paraît se déranger, surtout s'il y a perte

de l'appétit et du sommeil, s'il survient du fris-
son et des douleurs, une éruption quelconque,
une hémorragie, ou de la faiblesse sans cause
appréciable. Mais une règle dont il ne faut jamais
se départir, c'est de ne prendre aucun remède
qui n'ait été ordonné ou approuvé par un médecin.

DU CHOIX D'UN MÉDECIN.

Le choix d'un médecin réclame lui-même
beaucoup de tact et de sagesse. On ne doit le
préférer ni parce qu'il est jeune, ni uniquement
parce qu'il est vieux. L'expérience a souvent
devancé l'âge, et plus d'une fois la routine en a
altéré les enseignements. Il ne faut pas, non plus,
choisir un médecin parce qu'on le croit sans caractère et sans gravité, ni précisément parce
qu'il est aimable et poli et parce qu'il serait l'ami
de la famille, ni même parce qu'il aurait un esprit ingénieux et une intelligence supérieure.
Sans contredit, il est des médecins d'un esprit
élevé et d'une raison profonde; mais ce n'est point
à ces avantages intellectuels qu'ils ont dû d'exceller dans leur profession, laquelle suppose avant
tout de sérieuses études et une aptitude expresse.
Le médecin qu'on doit préférer est celui qui
mérite et qui inspire le plus de confiance, cette
confiance qui est le puissant auxiliaire de toute
guérison. On se défie naturellement de celui qui
tâte le pouls sans attention et tout en conver-
sant, tout en s'occupant d'autre chose; de celui
qui promène ses yeux sur tous les objets pré-

sents, excepté sur le malade, plein d'anxiété;
qui tire, des caractères du pouls tâté avec précipitation et négligence, des présages que contredit l'événement ; et surtout de celui qui écri-
rait son ordonnance avant même d'avoir exa-
miné le malade. Toutes ces inattentions perdent
un médecin dans l'esprit de ses malades, et souvent les malades mêmes.

DE LA STRUCTURE DU CORPS HUMAIN.

DES TISSUS ÉLÉMENTAIRES.

Si compliqué que soit le corps humain, il peut
se résoudre finalement en quatre tissus essentiels, qui à eux presque seuls composent la trame
fondamentale des organes. Voilà quels sont ces
quatre tissus que je vais examiner tour à tour :
le tissu celluleux, le tissu nerveux, le tissu
musculeux et le tissu fibreux.

Du tissu celluleux.

Le tissu celluleux, qui est le plus abondant ou
au moins le plus universellement répandu dans
l'organisation, sert à unir et à composer les organes. Il a aussi pour usage de les isoler entre
eux ; mais cette barrière même ne fait qu'ajouter à leur union. Composé, comme son nom l'indique, de cellules lâches ou serrées, selon la
région du corps et selon ses attributs, il a tantôt
l'aspect d'une fine éponge et tantôt l'apparence

d'un crible ou d'une dentelle; tantôt il semble se rouler sur lui-même pour former des vaisseaux, tantôt il s'aplatit et devient plus dense pour composer des membranes ; d'autres fois , il adhère comme une espèce de glu aux organes qu'il unit et qu'il cloisonne. Il n'est pas un organe qui , sous une forme ou sous une autre , ne contienne du tissu celluleux : on en retrouve même quelques vestiges dans la trame décomposée des os et des cartilages. C'est lui qui compose la base et comme la chaîne des glandes et de quelques viscères. C'est dans ses mailles ou cellules que se trouve déposée comme en réserve cette graisse fluide dont l'amas caractérise l'embonpoint. Mais cette graisse n'y est point à nu et librement fluante ; elle s'y trouve renfermée dans de petites outres exactement closes. Le tissu celluleux peut être réduit en gélatine, comme les cartilages et comme la partie organique des os. Une multitude de vaisseaux imperceptibles se distribuent dans les minces parois de chacune des cellules , et ces cellules communiquent toutes ensemble, ce qui fait que les fluides qui s'y amassent suivent naturellement la pente du corps. Enfin , le tissu celluleux est comme l'informe canevas des organes.

Du tissu nerveux et des nerfs.

Le tissu nerveux paraît moins répandu et plus concentré que le précédent, et cependant il n'est pas de si fine partie dans le corps qui n'en re-

çoive son contingent, pas d'organe si secondaire
dans lequel n'aille se rendre un filet nerveux
proportionné à son importance et à son volume.
Le tissu nerveux est un des éléments essentiels
de l'organisation. Il a pour attribut la sensibilité, outre ses propriétés ou influences latentes
en ce qui regarde chaque acte de la vie. L'ensemble des nerfs, ainsi que ses aboutissants, ses
deux centres, c'est-à-dire le cerveau et la moelle
épinière, méritent par excellence la dénomination de système nerveux sous laquelle on les désigne. Les nerfs composent, en effet, un vrai système (fig. 1), un ensemble coordonné et, pour
ainsi dire, hiérarchique, où chacun a son rôle,
son emploi, son attribut, bien que tous ressortissent aux mêmes centres et suivent des lois communes à tous. Certains d'entre eux, en particulier le nerf grand sympathique (fig. 1, E), qui
est non symétrique, presque isolé du cerveau
et faiblement uni aux autres nerfs, paraissent
présider aux actes spontanés de la vie, à celles
des fonctions qui sont involontaires et comme
automatiques, je veux dire à la digestion, à la
circulation du sang, aux sécrétions, etc. Les
autres nerfs, qui sont symétriques (fig. 1, D) attachés au cerveau ou à la moelle épinière, transmettent à l'âme l'impression qu'ils ont reçue des
corps : chaque organe des sens n'est tel que
par l'intervention des nerfs qui unissent ce sens
au cerveau, soit immédiatement, soit médiate-
ment par la moelle. Tous les nerfs sont sensibles, au moins ceux qui aboutissent au cerveau

et à la moelle épinière, et nous ne sentons rien quand ils sont détruits, rompus, coupés, comprimés ou profondément altérés d'une manière quelconque. Aucun nerf ne peut sentir s'il a cessé de communiquer avec le cerveau.

Quant à la moelle épinière (fig. 1, c), elle est un des agents essentiels de la volonté ; mais elle ne sert à l'accomplissement des mouvements volontaires, mais elle n'excite spontanément des contractions, qu'autant qu'elle conserve ses relations de continuité avec le cerveau, et que ses propres nerfs n'éprouvent aucune interruption depuis les muscles qui se contractent jusqu'à elle.

Le cerveau (fig. 1, A) n'est pas seulement un des grands foyers de la vie, un des rouages indispensables de cette machine merveilleuse que nous appelons le corps humain ; il est, de plus, l'instrument évident des sensations, de la pensée et du vouloir, et le théâtre irrécusable des actes intellectuels, sensitifs, arbitraires et moraux. Tout organe qui a cessé de commercer avec le cerveau est nécessairement insensible ; tout muscle soumis à la volonté, dès que ses communications avec le cerveau sont interrompues, reste par ce fait incapable d'agir selon le vouloir. Les maladies centrales du cerveau, les épanchements dont il est le siége, ou ses blessures, ont des effets semblables. Enfin, et cela est incontestable et incontesté, le cerveau est l'aboutissant des sensations et le point de départ des actes volontaires.

La substance nerveuse est une pulpe molle,

une sorte de moelle compacte que protégent en toutes ses parties des membranes fibreuses ou vasculaires.

Du tissu musculeux et des muscles.

Le tissu musculeux, composé de fibrine, est celui-là dont les muscles sont formés : toute la partie charnue de notre structure, tout ce qui se contracte, tout ce qui meut notre corps avec spontanéité, tout ce qui déplace nos membres en conséquence du vouloir, ces différents organes dépendent du tissu musculeux, ce sont des muscles. Une portion de ce tissu entre-croise ses fibres et les enchevêtre inextricablement pour composer la substance du cœur, ou se roule en tuniques arrondies pour former la partie essentielle des intestins, de l'estomac et de la vessie. Cette partie du tissu musculeux n'est point soumise à la volonté et n'est point symétrique. Le diaphragme n'est aussi qu'imparfaitement soumis au vouloir, puisqu'il agit sans cesse pour accomplir la respiration, même pendant le sommeil et malgré toute préoccupation.

Les autres muscles sont parfaitement semblables des deux côtés du corps, et toujours soumis à la volonté. Pour qu'un muscle volontaire continue d'agir, il faut qu'il reçoive des nerfs et du sang artériel et renouvelé ; il faut que ces nerfs qu'il reçoit soient intacts et qu'ils aient une libre communication avec la moelle épinière ou directement avec le cerveau. Un membre peut être

paralysé et tomber immobile, soit parce que ses
muscles n'ont plus de vaisseaux où le sang circule librement, soit parce que leurs nerfs sont
coupés ou comprimés, soit parce que la moelle
épinière est blessée ou malade, soit enfin parce
que le cerveau est offensé, altéré ou entravé.
Pour qu'un membre se meuve arbitrairement,
il faut qu'il y ait entre ses muscles et le cerveau
une communication non interrompue, et que de
tous les anneaux de cette longue chaîne aucun
ne soit privé de son action ou volonté. Que
l'obstacle soit un grain d'opium qui assoupit
la volonté, ou un coup qui confond le nerf
terminal, l'immobilité sera la même dans les
deux cas, sinon pour la durée.

Les muscles sont formés de fibres juxtaposées,
ridées en zigzags dont on a vainement mesuré
les angles, dans l'espoir que l'on concevait alors
d'expliquer la contraction ou le raccourcisse-
ment de ces fibres d'après des théories purement
physiques. Les muscles peuvent aussi se contracter ou se raccourcir instantanément, au simple
contact de corps irritants, sans le concours de
la volonté et même sans l'accession des nerfs.
C'est une curieuse propriété, qu'Haller a mûre-
ment étudiée et à laquelle il a donné le nom
d'irritabilité. Cette propriété subsiste encore
dans les muscles longtemps après que leurs
nerfs sont détruits ou paralysés.

Du tissu fibreux.

Le quatrième tissu élémentaire est le tissu

fibreux : il est le plus résistant et le plus insensible. Il a pour destination d'attacher les os entre eux et d'unir les muscles aux pièces du squelette. Il compose à lui seul les ligaments, les tendons des muscles (ce que le vulgaire nomme des nerfs), et ce voile comme nacré dont quelques muscles sont couverts. C'est encore par lui que sont formées la membrane moyenne et élastique des artères, et la partie solide de ce vêtement protecteur qui entoure les principaux viscères. Attacher et résister, telles sont les attributions de ce tissu, qui ne devient douloureux que lorsqu'on le distend ou qu'on le déchire. Alors les douleurs dont il est la source sont intolérables, ainsi qu'en témoignait jadis le supplice de l'écartellement, auquel fut condamné Ravaillac, et comme le prouvent encore les souffrances des entorses.

DES VAISSEAUX.

Les vaisseaux (fig. 2, c), pour continuer notre inventaire, sont de plusieurs espèces.

Il y a les artères, vaisseaux élastiques et résistants qui reçoivent du cœur le sang rouge que les poumons ont aéré et renouvelé, et qui distribuent ce sang avec pulsation et impulsion dans tous les organes. C'est aux artères qu'on tâte le pouls, effet de l'impulsion du cœur.

Il y a les veines, plus nombreuses et plus dilatables que les artères, et qui rapportent au côté droit du cœur le sang noir et veineux dont

les organes ont épuisé les principes utiles. Ce
sont les veines qu'on ouvre dans la saignée.

Il y a les vaisseaux capillaires, dont le nom
vient de leur finesse comparable à celle des cheveux. Les vaisseaux capillaires sont une sorte
de champ neutre entre les veines et les artères :
ils composent en partie le tissu intime des organes, et sont comme le théâtre de la nutrition,
de la sécrétion des humeurs et de la production
de la chaleur. Ils communiquent également avec
les artères et avec les veines, naissant de celles-
là et aboutissant aux autres.

Il y a les vaisseaux lymphatiques, blancs et
peu visibles, s'ouvrant tous dans un canal particulier nommé thoracique, qui aboutit dans la
veine centrale du bras gauche. Ce sont eux qui
importent dans le sang la lymphe, les débris
corporels, les résidus d'humeurs et le chyle, cet
extrait précieux de la nourriture et dont le poumon compose de nouveau sang. Les fluides que
renferment ces vaisseaux cheminent et circu-
lent sans cœur et sans impulsion initiale; ils
ont dans leur dépendance de petites glandes
pelotonnées (fig. 3, D) qu'ils traversent, et qui,
sans doute, ne sont pas étrangères au mouvement des liquides dont ils sont pleins.

On a aussi admis comme réels des vaisseaux
exhalants, donnant cours et issue à la sueur, au
mucus, à la synovie et à la sérosité de la peau
et des membranes; mais ces vaisseaux ne sont
point visibles, et l'existence en est plutôt ration-
nelle qu'expresse.

DES MEMBRANES.

Il y a six espèces de membranes :

1°. La *peau*, enveloppe solide, sensible, perméable et protectrice, qui embrasse tous les organes en s'adaptant à leur forme et à leur structure, qui les abrite contre le froid, qui nous avertit du contact des autres corps; dans laquelle s'implantent les cheveux et les ongles, et qui se continue aux lèvres et au nez avec les membranes muqueuses, lesquelles ne sont en quelque sorte qu'une peau intérieure. La peau est elle-même protégée par une mince écorce inorganique, l'épiderme, qui la rend moins offensable. La couche d'air qui adhère à la peau et qu'on voit former des bulles dans un bain chaud, lui permet de concourir à la respiration, c'est-à-dire de soustraire aux organes et au sang veineux de l'hydrogène et du carbone, en exhalant à sa surface de l'eau et de l'acide carbonique. Les fluides qu'elle laisse ainsi vaporiser imperceptiblement par les pores ou qu'elle exhale en gouttelettes ruisselantes sous forme de sueur, préservent le corps de cette chaleur incommode qui excèderait ses besoins et compromettrait le bien-être. En résumé, la peau est pour le corps entier une protection, une sentinelle vigilante, un auxiliaire des poumons, et cependant un modérateur pour la température vitale des organes.

2°. Après la peau viennent les *membranes muqueuses*, qui sont comme une peau intérieure et

toujours humectée des organes creux. Il existe
de pareilles membranes au dedans de l'estomac
et des intestins, dans toute l'étendue des poumons, dans les bronches qui pénètrent ces derniers de toutes parts, etc. Le mucus qui les
lubréfie est comme une espèce d'épiderme protecteur et défensif.

3°. Les *membranes séreuses* sont de très-fines tuniques à double feuillet, qui tapissent l'intérieur
des trois grandes cavités du corps, ainsi que la
surface des organes importants que ces cavités
renferment. A la poitrine, il y a deux membranes
séreuses distinctes, celle du péricarde, qui environne le cœur, et celle des poumons, qu'on
nomme plèvre. A la tête, il n'y en a qu'une, à
qui la finesse de son tissu et son peu d'épaisseur a fait donner le nom d'arachnoïde : c'est
une des trois enveloppes ou méninges du cerveau, et la deuxième par ordre de situation. Le
ventre et ses viscères possède aussi une membrane séreuse qui est très-vaste et qui a reçu le
nom de péritoine. La surface libre de toutes ces
membranes est comme vernissée par une humeur halitueuse, dont l'excès occasionne quelquefois des hydropisies.

4°. Les *membranes synoviales* sont fort ressem-
blantes aux précédentes, à la différence qu'elles
se déploient à l'intérieur des jointures des membres et de toutes les articulations vraiment mobiles. La synovie qui provient d'elles, donne
lieu à des ankyloses quand elle tarit.

5°. J'ai déjà parlé des *membranes fibreuses,*

qui, comme les ligaments et les tendons, sont
une des formes simples du tissu fibreux, un
des quatre tissus élémentaires. Les principales
membranes fibreuses sont celles qui enveloppent
et protégent le cerveau, le cœur, etc.

6°. Une autre membrane qui ne rentre dans
aucune des cinq catégories précédentes, et qui
paraît presqu'entièrement formée de petits vaisseaux, est la pie-mère du cerveau. C'est une
membrane fine et délicate, qui doit son nom de
pie-mère (mère pieuse ou tendre) à ce qu'elle
suit exactement toutes les sinuosités du cerveau,
auquel elle est partout accolée, comme si elle le
protégeait et l'incubait.

DES GLANDES.

Viennent ensuite les glandes, organes gra-
nuleux, auxquels est commis le soin de sécréter
les principales humeurs. Il existe en tout seize
glandes formant sept espèces distinctes : deux
pour les larmes, six pour la salive, deux pour
le lait, une pour le fiel ou la bile, le foie, deux
pour les urines, les reins, etc. Les glandes sont
des corps généralement arrondis, composés de
grains enchaînés les uns aux autres et formant
grappe, chacun desquels ressemble à l'organe
total et est composé de vaisseaux, de nerfs, de
tissu cellulaire et de vaisseaux efférents, qui se
réunissent tous, comme à un rendez-vous commun, à un vaisseau central. L'ensemble de la
glande a ordinairement un conduit excréteur

unique qui reçoit tous ces petits vaisseaux et
provient de leur confluent. Ce canal commun
de chaque glande sert à exporter plus ou moins
loin d'elle les fluides qu'elle a séparés du sang,
cette source universelle des matériaux de la vie.

DES VISCÈRES.

Au centre du corps, entourés par tous ces
instruments, la plupart subalternes, que nous
venons d'énumérer, et fort au-dessus d'eux par
leurs fonctions mêmes et par leur influence, ap-
paraissent les grands organes ou viscères de la
tête, de la poitrine et de l'abdomen. A la tête
résident le cerveau et ses dépendances, ses auxiliaires et, pour ainsi dire, ses satellites, en particulier le cervelet (fig. 1, B), de même que les
organes de quatre des cinq sens; à la poitrine,
les organes de la respiration et de la circulation
du sang, c'est-à-dire les poumons et le cœur
(fig. 2, A et B); enfin, à l'abdomen, l'estomac
et les intestins, le foie, la rate (fig. 3) et les
reins (fig. 4, B), etc. Nous reviendrons plus
loin sur les principaux viscères.

Entre le ventre et la poitrine, et formant
entre eux une cloison exacte et mobile, se
trouve placé le diaphragme (fig. 4, A), grand
muscle qui va et vient sans cesse de haut en bas,
et de bas en haut, selon les exigences de la respiration, pour l'accomplissement de laquelle
tantôt il attire l'air du dehors, et tantôt il laisse
évader celui du dedans.

DU SANG.

Le sang est un liquide coloré, plus pesant que l'eau, que le cœur est sans cesse occupé à mouvoir et le poumon à recomposer. Il est le fluide vital et nourricier par excellence : rien ne se fait dans le corps sans son concours, et toutes les humeurs émanent de lui. Rouge, circulant, imprégné d'oxygène et de chaleur dans les artères, il est plus rembruni, moins chaud et plus carbonisé dans les veines. Le travail nutritif et la fabrication des humeurs en épuisent les principes, mais la digestion le ravitaille ; la respiration l'élabore et le reconstitue, et le cœur le fait universellement circuler. Composé d'eau, de sels dissous, d'une matière colorante, de fibrine et de globules mouvants, si homogène qu'il paraisse alors qu'il circule dans les vaisseaux ou qu'il vient d'en sortir, il se divise instantanément en sérum et en caillot dès qu'il est hors de ses voies et qu'il reste immobile. L'enfant d'un an a déjà environ deux kilogrammes et demi de sang, l'enfant de sept ans quatre kilogrammes et demi, et l'adolescent de quinze ans huit à neuf kilogrammes. L'homme à vingt ans en a de douze à quinze kilogrammes, selon son alimentation, sa force et sa stature, et quinze kilogrammes et demi à trente ans ; après quoi la quantité décroît, du moins pour l'homme. Le sang n'est vivement coloré qu'autant que l'organisation jouit d'une certaine énergie. Il renferme un extrait de chaque organe, un aliment et un excitant pour chacun. La mort peut résulter de son immobilité comme de son écoulement.

DU SQUELETTE.

Mais à tous ces organes assortis avec unité, associés et merveilleusement coordonnés, comme nous le verrons bientôt, il manque encore un support résistant, un appui solide, pouvant être mû et déplacé avec ensemble, sans qu'il enfreigne les lois de la statique ; un tout enfin, qui concilie les conditions de l'équilibre et celles du mouvement. Telle est la destination du squelette (fig. 3), vaste et solide charpente du corps humain.

Le squelette est composé d'environ deux cents os qui sont maintenus par des ligaments fibreux et par des espèces de cartilages, et qui n'ont au tronc que des mouvements d'ensemble, presque tous les os de la tête, tous les huit du crâne et les quatorze de la face moins un, s'articulant avec immobilité. Au nombre de cent vingt-quatre, les os des membres composent entre eux différents compartiments qui se joignent par des articulations mobiles, mais d'une mobilité d'autant plus grande, qu'elles sont plus rapprochées du tronc, et d'autant plus diverse et plus compliquée, qu'elles sont plus près de l'extrémité des membres. Des vingt-deux os qui composent la tête, vingt et un sont entièrement immobiles, et ne sont unis que par des sutures ou par des engrenages réciproques. Cinquante-

trois os forment le tronc ; il y en a vingt-quatre
pour la colonne vertébrale, vingt-cinq pour la
poitrine, et quatre pour le bassin, support à
peu près invariable des membres inférieurs. Ces
derniers sont immobiles, et aucun des quarante-
neuf autres ne se meut isolément de ses pareils,
leur commune jonction ou des cartilages inter-
médiaires et adhérents les maintenant respec-
tivement enchaînés. Il n'y a que l'ensemble de
la tête et la mâchoire inférieure qui se meuvent
par des surfaces contiguës, lisses, cartilagi-
neuses et glissantes, à la manière des jointures
des membres. Encore faut-il dire que ces mouvements ont des bornes assez restreintes, surtout ceux qu'effectue la tête sur les vertèbres.
On a vu des personnes se luxer l'atlas (la première vertèbre) et mourir d'une mort soudaine,
pour avoir trop brusquement tourné la tête ;
mais cet accident est principalement à craindre
pour les enfants, en ceux au moins qu'on a
l'imprudence de soulever de terre en mettant
les mains sous leur menton. La mâchoire s'est
quelquefois luxée dans le bâillement ; mais les
luxations sont surtout fréquentes aux membres,
et moins dangereuses là qu'ailleurs.

A ces nombreuses pièces du squelette humain, on peut joindre les quatre petits os qui
garnissent chaque oreille interne, les trente-
deux dents, partiellement formées d'émail et
implantées dans les alvéoles des deux mâchoires ; l'os hyoïde, qui soutient la langue et donne
attache et support à plusieurs de ses muscles ;

enfin les quatre cartilages, quelquefois ossifiés,
du larynx ou organe de la voix. Telles sont,
avec quelques os supplémentaires qui favorisent l'attache des tendons de la main et du pied,
et qui en rendent les muscles plus énergiques,
toutes les pièces osseuses du corps humain.

Tous ces os assemblés qu'attachent des ligaments et que meuvent des muscles, ne sont qu'en
partie ossifiés tant que la croissance n'est point
achevée. Voilà comment beaucoup d'os, qui ne
feront plus tard qu'un tout unique, paraissent
divisés dans le jeune âge en plusieurs os distincts, et multiplier alors les pièces du squelette.

DE L'UNITÉ ET DE L'HARMONIE DU CORPS HUMAIN.

Dans cette multitude d'organes que nous venons d'énumérer, et dont nous avons trouvé à
peu près tous les éléments dans quatre tissus
simples, soit isolés, soit diversement combinés,
nous en avons rencontré qui appartiennent mani-
festement à des catégories fort distinctes. D'a-
bord nous avons parlé des nerfs, des organes des
sens, de la moelle épinière et du cerveau, qui
sont principalement consacrés au service de la
sensibilité, de l'intelligence et du vouloir; du
squelette, qui sert de soutien ou d'abri aux
organes, et qui fournit des leviers aux mouvements; des muscles, qui accomplissent ces derniers sous l'influence de la volonté et à l'insti-
gation des nerfs; ensuite, nous avons trouvé le
cœur, qui répartit le sang artériel entre les or-

ganes ; les poumons, qui l'imprégnent d'air et
le rougissent ; l'estomac, dans lequel la nourriture séjourne et est déjà, en partie, digérée ; des
vaisseaux absorbants, dont le principal objet
est de verser dans le sang, qu'il renouvelle, le
chyle que les mêmes vaisseaux ont puisé dans
l'intestin ; des glandes, qui composent les principales humeurs ; et enfin la peau, qui revêt
ce vaste ensemble et le protége, tout en lui con-
férant une sorte d'unité apparente.

Mais l'unité véritable entre tant de rouages
divers, résulte principalement du réel empire
que plusieurs de ces organes exercent sur le
corps tout entier. Je m'explique. L'estomac digère pour tous les organes ; le cœur leur envoie
du sang à tous également, et les poumons aèrent
ce sang que tous reçoivent ; au cerveau, comme
instrument des sensations, parviennent des
avertissements de tous les nerfs, de même
que, comme instrument de la volonté, il fait
sentir à tous les muscles les intentions, les dé-
terminations de l'esprit. Il n'y a pas jusqu'à la
moelle épinière, soit comme agent essentiel
des battements du cœur et instigatrice de la
circulation du sang, soit comme prolongement
du cerveau et conducteur de ses mouvements
cachés, dont l'influence ne se fasse sentir en
toutes les parties du corps.

L'estomac, le cœur, les poumons, le cerveau,
et la moelle épinière, tels sont donc les principaux instruments de notre individualité physique. L'unité de la vie résulte de leur enchaîne-

ment respectif et indissoluble [1]. Là où ces organes sont associés pour accomplir les actes de
la vie, aucun d'eux ne peut être distrait des
autres, ou seulement entravé, sans préjudicier
à l'existence et sans l'éteindre bientôt.

Assurément tous les organes concourent à
cet ensemble d'effets compliqués et coordonnés
qui constituent la vie, mais aucun n'y prend
une aussi grande part que les cinq organes indiqués. Leur prééminence sur les autres est
incontestable. « Il serait difficile d'indiquer précisément lequel des cinq a, sur les autres, la
prépondérance la plus effective; mais il est certain et manifeste que tous les cinq s'entre-
nécessitent et s'entre-influencent; qu'aucun des
cinq ne saurait se passer des quatre autres, et
que la vie est endommagée et bientôt éteinte,
lorsqu'un d'eux a cessé d'agir pendant une durée
qui varie de l'un à l'autre. Ce n'est point par
l'exclusif ascendant d'un seul que s'accomplit
l'ensemble des actes de la vie; c'est par un égal
concours de plusieurs, et la participation seulement auxiliaire des autres. Il y a donc un petit
nombre d'organes par qui le peuple des organes
est, pour ainsi d re, gouverné, maîtrisé [2].... »

Outre les moyens d'unité vitale et d'individualité physique que nous venons de mentionner, il en existe un autre tout aussi manifeste :

---

[1] Voilà ce que j'ai appelé dans un ouvrage de physiologie, l'oligarchie ou la *pentarchie vitale.*

[2] *Lettres à Camille sur la physiologie*, 2e édition, 1843.

je veux parler du sang, qui est le même pour
tous les organes et qu'une même force d'impulsion fait affluer dans chacun. Rien ne se fait
dans le corps sans l'intervention du sang. Il est
à la fois la source d'où tout émane et le réservoir
où tout aboutit. C'est le sang qui anime en
grande partie les organes, qui les nourrit, qui
entretient la chaleur vitale et pourvoit aux sécrétions. Le sang est le but, le moyen, le véhicule et l'indispensable élément des actes de la
vie. Nous en pourrions dire autant des nerfs.
Les nerfs et le sang, ce sont là les deux moyens
d'unité en qui se résume le mutuel concours
des cinq organes principaux dont nous avons
montré la prépondérance incontestable. Les
nerfs n'agissent point sans le concours du
sang; le sang, à son tour, ne saurait se passer
des nerfs : et c'est de cette dépendance mutuelle
que provient l'invariable solidarité des organes,
ou, pour mieux dire, l'unité d'action de cette
multitude de ressorts vitaux dont est formé le
corps humain.

Le sang a besoin de trois organes : de l'estomac, d'où proviennent ses éléments; du poumon, qui l'imprègne d'oxygène et de chaleur
virtuelle, qui, de plus, le renouvelle et le rend
homogène, et enfin, du cœur, qui le pousse
dans les artères pour le distribuer aux organes.
Les nerfs ne jouissent de leurs propriétés, qu'autant qu'ils communiquent sans entraves avec un
cerveau et une moelle épinière intacts. Les nerfs
supposent donc deux organes, le sang en sup-

pose trois. Or, les trois organes du sang ont besoin des deux organes des nerfs, comme ceux-ci du plein concours des organes du sang; et les organes subalternes n'agissent que sous l'impulsion prépondérante des cinq organes auxquels ressortissent les nerfs et le sang.

Ces considérations sur la pentarchie vitale, et finalement sur le sang et les nerfs, sont fondées sur l'expérience ainsi que sur la raison. Elles ne servent pas seulement à expliquer l'unité de l'organisme ou l'individualité physique : c'est sur elles que doit être fondée la doctrine des tempéraments [1].

DES TEMPÉRAMENTS.

DES EXPRESSIONS EMPLOYÉES COMME SYNONYMES DU MOT TEMPÉRAMENT.

Avant de dire sur quels principes repose la doctrine si importante des tempéraments, je crois devoir élaguer, après les avoir définis ou interprétés, plusieurs termes qui jettent quelquefois de la confusion sur ce mot *tempérament,*

---

[1] Ces idées sur la pentarchie vitale et sur l'omnipotence des nerfs et du sang ne sont pas nouvelles : je les ai exprimées dès 1828, dans mon principal ouvrage, intitulé : *Principes de physiologie médicale,* et même dès 1823, dans ma thèse *Sur la vie et la mort.* Je les ai ensuite simplement relatées dans mes *Lettres à Camille.* C'est donc à mauvais escient que quelques personnes ont cherché récemment à se les approprier.

auquel on les a souvent substitués, soit par inattention, soit dans des vues irréfléchies d'élégance, et uniquement pour diversifier des expressions que des esprits peu rigoureux ont pu croire synonymes. *Organisme, économie animale, complexion, constitution, idiosyncrasie,* tels sont les termes ambigus qu'on emploie fréquemment comme des expressions équivalentes du mot tempérament. La politique, au reste, court le risque de pareilles équivoques.

L'*organisme* est un mot qui exprime cet ensemble ou ce concert d'organes en action qui constituent le corps humain et la vie même. C'est une expression qui regarde chaque organe comme doué d'une vie individuelle et isolée, organe dont l'action partielle et comme instinctive s'associe au jeu d'autres parties jouissant, comme lui, de cette obscure intelligence à laquelle Stahl a donné un nom et, qui pis est, une réalité. Machine vivante, machine animale, est une expression à peu près analogue à la précédente quant au sens réel, mais qui s'adapte mieux aux vues des mécaniciens qu'à celles des vitalistes.

Le terme de *complexion* dut se présenter tout naturellement à l'esprit de ceux qui envisagèrent de quelles parties innombrables se compose le corps humain. Bichat aurait créé cette expression s'il ne l'eût trouvée toute faite, lui qui décomposait les organes mêmes en leurs plus simples éléments.

Quand on vit avec quel ordre éloigné de toute

prodigalité la vie utilise la nourriture, l'air, la chaleur, le sang, les humeurs, et dans quel juste équilibre elle maintient les recettes et les dépenses, on dut naturellement trouver en elle un type d'économie, et voilà d'où vint l'expression d'*économie animale*. Mais ce mot fut plus employé que jamais à l'époque où le médecin Quesnay traita de l'économie sociale et financière, en créant une science nouvelle.

La *constitution* est un terme qui a une tout autre portée que ceux qui précèdent. Il est le fruit d'observations d'un ordre plus relevé. Constitué dit beaucoup plus qu'organisé, que complexe et qu'économe : un corps constitué est régi par des lois, et ces lois doivent être fondamentales et inaltérables. Le tempérament peut changer ; la constitution ne change jamais sans révolution, c'est-à-dire sans maladie. La parfaite unité des organes, telle que nous l'avons montrée ; l'intermittence ou la périodicité d'action et la disposition symétrique de ceux qui desservent les sensations, la volonté et les mouvements ; la simultanéité, la prépondérance, la concordance et l'espèce de mutualité de cinq organes principaux et expressément nécessaires ; la solidarité de tous les autres : telles sont les lois fondamentales du corps humain, et voilà ce qu'exprime collectivement ce mot de constitution, pour qui cherche dans les langues autre chose que des sons arbitraires ou l'œuvre changeante des caprices.

Quant au terme grec *idiosyncrasie*, on l'em-

ploie traditionnellement et sans variation pour
exprimer le tempérament spécial de chaque individu. C'est un mot qui ne comprend à la fois
qu'un seul être et qui ne se généralise jamais ;
et cela vient de ce qu'on n'admet pas plus la
complète, similitude de deux personnes que la
parfaite ressemblance de deux feuilles , de deux
arbres ou de deux montagnes.

DE LA DISTINCTION DES TEMPÉRAMENTS.

On a dans tous les temps distingué les hommes par des caractères extérieurs et frappants :
on a trouvé qu'ils différaient non-seulement par
la physionomie, par l'esprit et le caractère, mais
encore par la structure tout entière , par les
traits essentiels de l'organisation même.

Les, uns, ont de vastes poumons, un cœur
prompt à palpiter, le pouls vif et le teint ver-
meil ; ce sont des gens *sanguins*. D'autres ont
une sensibilité excessive, une âme que tout im-
pressionne ; ce sont des individus *nerveux*.

Ailleurs, les chairs sont molles et comme
spongieuses , la peau d'un blanc mat, les nerfs
presque impassibles ; voilà à quels caractères on
reconnaît les personnes *lymphatiques*.

En d'autres cas, c'est le foie, c'est la bile qui
paraît prédominer ; le teint est jaune et basané,
les mouvements sont brusques, l'esprit ardent ,
la volonté ferme et persévérante , et la maigreur
expresse : tels sont les traits des *bilieux* [1].

---

[1] J'ai décrit avec extension les caractères physiques et

Les anciens ont beaucoup étudié les tempéra
ments : c'est d'eux, sauf quelques changements,
que nous sont venues les dénominations qui servent encore à les désigner. Seulement, comme
ils étaient humoristes plus que nous, ils n'admi-
rent quatre tempéraments qu'afin d'en proportionner le nombre à celui des humeurs qu'ils
regardaient comme essentielles à leur institution. Ils reconnaissaient le tempérament sanguin, le tempérament pituiteux ou dépendant
de la pituite (celui que nous nommons aujour-
d'hui lymphatique), le tempérament bilieux,
et le tempérament atrabilaire ou mélancolique,
c'est-à-dire engendré de ce qu'ils appelaient
atrabile ou bile noire.

Si nous ne voyons point figurer dans cette
liste notre tempérament nerveux, gardons-nous
d'en conclure que les nerfs fussent à Rome ou à
Athènes plus insensibles ou moins maladifs qu'à
Paris. Les contemporains de Périclès ou d'Auguste étaient tout aussi irritables que les contemporains de Louis XIV ou de Napoléon ; mais
le climat des Romains et des Grecs, plus ardent
que le nôtre, multipliait parmi eux les tempéraments bilieux ; et lorsque cette prédominance de
la bile se trouvait jointe à une sensibilité excessive, il en résultait cette espèce de tempérament

moraux des tempéraments , dans l'ouvrage intitulé : *la Phy-*
siognomonie et la Phrénologie, ou Connaissance de l'homme
d'après les traits du visage et les reliefs du crâne; un vol.
grand in-18, avec 24 portraits; 2ᵉ édition.

2.

mixte qu'aujourd'hui encore nous appelons mélancolique, à leur imitation.

Les Grecs jugeaient avec justesse des tempéraments; car, en effet, qu'est-ce que le tempérament, sinon cet équilibre qui subsiste dans
l'organisation, alors même que certains éléments matériels ou certains actes de la vie prévalent sur les autres? D'un côté, inégalité dans
les éléments; de l'autre, harmonie dans les actes : telles sont les deux idées disparates, mais
vraies, que doit retracer dans l'esprit ce mot de
tempérament. Aucun terme ne désigne dans le
corps humain une disposition plus universelle
que celui-là. Aussi les Grecs rattachèrent-ils ces
manières d'être à ceux des agents vitaux dont
l'influence leur paraissait s'étendre à toute l'é-
conomie vivante. Ils se montraient judicieux
en attribuant les tempéraments aux humeurs,
eux pour qui les humeurs étaient l'alpha et l'o-
méga de la vie. Le sang, la bile, la pituite et
l'atrabile étant à leurs yeux les vrais matériaux
de la vie, c'était agir selon la raison, qu'établir un tempérament, une sorte de type pour
chacun de ces éléments essentiels; or, il était
naturel de donner à ces types le nom de leur
cause ou de leur principe. La politique elle-
même n'agit pas autrement quand elle distingue
et classe les gouvernements d'après l'élément
social qui paraît prévaloir dans chacun : démo-
cratie, autocratie, aristocratie, théocratie, sont
des désignations à peu près analogues à celles
des tempéraments, telles du moins que la tradition nous les a transmises.

Cependant nous n'attribuons plus aux humeurs l'influence toute-puissante dont on les croyait pourvues. Tout en admettant les mêmes tempéraments et en leur conservant des noms analogues, nous différons pour la théorie ; nous procédons selon d'autres principes. Et d'abord, il est une des quatre humeurs que nous n'admettons plus, je veux parler de l'atrabile. Il est probable qu'on donnait ce nom au sang très-noir du foie et de la rate ; mais enfin, ce n'est toujours que du sang. Une autre humeur, qu'on nommait pituite, et dont on supposait la source dans la glande pituitaire qui est renfermée dans le crâne, cette humeur dont on ignorait l'origine, nous la nommons *mucus*, parce qu'elle provient des membranes muqueuses, qui la sécrètent et la distillent. Il nous est impossible de lui attribuer l'influence démesurée qu'on lui prêtait jadis.

Il est deux de ces humeurs dont nous reconnaissons toutefois la réalité : le sang et la bile. Mais la bile n'ayant d'action que sur la digestion, l'influence en est fort secondaire. Cependant, comme elle provient de certains principes du sang pour l'élimination desquels la respiration est presque toujours insuffisante, et que ces éléments disponibles de la bile ont beaucoup plus d'influence que la bile même, c'est à juste titre qu'on a conservé à l'un des tempéraments l'ancienne dénomination de bilieux. Il faut néanmoins remarquer que les personnes essentiellement bilieuses ne sont pas celles en qui il se forme le plus de bile, mais les individus en qui prédominent sans emploi et sans issues suffisantes, ceux des principes du sang qui composent cette humeur.

Pour ce qui est du sang, nous lui accordons une grande importance. Et cependant nous ne le considérons point comme une cause absolue et indépendante. Le sang effectivement deviendrait inerte sans l'air qui s'y mêle dans les poumons, sans le chyle qui en renouvelle les éléments, sans le cœur qui le fait circuler. Il dépend, comme nous l'avons dit, de trois organes : de l'estomac, des poumons et du cœur ; et c'est à eux qu'il doit son ascendant sur l'organisation entière. Le tempérament sanguin est néanmoins un des mieux caractérisés et, de tous, peut-être, le plus naturel.

Comme on ne peut concevoir ni les humeurs sans les organes, ni les organes en action sans les humeurs, il est manifeste que les tempéraments ne dépendent exclusivement ni des uns ni des autres. Les classifications qu'on en a faites sont donc erronées, quel que soit celui de ces deux éléments qu'on leur ait donné pour fondement.

Cependant il serait encore plus déraisonnable de dénommer et de classer les tempéraments d'après les organes qu'on y croit prépondérants, que d'après les humeurs, comme on le fit jadis. Sans même excepter le tempérament nerveux, bien que le système des nerfs y prédomine essentiellement, il n'est pas un tempé-

rament où l'action isolée d'un organe, quelque
influent qu'on le suppose, puisse rendre raison des caractères qui le désignent et le constituent. Le système nerveux se compose de
deux centres principaux : le cerveau et la moelle
épinière; à la prépondérance duquel de ces organes rattacherait-on le tempérament qu'engendre ce système? Le tempérament sanguin,
nous l'avons dit, suppose l'énergique intervention de trois organes. J'ai indiqué à quelle com-
plication d'effets paraît tenir le tempérament
bilieux. Quant au lymphatique, il est plutôt
dû à l'inertie de tous les organes qu'à la puissante action de quelques-uns. Il serait donc impraticable de rattacher les tempéraments, soit
par le nom, soit par l'essence, uniquement à un
organe, et il faut s'en tenir aux dénominations
traditionnelles. La prépondérance isolée de certains organes ne peut rendre raison que des
tempéraments individuels ou idiosyncrasies,
qui ne sont, en réalité, que des variétés dans
l'espèce.

Si nous avons autant insisté sur les tempéraments, c'est que la connaissance en est extrêmement importante, soit en santé, soit dans la
maladie. Tout diffère entre les hommes selon le
tempérament : l'énergie, l'humeur, le caractère,
les aptitudes mêmes, et principalement les maladies.

Tout doit de même s'y assortir : il ne faut à
deux personnes dont le tempérament contraste, ni
les mêmes aliments, ni le même air, ni le même

exercice, ni les mêmes remèdes. Il s'agit là
d'une vérité incontestée dont nous exposerons
plus d'une fois les conséquences dans le cours
de cet ouvrage.

___

DES APPAREILS D'ORGANES
ET DES FONCTIONS.

Indépendamment de la prééminence incontestable de quelques organes et de cette subor-
dination mutuelle dont nous avons parlé, la
nature a d'elle-même pris soin de nous montrer comment doivent être classés les organes,
en les associant par appareils ou par systèmes
pour l'accomplissement des fonctions. C'est ainsi
que nous voyons dans le corps humain :

A. *L'appareil nutritif,* le plus compliqué de
tous, puisqu'il comprend les organes digestifs, beaucoup de glandes, les vaisseaux
chylifères et les lymphatiques, le canal
thoracique, etc. ;

B. *L'appareil respiratoire,* qui se compose
des conduits aériens, des poumons, de la
poitrine et du diaphragme ;

C. *L'appareil circulatoire,* c'est-à-dire le
cœur et l'ensemble des artères, des vaisseaux capillaires et des veines ;

D. *L'appareil ou système sécrétoire,* qui comprend seize glandes formant sept catégories,

comme aussi la peau et les diverses membranes muqueuses, séreuses et synoviales ;

E. *L'appareil ou système sensitif et intellec-
tuel*, qui comprend les nerfs, les organes
des sens et le cerveau ;

F. *L'appareil locomoteur*, lequel se compose
du squelette, des muscles soumis à la volonté, des nerfs aussi (puisque les nerfs ont
la double attribution de sentinelles et d'é-
missaires), et enfin de la moelle épinière ;

G. *L'appareil de la voix et de la parole*, qui
comprend le larynx, la trachée-artère, la
langue et le gosier, et même aussi les poumons.

Telle est la distribution la plus naturelle des
organes et des principales fonctions.

DE LA DIGESTION ET DES ALIMENTS.

DE LA DIGESTION.

DÉS ORGANES DE LA NUTRITION.

Commençons par les fonctions nutritives, celles sans qui la vie n'aurait ni durée ni puissance, et dont la digestion est le premier degré et comme le point initial. Rien de ce qui intéresse la digestion n'est indifférent à la santé : la vie suppose l'aliment digéré, comme le feu suppose le combustible. Soit par la transpiration insensible de la péau, soit par les vapeurs de l'haleine et les diverses sécrétions, le corps humain perd toutes les vingt-quatre heures environ deux kilogrammes de sa substance, perte journalière que doivent récupérer les aliments et les boissons. Outre cela, la composition élémentaire du sang est incessamment altérée par de nombreux échanges organiques, et en particulier par la confection de plusieurs humeurs que la vie utilise sans les rejeter. Or, ce sont les aliments qui doivent renouveler tous ces éléments dispersés ou transformés.

Cette digestion, si nécessaire, comprend des actes nombreux et met en jeu beaucoup d'or-

ganes. Elle commence, pour ainsi dire, par la
main qui saisit les aliments, par l'œil qui les
aperçoit, par l'organe qui en reçoit l'odeur
et celui qui les savoure : trois sens associés pour les faire désirer, pour provoquer
l'appétit. Elle a pour terme la formation et l'absorption du chyle, et la translation de cet aliment par excellence dans le sang; ce sang
dont la digestion a pour objet de renouveler
les principes.

Ainsi, désirer, prendre et sentir les aliments;
les choisir et les goûter; les diviser, les triturer
au moyen des dents dans l'acte de la mastication; les imprégner de salive, ce fluide chaud
et salé que des glandes versent dans la bouche;
les déglutir, c'est-à-dire les transférer de la
bouche jusqu'à l'estomac, ce qui est la tâche du
pharynx et de l'œsophage; les ramollir, les
chymifier, les aigrir, premier acte digestif qu'accomplit l'estomac, lui et les sucs dits gastriques
qu'il renferme; chylifier les aliments, c'est-à-
dire en séparer le chyle, fluide blanc et comme
laiteux, qui commence à surnager et à s'isoler
dans le duodénum, grâce au concours de la bile
et du suc pancréatique, que des canaux parti-
culiers versent sur les aliments déjà à demi digérés; enfin, séparer de cette masse grossière et
confuse, qui sera rejetée, ce chyle que des vaisseaux introduisent dans le sang, dont il partage les vicissitudes : telle est la digestion dans
tous ses degrés; chacun desquels a ses obstacles
possibles, ses troubles nuisibles et ses interver-

3

sions, qu'on doit s'appliquer à surmonter quand
on n'a pu les prévenir.

A ces actes digestifs sont consacrés des organes spéciaux, agents essentiels ou accessoires que nous nous bornons ici à énumérer :

1°. Les lèvres, que leur souplesse et leur
contractilité rendent également propres à faci-
liter l'accès de la bouche et à en clore hermétiquement l'issue.

2°. Les dents, qui sont de trois espèces et au
nombre de trente-deux ;—la langue et le palais,
organes essentiels du goût ;—les joues, qui sou-
mettent ou ramènent les aliments à l'action tri-
turante des mâchoires, et dont les mouvements
provoquent l'écoulement de la salive.

3°. Les glandes salivaires, au nombre de six,
qui versent dans la bouche par des canaux distincts, le fluide dissolvant qu'elles composent.

4°. Le voile du palais, qui forme une sorte
de barrière entre la bouche et le gosier, et,
près de là, les amygdales, corps glanduleux
qui, toujours lubréfiés d'une humeur onctueuse,
facilitent le passage des aliments de la bouche
dans le pharynx.

5°. Le pharynx, poche mobile et musculeuse, qui les conduit en les pressant et les
pelotonnant jusqu'à l'œsophage, long canal qui
les transmet à l'estomac, auquel il aboutit. A
l'endroit même où les deux organes s'unissent,
l'œsophage s'étrécit sensiblement; c'est là que
les aliments trop chauds, trop volumineux ou

à surface inégale, font éprouver une sensation de brûlure ou de déchirement.

6°. Au-dessous du diaphragme, il y a l'estomac, poche contractile, configurée comme une cornemuse, et qui a deux orifices : un à gauche, à l'embouchure de l'œsophage, c'est le cardia ; l'autre, à droite et avoisinant le foie, se nomme pylore : le pylore sépare l'estomac du duodénum, le premier des intestins, et celui dans lequel se répand la bile et se forme le chyle.

7°. Après le duodénum, qui est long d'environ douze doigts, il y a le jéjunum, qui prend son nom de son ordinaire vacuité, et l'iléon, qui avoisine l'os des îles ou des hanches. A eux trois, ces conduits composent ce qu'on appelle le petit intestin, ou intestin grêle, par opposition au gros intestin, qui lui-même est composé de trois portions, mais plus distinctes et mieux délimitées que les précédentes : je veux parler du cœcum, qui n'a qu'une ouverture, du colon et du rectum. C'est dans le gros intestin que les aliments finissent de se dépouiller de tout le chyle qu'ils renfermaient.

Il existe entre tous ces organes une espèce d'association et de concert, comme entre les ouvriers d'une de ces manufactures où chacun a son attribution spéciale, bien que tous concourent à l'ouvrage commun. Là, comme ici, chacun a son emploi et sa tâche ; et cependant l'activité de l'un réagit sur tous. Instruments d'une même industrie, mais à des titres différents et à divers degrés, les derniers

intervenants ne remplissent convenablement
leur rôle qu'autant que les premiers se sont ac-
quittés du leur, en ébauchant l'œuvre totale.
C'est ainsi que la salive est d'autant plus abondante et la digestion plus parfaite, que l'appétit
est plus vif, les aliments plus sapides, plus dé-
sirés et mieux savourés. La mastication même
importe beaucoup à la digestion de l'estomac,
comme celle-ci à la bonne confection du chyle,
à la réparation nutritive des organes et à la fabrication des humeurs.

DES ALIMENTS.

DES ALIMENTS EN GÉNÉRAL.

L'homme se nourrit de toutes sortes d'aliments, à quelque règne qu'ils appartiennent.
Fruits, végétaux entiers, semences, racines,
chairs et sang, tout convient à sa nature, pourvu
toutefois qu'il s'agisse de vrais aliments, c'est-à-
dire de substances qui, au lieu de réagir contre
l'estomac et d'en troubler les fonctions, se laissent modifier, altérer par lui. L'homme est réellement omnivore, comme on a raison de le dire,
et ni exclusivement carnassier, ni tout à fait
herbivore. Ses membres, ses dents, ses intestins offrent les caractères mixtes de ces deux
classes d'êtres. Il a des dents de trois espèces :
les unes, les huit incisives, servent à couper;
d'autres, les quatre canines, déchirent; les au-

tres, plus nombreuses, les vingt molaires, servent à broyer.

Excepté quelques condiments comme le sel commun, l'homme ne se nourrit que de substances organisées, qui ont végété ou vécu. Il ne saisit point ses aliments immédiatement avec sa bouche, comme la plupart des animaux ; il ne les doit point à la seule violence, comme les carnassiers : il emploie tour à tour l'adresse, la force, le travail, l'artifice ou l'industrie, soit pour les obtenir, soit pour les approprier à ses besoins. Mais l'essentiel pour lui est de les choisir, de les assortir à ses goûts, à son tempérament, à son âge et à ses fatigues.

Il faut se garder de croire que la santé et la durée de la vie soient toujours proportionnées à la quantité des aliments ou aux apprêts recherchés qu'on leur fait subir. Il est des peuples entiers qui se nourrissent à peu près exclusivement de pain médiocre ou de fécules quelconques, simples repas dont l'eau pure forme le seul complément ; et c'est parmi ces nations peu civilisées qu'on a rencontré le plus de centenaires et le moins de maladies. Aujourd'hui encore, et tout près de nous, le peuple de la Normandie et de la Bretagne, comme celui de la Suisse et de l'Ecosse (j'entends parler des paysans les moins industrieux et les plus pauvres de ces belles contrées), se nourrit uniquement de pain bis ou noir, de pain d'orge, de bouillie ou de galette de sarrasin, de pommes de terre, de châtaignes ou de grossiers potages, de racines,

de légumes et de fruits, aliments peu savoureux
que le vin, même médiocre, n'arrose jamais, et
rarement le cidre ou la bière. Presque constamment ces peuples simples se privent de viande,
sinon peut-être une ou deux fois l'an, aux fêtes
de Noël ou de Pâques : l'année entière n'est qu'un
long carème sans dispenses comme sans mur-
mures. Et cependant les enfants, dans ces contrées, ont une carnation admirable; et cependant
ces populations comptent le plus d'octogénaires!
Quant à l'activité de l'intelligence, c'est autre
chose, et je n'ai pas dit qu'ils en fussent doués
à un degré remarquable.

Toutefois, comme les personnes vivant dans
l'aisance, et trop désœuvrées pour connaître la
faim, ont réellement besoin d'une nourriture va-
riée, nous allons passer en revue les divers aliments, quelle qu'en soit la source ou la nature.
Commençons par ceux qui proviennent du règne
animal, les plus confortatifs de tous, et de tous
les plus convenables à des corps jeunes et sains.

ALIMENTS PROVENANT DU RÈGNE ANIMAL.

De la chair des animaux.

La chair des grands animaux herbivores est
de tous les aliments celui qui, à quantité égale,
demande le plus de travail de la part de l'estomac, celui qui séjourne davantage et le plus efficacement dans le conduit digestif, celui qui
suppose le plus d'énergie digestive, celui qui

nourrit le mieux, qui compose le sang le plus
parfait et qui réussit le mieux à en hâter le cours,
celui enfin qui suscite le plus de forces et le plus
de chaleur, quand une fois le premier travail
digestif est accompli. Mais pour apprécier plus
exactement les effets de ce régime animal, il
est nécessaire de distinguer entre eux les animaux dont l'homme se nourrit, comme aussi,
pour quelques-uns, desquels de leurs organes
ou de leurs produits on fait usage.

Les animaux qui contribuent à la nourriture
de l'homme sont, ou de la classe des mammifères, ou de celle des oiseaux, ou de celle des
poissons, de celle des mollusques ou des crustacés.

Parmi les mammifères, soit domestiques,
soit sauvages, dont l'homme civilisé se nourrit
dans nos climats, il faut mettre en première
ligne le bœuf et le mouton, ainsi que leurs dérivés, mais en faisant exception pour le taureau
et le bélier, dont la chair serait trop coriace et
d'un goût désagréable.

Viennent ensuite le porc et le sanglier, le
cerf et le chevreuil, le chevreau, le lièvre et le
lapin. Tels sont à peu près les seuls mammifères
de nos contrées dont on fasse journellement
usage. En des temps de disette ou par superche-
rie, on a quelquefois substitué la chair de cheval à celle de bœuf, celle du chat à celle du lapin, sans qu'il en résultât de nuisibles effets.
En Egypte et dans la funeste campagne de
Russie, comme dans plus d'un siége, nos sol-

dats se sont nourris de cheval sans répugnance;
et le baron Larrey, qui participa souvent à de
pareils festins, accorde de grands éloges à cette
nourriture. Il n'y a que les vrais carnassiers
dont la chair soit sans usage possible : leurs
pareils même répugnent à s'en nourrir. Les
lions et les corneilles, dit le proverbe, ne se
mangent point les uns les autres; et il est vrai
de dire, au propre comme au figuré, qu'on
venge sur d'innocentes colombes les méfaits
avérés des corbeaux.

Les différents mammifères que je viens d'é-
numérer n'ont points des chairs identiques. Il
existe des différences d'espèce à espèce, et dans
chaque espèce il y a, pour ainsi dire, une gra-
dation pour la consistance des chairs, pour leur
saveur et leurs qualités nutritives, selon l'âge et
le sexe de l'animal. C'est ainsi que la chair du
bœuf proprement dit est plus fibreuse, plus résistante, plus succulente et plus nutritive que la
viande de la vache, et plus apte à remonter les
forces et à reconstituer le sang. Mais, en beaucoup de cas, cette dernière chair est d'une digestion plus facile et moins échauffante : bouillie, elle est plus agréable. La viande du veau,
encore moins consistante et plus gélatineuse, a
presque toutes les qualités négatives de la volaille.
Le bouillon en est laxatif et rafraîchissant; rôtie, elle est facilement digérée, et elle suscite
peu de réaction et peu de chaleur. Elle convient
aux personnes affaiblies et aux convalescentes. Je
ne dirai pas que les gens nerveux doivent la pré-

férer; mais le fait est qu'ils la préfèrent, apparemment pour se dispenser de la digestion beaucoup plus laborieuse de chairs plus nourrissantes et plus efficaces. Ce n'est pas la seule circonstance où l'on se condamne à vingt-quatre heures de faiblesse pour éluder une ou deux heures de malaise et de trouble. Pour vivre sain, fort et longtemps, il y a dans la vie de chaque jour des tâches et des épreuves qu'il faut savoir s'imposer. La théorie de la santé ressemble beaucoup à celle du bonheur. Quelques sacrifices opportuns jouent un grand rôle dans les deux cas.

Voilà donc déjà de la chair, en quelque sorte de trois classes ou de trois degrés, uniquement pour l'espèce du bœuf, base essentielle de l'alimentation des villes.

Il en est à peu près de même pour les autres espèces de mammifères. La viande du mouton, très-nourrissante et d'une digestion assez prompte, offre de même les trois caractères. La chair du mouton proprement dit, est plus échauffante et plus nutritive que celle de la brebis; elle est aussi plus savoureuse. L'agneau, avec plus de délicatesse, est à peu près l'équivalent du veau. Mais à l'agneau comme au veau, il ne faut ni trop de mois ni trop de jeunesse : dans ce dernier cas, il serait trop gélatineux; dans l'autre, il aurait tous les inconvénients de la viande faite, sans en avoir la forte saveur et les autres qualités solides.

La même remarque doit être faite pour le

3.

chevreuil, le cerf et le daim, dont la chair est fort animalisée, très-nourrissante et d'un fumet très-fragrant, quand elle est véritable et non imitée avec du mouton. La viande du faon, comme celle du chevreau, est beaucoup moins excitante; elle est d'une grande délicatesse, et provoque moins la pléthore.

Il existe ainsi, soit dans la même espèce, en raison des différences de sexe et d'âge, soit dans des espèces voisines et quelquefois dans le même individu, deux espèces de chairs dont les propriétés diffèrent essentiellement. C'est ainsi qu'à côté de la chair noire et si échauffante du lièvre et du lapin de garenne, se trouve la chair blanche, adoucissante et fade du lapin privé ; comme à côté du canard, la chair blanche et légère des gallinacés, en particulier celle du poulet, si favorable aux convalescents et à ceux dont l'estomac est irritable ou la constitution fébrile. Il n'y a pas jusqu'au cochon de lait qui n'offre un pareil contraste avec le porc accru. La chair du premier est aussi tendre et aussi délicate que celle de l'autre est lourde, dure et indigeste. Il en est de même du jeune marcassin à l'égard du sanglier.

La même opposition existe entre l'ortolan et la bécasse, comme entre la caille et le faisan, etc.

Une autre remarque utile, c'est que la chair d'un même animal, du moins pour beaucoup d'espèces, est loin d'être exactement semblable dans les différentes parties de son corps. C'est

ainsi que la viande courte est préférable, plus
digestible et plus tendre que la viande à fibres
longues ; celle qui avoisine les os est plus savoureuse que toute autre. Les chairs inté-
rieures sont généralement aussi plus délicates
que celles du dehors ; ces dernières sont plus
coriaces et plus mélangées de fibres inatta-
quables et tendineuses. Voilà pourquoi le filet
intérieur, dans les viandes de boucherie, est
préféré au filet extérieur, qui garnit l'échine.
Ce filet intérieur, base de tout vrai bifteck, est
composé principalement des fibres fines et tendres des muscles intérieurs par la contraction
desquels le corps des mammifères se maintient debout et se projette en avant. C'est pour
les quadrupèdes l'équivalent de ce qu'on appelle le solilèse dans les oiseaux. Il n'y a pas
dans le reste du corps une autre région dont
la chair soit aussi savoureuse. Il est également
reconnu que, pour les oiseaux, les ailes, et
ce qu'on nomme collectivement le chérubin
(c'est-à-dire les ailes et le haut de l'estomac),
sont des parties plus digestibles et plus tendres
que les cuisses et le bas du tronc. Toutefois la
chair des ailes a plus de consistance et ressemble alors à celle des cuisses, en ceux des
oiseaux qui volent plutôt qu'ils ne marchent.
Les petits oiseaux, les merles et grives, les
alouettes, et généralement tous ceux qu'on désigne par les noms génériques de mauviettes et
de becs-figues, sont peu nourrissants, mais savoureux. Ils sont d'ailleurs excitants ; mais plu-

tôt par les condiments dont on les farcit que par eux-mêmes. Un autre mets fort excitant, parmi ceux dont les animaux forment la substance, ce sont les cervelles, à quelque espèce qu'elles appartiennent, de même que les laitances de poissons et les coquillages, je veux dire les huîtres cuites, les moules, les écrevisses et les autres crustacés qui ont au moins dix pattes. Les propriétés excitantes de toutes ces substances peuvent aller jusqu'à susciter un mouvement de fièvre et jusqu'à troubler le sommeil.

Pour ce qui est des oiseaux nageurs, émigrants et pêcheurs, les canards sauvages, les courlis et sarcelles, les râles et poules d'eau, etc., ils participent de l'élément qu'ils fréquentent, ainsi que du poisson dont se compose en grande partie leur nourriture : ils ont la chair fade, légère, insipide, peu nourrissante. Ces qualités négatives sont même en eux si manifestes, que les hommes les plus austères ont admis ces divers animaux au rang des aliments dont l'Eglise tolère l'usage les jours de carême et d'abstinence.

Préparation des viandes.

Rôtie ou grillée, la viande retient à elle tout ce qu'elle a de nourrissant et d'excitant : son suc, son arome ou parfum, en un mot, ses principes essentiels.

Des viandes rôties. Les viandes ainsi préparées sont plus fortifiantes, plus sûrement réparatri-

ces, et la digestion en est plus facile et le goût plus
flatté, condition dernière qui elle-même importe
à la digestion, car elle la favorise. Les grillades
de bœuf, les biftecks grillés, le rosbif, le filet et
l'aloyau rôtis, le gigot de mouton à la broche et
les côtelettes cuites sur le gril sont, sans contredit, de toutes les viandes les plus nourrissantes et
celles qui conviennent le plus aux gens affaiblis,
affamés par l'abstinence ou la fatigue, et en
petite quantité aux gens nerveux et aux convalescents mêmes, pourvu que leur estomac accomplisse encore ses fonctions. Les mêmes
aliments conviennent aux tempéraments lymphatiques; mais beaucoup moins aux hommes
d'une constitution bilieuse, ardente ou mélancolique, auxquels ils ôtent le calme et le sommeil.

Du bouilli. Les viandes bouillies, de quelque
espèce qu'elles proviennent, ont moins de principes nutritifs et sont moins savoureuses. L'eau
dans laquelle elles ont bouilli en a extrait les
principes les plus essentiels et les plus sapides.

Habituellement, ce qu'on appelle le *pot au feu*
se compose d'une quantité quelconque de viande
de bœuf qu'on fait bouillir durant cinq à sept
heures dans environ trois fois son poids d'eau.
Si la viande est mise dans l'eau encore froide,
et soumise au feu en même temps qu'elle, il y
a dans ce cas nécessité d'écumer, mais le bouillon est meilleur, sensiblement plus chargé de
principes savoureux et nourrissants. Si, au
contraire, on plonge la viande dans de l'eau

déjà bouillante, l'albumine alors se concrète
et demeure dans la viande même, au lieu
de venir former écume à la surface du bouillon.
Celte espèce de blanc d'œuf, durci par la chaleur, rend la viande presque imperméable à
l'eau, et retient en elle la plus grande partie de
ses principes, même solubles. La viande alors
est meilleure, mais le bouillon plus appauvri.
Le même contraste existe constamment entre
la viande bouillie et le bouillon même. Un moyen
sûr d'obtenir à la fois de bon bouilli et d'excellent bouillon, est de faire entrer dans le pot au
feu beaucoup plus de viande que ne le comporte
la capacité du vase et la quantité d'eau employée. Il est encore un autre moyen, c'est de
faire bouillir lentement, ou dans du bouillon
tout fait, ou à petite eau, pendant quelques
heures, la viande qu'on destine à être mangée :
d'autre viande alors sert à composer le bouillon
destiné au potage. C'est ainsi qu'en usent les
cuisinières dans les grandes maisons.

Du bouillon. On peut encore ajouter aux qualités de la viande et du bouillon, en joignant à
la viande, avant toute introduction d'eau,
beaucoup d'os décharnés (fussent-ils secs et
dépourvus de sucs), ou même de simples cailloux. La *soupe aux cailloux,* comme on dit, est
excellente, par la raison toute naturelle que
plus le vase est préalablement rempli de substances solides, et moins il s'y fait de bouillon.

Le bouillon gras de bonne qualité est nourrissant; il excite, en général, moins de cha-

leur que la viande même ; mais il est d'une digestion difficile, comme, au reste, tous les
breuvages. Une côtelette grillée est d'une digestion moins laborieuse qu'une tasse de bouillon, surtout si ce bouillon reste fluide et isolé,
et non à l'état de potage. Les liquides exigent
de la part de l'estomac une sorte de concentration toujours pénible, et voilà ce qui en rend la
digestion si lente et si peu fructueuse. Au reste,
le bouillon participe toujours des qualités de la
viande qui sert à le composer. C'est ainsi que
le bouillon de poulet n'est qu'une espèce de tisane douce et fade. Le bouillon de veau est tout
aussi insipide, et il est moins chargé d'arome
que le bouillon de poulet ; il est souvent laxatif,
et toujours très-peu nourrissant. Le bouillon de
bœuf ou de vache est le seul qui soit vraiment
nutritif et salubre. La chair de porc qu'y ajoutent fréquemment les campagnards, rend ce
bouillon âpre, lourd et indigeste pour d'autres
estomacs que ceux des manouvriers et laboureurs.

Du consommé. Le bouillon réduit et concentré, au moyen de l'évaporation, a reçu le nom
de *consommé.* C'est un excellent aliment pour
ceux qui, affaiblis par les privations ou excédés
par la fatigue (mais non par la maladie), ont
besoin qu'une prompte réparation subvienne à
leurs forces épuisées. Une croûte trempée dans
ce bouillon réduit, rend ce consommé plus digestible et encore plus réparateur, et elle est préférable à ce qu'on nomme la *croûte au pot.* Cette

dernière étant jetée à la surface du bouillon non encore achevé, se trouve ainsi trop imprégnée de la graisse qui surnage.

Des tablettes de bouillon. Encore plus rapproché, et prenant la consistance d'une conserve ou d'une pâte, on obtient le bouillon solide ou le *bouillon en tablettes*, dont M. Appert a longtemps approvisionné les voyageurs et les équipages au long cours. Dix kilogrammes de bœuf sans os ne fournissent guère que dix onces ou trois cent vingt grammes de tablettes de bouillon, ce qui en rend le prix assez élevé pour avoir suggéré l'idée de falsifier ce bouillon solide et sain avec de la gélatine ou de la colle forte.

De la gélatine. Il est des personnes aux yeux de qui une pareille fraude serait fort pardonnable, la gélatine, suivant elles, étant un aliment, non-seulement sain, mais fort nourrissant, aussi nourrissant que le bouillon et son extrait véritable; mais ces personnes sont certainement dans l'erreur.

Soit qu'on la prépare par la coction des tissus blancs des animaux, tendons, pieds des jeunes animaux, membranes, ligaments, cartilages, soit qu'on la tire des os par l'intervention de la vapeur ou des acides, la gélatine est toujours une espèce de colle peu nourrissante, quand on la prend isolée de toute chair et de toute autre substance alimentaire. Même unie au pain, elle ne peut suffire à nourrir l'homme, ni même les animaux que l'homme s'est assujettis. Elle est

fade, peu animalisée, et trop peu excitante pour
que les organes vivants la digèrent utilement et
se l'approprient. Elle a constamment amené
l'amaigrissement de quiconque en a composé sa
principale nourriture. Si quelques administra-
teurs de prisons ou d'hôpitaux, ceux de l'hôpital Saint-Louis et des prisons de Lyon, par
exemple, ont paru se louer de son usage, voici
quelle en a été la cause. Dans les établissements où l'on a adopté la gélatine pour la
confection du bouillon, cette gélatine n'a figuré
dans la pitance totale que pour un quart de la
portion de viande octroyée; les trois autres
quarts sont délivrés en nature et destinés en
totalité à être rôtis. Or, l'on ne dépérit pas
sensiblement pour être privé d'un quart de la
portion de viande accoutumée, surtout quand
les trois autres quarts sont de bonne qualité et
rôtis. Et d'ailleurs la gélatine, si fade et si peu
nourrissante qu'elle soit, sert du moins à
composer des potages tout aussi nourrissants
qu'un potage maigre, outre qu'il est beaucoup
de personnes qui vivent sans soupe ni potage.
Mais il paraît aujourd'hui bien prouvé que la
gélatine isolée nourrit moins que de simples légumes, et que l'eau dans laquelle on la dissout
n'a que les qualités négatives d'une fade tisane.
C'est un fait constaté dans un grand nombre
d'essais, et il importe aux classes pauvres que
personne ne l'ignore.

Du bouillon-biscuit. Au reste, le Gouvernement lui-même paraît avoir partagé cette opi-

nion au sujet de la gélatine dès l'année 1829,
alors qu'on se préoccupait des préparatifs pour
l'expédition d'Alger. Au lieu d'approvisionner la
flotte de l'amiral Duperré de tablettes si économiques de gélatine, M. d'Arcet eut commission
de faire préparer, pour vingt à trente mi le
hommes, trois mois de victuailles en biscuits où
l'on fit entrer le suc épaissi et concentré de
chair de bœuf. L'armée se trouva fort bien de
cette nourriture succulente et confortative. Peut-
être eût-elle été vaincue ou décimée par les fatigues, si l'approvisionnement se fût fait avec la
gélatine pure, ainsi que le voulaient quelques
personnes.

Quant à l'arsenic naturel que quelques savants avaient cru trouver dans tout bouillon
auquel avaient été ajoutés du sel et des légumes,
on peut être parfaitement tranquille; cet arsenic
n'existe jamais là où aucune main criminelle ne
l'a introduit. C'était une erreur de la science,
que la science s'est hâtée de détruire.

SUBSTANCES ANIMALES ALIMENTAIRES
AUTRES QUE LA CHAIR.

Après la chair des animaux, ceux de leurs
éléments et celles de leurs productions dont on
fait le plus fréquent usage en fait de nourriture
sont : quelques organes non charnus de plusieurs espèces, le sang et les œufs de quelques-
unes, le lait d'un petit nombre et les dérivés de
ce lait.

Du foie, des reins, du ris, etc. Pour ce qui est des organes non charnus des animaux, ceux dont l'usage est le plus fréquent sont : le foie de divers animaux, les rognons, le thymus ou ris de veau, les cervelles de différents animaux, la fraise de veau, le gras-double et ce qu'on nomme tripes.

Le foie des jeunes animaux, du gibier et de la volaille est à peu près le seul dont on fasse usage. Le foie de bœuf est trop dur et fréquemment farci de tubercules; le foie de mouton, ainsi que la cervelle du même animal, est fort sujet à renfermer des vers vésiculaires. Le foie de veau et le foie de cochon sont des mets savoureux pour qui sait les cuire à point sans les rendre durs, inconvénient auquel expose le racornissement de la membrane fibreuse servant d'enveloppe au foie. Le foie de lièvre, celui du canard et de la bécasse, est fort prisé, à cause du salmis auquel on le fait servir. Le foie des oiseaux domestiques est aussi très-estimé, mais particulièrement le foie de ceux qu'on engraisse en les captivant loin du jour. Afin de rendre pour eux l'obscurité plus profonde, on va quelquefois jusqu'à crever les yeux à certains oiseaux qu'on veut engraisser avec excès, en même temps qu'on rend leur foie monstrueux : tant il est vrai qu'il n'est pas de passion plus froidement cruelle que la gourmandise!

Les foies d'oies qu'on obtient par cette méthode sont d'une grosseur disproportionnée avec le volume de l'animal, et ils sont ordinairement tout graisseux. Les pâtés qu'on en compose sont indigestes. Il est moins dangereux de manger de pareils foies sur le gril, ou même à la broche, avec des aromates et divers condiments excitants.

A l'exception des animaux qui n'ont pas de vésicule biliaire, comme le cerf, le pigeon et la pintade, on doit toujours veiller à ce que le fiel soit soigneusement enlevé de tout foie qu'on destine à servir d'aliment ; sans quoi, l'amertume du mets le rendrait insupportable.

Quant aux rognons ou reins, on ne fait guère usage que de ceux du mouton et du veau, les seuls dont la vive saveur puisse être tolérée ; encore a-t-on soin, du moins pour les rognons de mouton, de masquer cette saveur piquante par du vin de Champagne ou de Madère, ou de la modifier par un feu très-ardent. Ces organes ont, en effet, pour office de sécréter ou filtrer l'urine de l'animal : voilà pourquoi la corruption en est prompte et le fumet si pénétrant. Les rognons de veau se font cuire ordinairement avec la portion de filet qui leur est contiguë; mais on les joint aussi avec avantage à des omelettes. Tous ces mets, dont le foie ou les rognons font la base essentielle, sont beaucoup plus indigestes que la chair musculaire ; aussi les mange-t-on en petite quantité et comme hors-d'œuvre, à cette époque du repas où l'appétit est encore vif et l'estomac doué de toute son énergie et tout lubréfié de ces sucs réputés dissolvants, qui ont reçu le nom de gastriques.

Le thymus, lui, est une substance plus légère, plus blanche, comparable à de la volaille
ou même à du poisson. C'est un organe temporaire qui n'existe que chez les nouveau-nés de
quelques espèces de mammifères, en particulier
dans le veau, où il a reçu le nom de ris. Comme
cet organe occupe le haut de la poitrine, tout
près du cœur, il est ordinairement traversé par
de gros vaisseaux, au rang desquels est l'aorte,
ce qui le rend croquant, à la manière des cartilages ou tendrons, qui sont des os imparfaits.
Quand le veau est déjà grand, il n'a plus de ris
du tout.

On mange aussi les poumons de veau et d'a-
gneau, et ceux de quelques autres animaux ;
mais c'est un mets fade et peu nourrissant, qui
ne peut guère être apprêté que sous forme de
ragoùt ; c'est là ce qu'on nomme *mou*. Fréquemment, les bronches, la trachée-artère et
le larynx sont unis au tissu même des poumons,
et les cartilages très-cassants du larynx et de la
trachée, ainsi que le tissu friable des artères, en
font un manger assez agréable, mais peu réparateur.

Du gras-double. Les tripes et le gras-double,
de quelque manière qu'on les prépare, sont un
aliment trop gras, trop grossier, pour n'être pas
fort indigeste : c'est un mets de campagnards,
qui peut tout au plus convenir à des chasseurs
affamés, encore doit-il être contre-balancé par
d'excellentes viandes et sauvegardé par quelques
vins généreux.

De la fraise et des glandes. La fraise de veau
ou d'agneau est un manger beaucoup plus
agréable et plus léger. La fraise est ce repli
central du péritoine qui réunit ensemble les intestins et renferme leurs vaisseaux : c'est ce que
les anatomistes appellent le *mésentère.* Le seul
inconvénient de ce mets délicat est de renfermer
une multitude de glandes lymphatiques et chylifères, très-sujettes à s'engorger dans les jeunes
animaux, et d'où provient cette maladie qui a
reçu le nom de *carreau.* Il faut même ajouter
qu'il est toujours prudent de ne manger qu'a-
vec défiance les glandes lymphatiques des gros
animaux, à commencer par celle de ces glandes
qui caractérise dans le bœuf le *gîte à la noix,*
et celle qui occupe le centre du gigot de mouton. Mais il faut particulièrement se tenir en
garde contre les glandes de l'aine, du cou et
de la fraise. Les animaux de quelques contrées peu salubres, et nommément ceux des
villes, sont en effet presque aussi exposés aux
scrofules que l'espèce humaine, et cette maladie
se concentre surtout dans les glandes indiquées.
— Dans les provinces où l'on consomme presque autant, et quelquefois plus de vaches que
de bœufs, il n'est pas sans exemple que l'on
serve la *tétine,* qui est la substance des mamelles ; mais c'est un aliment dur et sec, qui
est peu digestible et peu nourrissant.

Du sang. Le sang des animaux ne devient
un aliment isolé que dans un petit nombre d'espèces. On mange ainsi isolément, ou plutôt seu-

lement combiné avec de petits morceaux de lard
et quelques condiments, le sang de cochon dont
on compose le boudin : c'est un mets lourd et
peu délicat, qui suppose un bon estomac et un
robuste appétit. Pour le boudin comme pour
tout ce qui provient du cochon et du sanglier,
il faut avoir soin que la cuisson soit suffisante,
sans être excessive. Trop de cuisson durcit
ces espèces d'aliments et les rend plus indigestes ; en cela ils diffèrent du veau et du pigeon,
et se rapprochent du mouton et du canard.
Une trop grande cuisson fait perdre à ces derniers une partie de leurs qualités. On mange
aussi le sang de volailles et de chevreau ; tandis
que le sang des autres animaux n'est d'aucun
usage alimentaire s'il n'est combiné à la chair,
ou sous la forme de jus ou de salmis, un des
assaisonnements complexes les plus convenables qu'on puisse citer.

ALIMENTS PRODUITS PAR LES ANIMAUX.

Des œufs.

Les œufs des gros oiseaux , mais plus particulièrement les œufs de poule et des autres gallinacés, ceux des canards et des autres palmi-
pèdes , etc., etc., sont un aliment très-nourrissant et sain. Avec les œufs on compose des
mets nombreux et sapides ; mais ces mets deviennent échauffants et irritants à mesure qu'ils
éprouvent l'action du feu et qu'on les cuit

davantage. L'œuf est composé de deux substances dissemblables, de deux principes. Le
blanc de l'œuf est de l'albumine à peu près
pure ; le jaune est huileux. La cuisson condense
et durcit ces deux substances, l'albumineuse la
première. Uni à du sucre en poudre, puis délayé avec agitation dans de l'eau chaude, le
jaune d'œuf compose une véritable émulsion,
sorte de looch ou de julep très-convenable aux
gens enrhumés, ainsi qu'aux convalescents et
aux vieillards, et généralement aux estomacs
délicats et susceptibles des valétudinaires. C'est
un aliment très-léger, et néanmoins nourrissant
et agréable.

L'œuf à moitié cuit, à cet état où l'albumine
commence à se prendre et blanchit comme du
lait, est un manger fort adoucissant et d'une
digestion facile. Pour cuire à point ce qu'on
nomme un œuf à la coque, il suffit de jeter l'œuf
dans vingt fois son volume d'eau toute bouillante, et de l'y tenir plongé trois minutes, ou
le temps nécessaire pour compter environ deux
cents pulsations artérielles. On peut encore jeter
les œufs dans l'eau froide au moment où on la
porte au feu, avec l'attention de les en retirer
très-exactement aussitôt que l'eau entre en ébullition. Mais on ne réussit bien par ce dernier
procédé qu'autant que l'eau est en très-grand
volume (ce qui préserve l'œuf de l'action directe
du feu), et que ce feu est assez ardent pour que
l'ébullition ne se fasse pas longtemps attendre.
L'œuf cuit de cette manière n'est un aliment

sain et agréable qu'à la condition qu'il est frais
et parfaitement plein. La coquille d'œuf est tellement poreuse, qu'il suffit de deux ou trois jours
pour qu'il s'évapore un ou plusieurs grammes
de la portion aqueuse du blanc de l'œuf, et qu'il
s'introduise, à la place du fluide évaporé, une
masse d'air proportionnelle qui occupe le lieu le
plus élevé de l'enceinte de la coquille, endroit
vers lequel se dirige le jaune, toujours surna-
geant : c'est là ce qu'on appelle *chambre à louer*.
Cet air incarcéré ne conserve pas longtemps ses
proportions élémentaires, et les altérations qu'il
éprouve réagissent bientôt sur l'œuf même, dont
ni l'odeur ni la saveur ne restent ce qu'elles
étaient. Les ménagères reconnaissent aisément
cette disposition mauvaise des œufs, soit en les
agitant rapidement dans la main (car alors l'œuf
clapote), soit en les mirant en face d'une bougie
ou d'une porte entr'ouverte. On peut, au reste,
conserver aux œufs frais leur bonne qualité et
leur plénitude, soit en les plongeant dans un tas
de cendres ou de son, soit en les trempant un
instant dans de l'eau de chaux ou en les endui-
sant d'un vernis imperméable. On s'oppose ainsi
à la vaporisation de l'œuf, dont rien alors ne
s'évade.

Plus les œufs sont cuits, je le répète, et moins
ils sont digestibles et sains. A cause de cela, les
œufs à la coque sont les plus faciles à digérer ;
après viennent les œufs pochés, les œufs sur le
·plat, l'omelette simple et tendre, sans lard ni
jambon, sans rognons ni fromage ; viennent en-

4

suite les œufs brouillés, sans réceptacles d'artichauts ni pointes d'asperges, les œufs à la
neige, etc. Au contraire, les œufs frits, les œufs
à l'oseille, en gratin, farcis, et en général les
œufs durs, sont de tous les plus indigestes. Les
œufs servent encore à donner plus de légèreté
aux pâtes, gâteaux, pâtisseries, sauces, bei-
gnets, crèmes, soufflés et conserves sucrées. On
s'en sert aussi pour clarifier diverses liqueurs ou
breuvages : le vin, les sirops, le petit-lait. Après
la fécule, le sel, le beurre et le sucre, il n'est
pas de substance alimentaire dont l'usage soit
plus universel. C'est en considérant leur grande
utilité que M. d'Arcet père a proposé de leur substituer une composition économique pour la cla-
rification des vins; opération qui à elle seule, à
raison de quatre à six œufs par barrique, consomme en France plusieurs millions d'œufs annuellement.

Après les œufs, après le sang, on peut traiter
du lait, qui n'est, pour ainsi dire, qu'un sang
ébauché. C'est un fait avéré pour les physiolo-
gistes et les chimistes, qu'il existe une grande
analogie entre le lait, le chyle et le sang, si
différemment coloré que soit ce dernier. Le lait
a des globules comme le sang; comme lui, mais
avec plus de lenteur, il se décompose; et le
caillot fibrineux du sang a quelque analogie avec
le caillé du lait. La partie aqueuse ou séreuse de
ces deux liquides porte encore plus loin la similitude.

Du lait.

Le lait est le premier aliment de l'enfant et des jeunes mammifères. C'est un liquide opaque, plus pesant que l'eau, d'un blanc plus ou moins pur, et dont les qualités diffèrent, non-seulement suivant l'espèce de l'animal qui l'a produit, mais aussi selon l'état de santé de cet animal et les aliments dont il est nourri. Le lait de vache est celui dont on fait le plus fréquent usage dans la plus grande partie de l'Europe. Nous devons dire en quoi ce lait diffère du lait provenant d'une autre source, de quels principes il est formé, et comment il se comporte naturellement, soit qu'on l'abandonne à lui-même, soit qu'on l'introduise dans l'estomac en sa qualité d'aliment.

Laissé immobile, à l'air libre et en vases clos, le lait se décompose, ainsi que nous l'avons dit, à peu près comme le sang. Cette décomposition du lait est plus ou moins prompte, selon que l'air est plus ou moins chaud; elle est, en outre, influencée par la nature des vases qui renferment le lait. Ce liquide se conserve long-temps, sans se cailler, dans le zinc et dans l'étain, dans le zinc principalement. Il se conserve aussi assez bien dans les vases de fer-blanc, de verre et de grès : les vases de faïence et de porcelaine sont ceux où il tourne le plus promptement. Le voisinage de la glace le conserverait liquide presque indéfiniment, ainsi qu'on l'a prouvé il y a quelques mois.

La décomposition du lait consiste tout simplement dans la séparation des trois éléments
essentiels dont il est composé, savoir : la crème,
d'où provient le beurre ; le caséum ou caillé,
avec lequel on fait le fromage ; et enfin le sérum
ou petit-lait, dont on peut faire usage comme
d'une boisson rafraîchissante et agréable. Ces
trois principes, auxquels se trouvent joints différents sels et une sorte de sucre salin qu'on
nomme sucre de lait, sont parfaitement confon-
dus et tout à fait indistincts dans le lait qui vient
d'être trait ou lait doux.

De la crème et du beurre. La crème est le premier de ces éléments qui se sépare du reste par
l'effet du repos et en vertu de sa nature huileuse. Plus légère que le lait même, cette crème
surnage avec l'apparence d'une pellicule d'a-
bord blanchâtre, puis jaunâtre. Elle finit même,
en vieillissant, par devenir bleuâtre, à cause des
moisissures qui la recouvrent. Cette couche superficielle et huileuse du lait s'épaissit de plus
en plus, et la saveur en est de moins en moins
douce. Le contact de l'air est pour beaucoup
dans la séparation de cette crème : le lait en
fournit d'autant plus abondamment que les vases où il est contenu ont une ouverture plus
évasée. L'agitation et la percussion réitérées de
la crème dans une baratte, produit le beurre,
lequel apparaît d'abord sous une forme grume-
leuse et au milieu d'un fluide abondant, qui est
le lait de beurre.

La crème est une des parties les plus nour-

rissantes du lait ; et voilà d'où vient que le lait
écrémé et le lait bouilli, dans lequel il ne reste
plus de crème, est beaucoup moins nourrissant
et moins bienfaisant que le lait qui vient d'être
trait ou qui est directement puisé à la mamelle.
Aussi ne faut-il pas s'étonner si l'allaitement
direct des enfants réussit généralement mieux
que l'allaitement artificiel ou au biberon.

Du caséum et du petit-lait. Les deux autres
principes du lait, le caséum et le petit-lait, ne se
dissocient et ne s'isolent l'un de l'autre que
quelque temps après que la crème s'en est sé-
parée. Cet isolement est accéléré par la chaleur,
et il peut être sollicité par les acides ; le lait se
caille et tourne spontanément, mais plus
promptement que jamais en été et dans de certains vases déjà indiqués. On le fait cailler instantanément, quelque récent qu'il soit, en le
portant sur le feu et en y jetant quelques
gouttes de vinaigre ou d'autres acides. Le suc
gastrique, tout formé dans l'estomac, produit
un effet semblable, et voilà d'où vient que le
lait se caille dès qu'il a séjourné quelques instants et en petite quantité dans l'estomac.

L'estomac des animaux a, sous ce rapport,
les mêmes propriétés que l'estomac de l'homme
et de l'enfant. Aussi a-t-on fait souvent tourner
du lait en y mêlant quelques lambeaux d'estomac ou quelques gouttes de la liqueur que cet
estomac renferme. L'estomac du veau sert particulièrement à cet usage dans les fermes de
Normandie, où il porte le nom de *mague*. Le

liquide gastrique acide que renferme cette poche, qui est la *caillette* même ou le véritable estomac de l'animal, porte le nom de *présure*.
C'est ainsi qu'on fait cailler le lait lorsqu'il s'a-
git de faire du fromage. On dépose ensuite le
caséum, morceau par morceau, dans des moules en bois, dont il prend la forme ; le tout repose sur des nattes de jonc, à travers lesquelles
coule et s'évade le petit-lait ; de sorte que le lait
dur et caillé reste seul et se solidifie de plus en
plus.

Mais s'il est question de faire simplement du
petit-lait, on remplace la présure avec du vinaigre ou de la crème de tartre, substances qu'on
jette dans le lait soumis au feu. Le lait une fois
caillé et bouillant, on passe le petit-lait à travers
une chausse ou un tamis fin, après quoi on le
clarifie avec des blancs d'œufs et on le filtre au
papier gris.

Des différentes espèces de lait. Le lait diffère
selon l'animal qui le produit. Le plus léger, le plus
aqueux de tous est le lait d'ânesse ; c'est le moins
nourrissant, un des plus sucrés et celui qui contient le moins de crème. Après lui vient le lait
de femme pour la légèreté, et avant lui pour la
sapidité ; il contient un peu plus de crème que le
lait d'ânesse, mais beaucoup moins que le lait
de vache. En emplissant de laits différents un
grand tube gradué en cent parties égales, on
peut s'assurer que le lait d'ânesse ne contient
qu'environ deux pour cent de crème, le lait de
femme que trois centièmes, tandis que le lait de

vache en fournit de dix à vingt centièmes. Par
une sorte de compensation, le lait de femme est
un de ceux qui renferment le plus de sucre de
lait et le moins de caséum, et voilà ce qui en
rend la digestion si facile. Le lait de vache
est donc plus crémeux et plus caséeux que le
lait de femme et que le lait d'ânesse, mais il
est moins sucré; il est d'ailleurs moins caséeux
que le lait de brebis et de chèvre, et moins
à charge à l'estomac. Bref, le lait de vache
est celui que ses qualités et les proportions de ses principes rapprochent le plus du
lait de femme, auquel on le substitue si fréquemment.

On fait aussi usage, en de certaines contrées,
du lait de jument qui, quoique moins fluide, a de
l'analogie avec le lait d'ânesse; et du lait de
chameau, qui se rapproche un peu du lait de
chèvre.

Il est peu de circonstances de la vie qui
n'aient de l'influence sur le lait; mais aucune
n'en a plus que le genre de nourriture des animaux desquels il provient. Les herbes fraîches
et vertes produisent un meilleur lait que la nourriture sèche. Il n'est pas de plante un peu signi-
ficative qui ne donne au lait quelque qualité
participant de ses principes et de ses vertus.
Aussi a-t-on pris le parti dans ces dernières années, de médicamenter les jeunes enfants malades, en distribuant aux animaux dont ils reçoivent le lait, des plantes qui convinssent aux
maux de ces enfants. On a même administré de

la sorte des médicaments véritables, bien qu'il
en soit plusieurs dont la composition du lait
n'atteste point l'infiltration dans le sang.

Puisque le lait est exposé à tant d'influences, on doit bien prévoir qu'il diffère extrêmement par une multitude de causes, de quelque
animal qu'il provienne. Il est aqueux et jaunâtre quand il commence à fluer avant et après le
part ; il est alors comme glutineux , et prend le
nom de *colostrum*.

Il est remarquable que le lait est d'autant plus
aqueux et d'autant moins nourrissant, qu'il a
plus séjourné dans les mamelles, et que le premier trait a moins de consistance et est moins
bon que le dernier ; de sorte que si l'on veut du
lait plus fort, on n'a qu'à prendre celui qui a
moins séjourné dans les mamelles, comme aussi
le dernier sorti du pis de l'animal. Il semble
que la nature ait voulu ainsi graduer la nourriture selon les besoins, les tempéraments et
l'état de santé.

Des altérations du lait. Le lait est toujours
alcalin, quand il provient d'un animal qui se
porte bien : il rendrait sa couleur bleue au
papier de tournesol qu'un acide aurait préalablement rougi. — A la ville le lait vaut moins,
et est, en général, moins salutaire qu'à la campagne, et cela pour plusieurs raisons. Sans
même parler des falsifications qu'il peut subir,
le lait se ressent toujours des conditions où
vivent les animaux , moins bien nourris,
moins exercés , plus mal logés et respirant un

air moins pur dans les villes que dans les campagnes. Tout ce qui agit physiquement sur l'homme et altère sa santé et son énergie, agit également sur les animaux qui vivent sous les mêmes influences. Aussi a-t-on remarqué que les vaches qu'on tient enfermées au sein des grandes cités et dans leurs faubourgs, à Paris principalement et à Londres, sont fréquemment atteintes de la phthisie et sujettes aux tubercules; et cela même, à raison du lait provenant des animaux malades, devient une nouvelle cause de la phthisie humaine, qui a tant d'autres causes dans ces mêmes influences qui l'occasionnent dans les animaux, sans parler ni des causes morales n'agissant que sur l'homme, ni des excès d'intempérance, ni de l'hérédité. C'est ainsi qu'un aliment, souvent prescrit en vue de remédier à la phthisie ou d'en ralentir les progrès, ne fait qu'y disposer davantage et en accroître les dangers, en particulier chez les personnes lymphatiques et catarrheuses.

De l'usage et des effets du lait. A lui seul, le lait forme une nourriture suffisante pour les enfants encore dépourvus des organes de la mastication. C'est un aliment calmant qui a toutes les propriétés des végétaux aqueux et des fruits doux, mais qui se digère encore mieux et nourrit davantage; à qui il suffit de peu d'apprêts pour former du chyle et devenir sang; qui n'élève presque jamais le pouls, qui diminue la chaleur vitale plutôt qu'il ne l'augmente, qui tempère et attiédit

tout, les fonctions de la vie commune, les passions et le caractère; qui est favorable au sommeil, à l'embonpoint, à la fraîcheur du teint
et même à la beauté; qui enfin a des qualités
opposées à celles des excitants et des toniques,
et plus particulièrement du café et du vin, ce
stimulant de l'esprit, ce véhicule de la force et
ce lait de la vieillesse.

Le lait convient aux gens nerveux et amai-
gris, à ceux qui sont atteints d'une gastrite chronique ou qui souffrent d'une névralgie, et à
ceux qu'une vague irritation prive du sommeil.
Il faut des aliments plus solides et d'une digestion plus laborieuse aux personnes robustes,
de même qu'à celles qui travaillent des bras et
qui éprouvent journellement de la fatigue. Il
est diurétique; et il a sur le ventre des effets
opposés selon qu'il agit sur des personnes énergiques ou faibles. On ne retire de grands
avantages de l'emploi du lait, qu'autant qu'on
n'en contracte point l'habitude et qu'on en use
sans excès. Il profite particulièrement à ceux
qui n'ont ni toute leur vigueur, ni toute leur
santé.

Il deviendrait nuisible, si on le donnait d'une
manière durable à des personnes d'une constitution humide, disposées aux humeurs froides
ou promptes à s'enrhumer; il pourrait alors engendrer la phthisie et les scrofules, ce qui est
souvent arrivé. Pour avoir à se louer de l'u-
sage du lait, il faut respirer un air très-salubre,
et habiter des lieux sains et élevés. En un

mot, il en est du lait comme des eaux minérales, il doit être pris à sa source naturelle,
c'est-à-dire à la campagne, et là surtout où
la bonté de l'air et du sol fait naître de gras
pâturages.

Il n'est pas de substance qui remédie plus sûrement aux fatigants excès des excitants et des
toniques; et il est, dans quelques circonstances,
un excellent contre-poison.

De la conservation du lait. On peut conserver le lait de plusieurs manières. D'abord, et
ainsi que je l'ai déjà dit, il est plus lent à se
cailler s'il est versé dans des vases de zinc et
de fer-blanc, mais surtout si l'on a le soin de
ne point le transvaser. On le conserve aussi
plus longtemps, si on l'a fait bouillir peu
d'instants après qu'on l'a trait, et un temps
beaucoup plus long, au moyen de la glace.
Quant à le conserver pour des voyages de long
cours, on y parvient, soit en l'épaississant
par la chaleur et en le salant, soit en le soumet-
tant à un rapide courant d'air qui en vaporise
l'humidité superflue. On peut de la sorte en former un extrait, une conserve et comme une
espèce de confiture consistante, que l'on délaye
ensuite pour l'usage dans de l'eau chaude qui lui
restitue à peu près toutes ses qualités premières.
On en compose aussi, depuis quelques années,
un sirop agréable et sain, dont le seul défaut
dans ce pays est d'être inutile. On en fait de la
frangipane en le faisant cuire doucement avec
de la farine et des jaunes d'œufs, etc.

Fromages. Le lait caillé se conserve longtemps sous la forme de fromages, dont plusieurs espèces restent à peu près inaltérables pendant des années. De ce nombre sont les fromages de Hollande et de Chester. En d'autres espèces, il fermente et devient piquant, puis passe à un état comme butyreux qui en augmente le prix et en bonifie la saveur : on peut citer pour exemple les fromages de Brie et de Neufchâtel, et ceux de Camembert et de Pont-l'Evêque, en Normandie, dont il se vend annuellement en Europe pour plus de deux millions. Il en est enfin dont la fermentation peut aller jusqu'à une sorte de putréfaction, comme cela se voit pour le Roquefort, qu'on fait avec du lait de brebis. Il est des fromages qui doivent être mangés blancs et frais, comme celui du Mont-Dore, et d'autres qui deviennent promptement huileux par la chaleur et un air sec, et qu'on ne conserve qu'à la cave, comme le gruyère, qui est un fromage de chèvre.

De la conservation du beurre. Quant au beurre, on peut le conserver des mois, soit en y mêlant trente-deux grammes de sel par livre, soit en le faisant fondre, puis chauffer jusqu'à l'ébullition dans des fioles dont il remplit la capacité et qui ensuite doivent être bouchées hermétiquement.

ALIMENTS TIRÉS DU RÈGNE VÉGÉTAL.

Les aliments végétaux, encore plus diversifiés et plus nombreux que ceux du règne ani-

mal, sont les plus appropriés à notre espèce; au
moins composent-ils pour le grand nombre
des hommes la part essentielle de la nourriture
et pour les plus dénués la nourriture tout entière. Ils ont d'ailleurs plus de simplicité, ils
sont plus abordables à tous, plus répandus en
tous lieux et réclament généralement moins de
soins et de préparatifs, nulle violence et même
peu d'industrie pour s'adapter à nos appétits.
Toute société humaine a dû être originairement
pythagoricienne et frugale, et cela même était
une condition d'union et de durée. Une nourriture toute végétale procure, en effet, plus de
modération dans les désirs, plus de constance
dans les efforts, des mœurs plus douces et plus
égales, peu de pente aux envahissements de
toute espèce. Le régime végétal a des effets
analogues sur la santé. L'homme qui se nourrit
de fruits et de fécules a peut-être moins d'énergie dans un temps donné, mais cette énergie est
plus persévérante et plus égale, et moins exposée à abuser d'elle-même; il a moins de maladies, des maladies moins aiguës et moins meurtrières; sa digestion n'est point fébrile, comme
est celle de tout homme dont la chair compose
la principale nourriture; il digère plus vite
et sans trouble; ses repas ne sont point suivis
d'une sorte de paroxysme, ni ce paroxysme
d'une sorte de convalescence, comme il arrive
si fréquemment parmi les gens intempérants,
pour qui digérer est une des œuvres les plus
laborieuses de chaque jour.

Au reste, la Providence semble avoir indiqué
à l'homme ce régime modérateur, si l'on en juge
par ces céréales et ces fécules toutes faites qui
accompagnent, pour ainsi dire, la race humaine
en toute contrée. Depuis le maïs jusqu'au manioc, depuis le riz et le blé jusqu'au sarrasin,
et la pomme de terre jusqu'au palmier, il n'est
pas une région du globe qui ne présente à ses
habitants, dans les plantes qui croissent sous
leurs pas, leur ration quotidienne.

Quant à la classification de ces végétaux qui
alimentent l'espèce humaine à des degrés, il est
vrai, si divers, c'est une besogne assez difficile
et très-arbitraire, à laquelle, d'ailleurs, nous ne
pouvons consacrer beaucoup d'espace.

Nous parlerons d'abord des végétaux à fécule,
les plus nourrissants de tous. Nous passerons ensuite aux légumes proprement dits, aux plantes
comestibles diverses, qui sont des intermèdes
alimentaires plutôt que de véritables aliments.
Nous terminerons par les fruits et semences de
diverses natures et par quelques-uns de leurs
produits, divisions dans lesquelles il entrera
nécessairement quelques espèces peu similaires
qui n'ont pour lien que quelques analogies
équivoques.

Les plantes à farine ou à fécule sont de plusieurs espèces. Il faut mettre en première ligne
le blé ou froment, ainsi que les autres graminées ou céréales, le seigle, l'orge, l'avoine,
le maïs, le riz ; viennent ensuite les palmiers,
la pomme de terre et diverses graines et racines.

Des végétaux à fécule.

Les premières de ces plantes, les céréales ou graminées, sont les seules dont les semences farineuses réunissent l'amidon au gluten, dernière substance qui, comme fermentescible, les rend aptes à faire du *pain*, cette base essentielle de la nourriture des peuples d'Europe.

De l'amidon et du gluten. L'amidon est le principe épuré de toute farine, ou fécule ; c'est un corps blanc, sans odeur ni saveur quand il est isolé ; insoluble dans l'eau froide, au sein de laquelle il reste pulvérulent, mais composant avec l'eau chaude, sans pour cela s'y dissoudre, une espèce de colle ou d'empois. L'amidon est par excellence le principe alimentaire de toute fécule.

Quant au gluten, c'est une substance molle, grisâtre, pouvant s'étendre en membrane, qu'on obtient en abondance de la farine de froment lorsqu'on pétrit celle-ci dans de l'eau, et qui est, comme je l'ai dit, le principal agent de la fermentation panaire.

Du froment et du seigle. Parmi les plantes céréales il n'y a que le blé et le seigle qui contiennent assez de gluten pour composer un pain de bonne nature : le pain d'orge se lève mal et est grumeleux, noir, lourd et toujours malsain. Il ne suffit pas, pour faire de bon pain, d'ajouter de l'eau à la farine de froment jusqu'à consistance de pâte et ensuite de faire cuire cette pâte : celle-ci doit avoir préalablement éprouvé une fermentation commençante par l'intervention d'un levain. Le levain qu'on emploie de préférence, là du moins où l'on ne fait point usage de l'écume ou levure de bière, est tout uniment une portion de pâte conservée de la cuisson précédente ; il suffit ordinairement d'une livre environ de cet ancien levain pour faire *lever* ou fermenter convenablement de 80 à 100 livres de pâte vierge ; mais ce n'est point à la totalité de la pâte que ce levain doit être d'abord ajouté. Tout en l'amollissant, on le combine et on le pétrit la veille avec cinq ou six fois son volume de farine nouvelle, et ce premier amalgame, fait le soir et soigneusement enveloppé, fermente ensuite jusqu'au matin, et c'est alors qu'on l'ajoute à toute la pâte de la cuisson, ou fournée du pain. A cette masse définitive, qui doit être très-tourmentée des pieds ou des mains par des ménagères ou des mitrons, il suffit de quelques heures pour qu'elle fermente à un degré suffisant. On reconnaît, au reste, qu'elle a atteint ce degré nécessaire, lorsqu'après avoir enfoncé une main fermée dans la pâte du pétrin, on voit celle-ci se relever spontanément et se boursoufler jusqu'à effacer l'impression profonde du poing. Un kilogramme et demi de farine de blé produisent deux kilogrammes de pain, résultat qu'on n'obtiendrait d'aucune autre fécule, soit pure, soit mélangée de blé.

Tel est l'emploi principal des farines de seigle et de froment. A la vérité, on peut y joindre les farines d'orge ou d'avoine, de blé noir ou sar-

rasin, de maïs et de pommes de terre ; mais tous
ces mélanges font toujours de mauvais pain,
ces diverses fécules ne contenant pas assez de
gluten pour prendre part à la fermentation panaire.

Du seigle et de l'ergot. Plusieurs céréales, et
plus particulièrement le seigle, sont exposées
à une altération nuisible, qu'on nomme l'*ergot*.
L'ergot du seigle est une excroissance allongée,
marquée d'un sillon latéral et de couleur grise
ardoisée, ou noirâtre. La farine et le pain dans
lesquels interviennent des semences ergotées
sont d'un usage dangereux ; ils occasionnent
des vertiges et quelquefois la gangrène d'un ou
de plusieurs membres, et plus fréquemment
des inférieurs. On reconnaît la présence de l'ergot dans la pâte ou le pain, en ce que ces matières offrent çà et là des taches violettes. — La
farine de seigle, unie à de la mélasse ou à de
mauvais miel en même temps qu'à de l'anis
et à d'autres aromates, constitue le pain d'é-
pice.

De l'orge. L'orge rend grossier et repoussant
tout pain à la confection duquel elle a concouru.
Elle sert beaucoup plus utilement à la confection
de la bière, dont elle fait une boisson nourrissante.
On peut aussi la *monder* ou la débarrasser de
son écorce, et même la *perler* en la réduisant à
un noyau central pour les usages de la pharma-
cie, pour tisanes et gargarismes.

De l'avoine. L'avoine n'est guère utilisée qu'en
bouillies ou breuvages sous la forme de *gruau.*

Le gruau est de l'avoine qu'on a mondée ou dénudée. Réduit en farine, ce gruau concourt à la confection de quelques pâtes artificielles comme le vermicelle. Non mondés, l'avoine et l'orge concourent à faire de mauvais pain noir, encore plus indigne et plus indigeste que l'ancien pain de munition ; mais le principal usage de ces deux semences est de nourrir ou d'engraisser certains animaux.

Du riz et du pilau. Le maïs, le riz et le millet tiennent lieu du froment en diverses contrées, principalement le riz, qui, cultivé en Chine, dans les Indes, en Perse et en Turquie, en Amérique, en Italie et dans la Péninsule espagnole, sert bien certainement à l'alimentation d'un aussi grand nombre d'hommes que le froment. Le malheur est que la culture du riz est insalubre, à raison des inondations et des irrigations qu'elle rend nécessaires. Malheureusement aussi, le riz ne peut composer du pain véritable. Le riz se mange en grains ou en farine, au beurre ou au lait, en gâteaux, en bouillies, en breuvage, ou bien en pilau (en Orient).

Pour le *pilau*, le riz est uni à divers légumes et à de petits carrés de mouton ; c'est une espèce de pot-pourri moins compliqué que l'*olla podrida* des Espagnols.

Du maïs. Le maïs nourrit aussi un grand nombre d'hommes, principalement en Italie et dans l'Amérique du nord. Après de grands efforts, on est parvenu à faire avec le maïs de médiocre pain qui n'est ni savoureux, ni facile à digérer, ni sain. Il est plus utile et plus salutaire d'employer ce grain sous la forme de bouillies qui portent les différents noms de polenta, de gaudes ou de miliasse.

La polenta est une bouillie un peu épaisse qui se fait comme la bouillie ordinaire et à laquelle on peut donner diverses formes en la versant dans des moules. On la mange en y ajoutant du beurre et du sucre, et, si l'on veut, différents aromates. De cette façon, et même plus simplement, la polenta est un mets savoureux, de facile digestion et très-nourrissant.

Les gaudes diffèrent de la polenta en ce qu'elles ont moins de consistance et qu'on peut les manger à la cuiller. Les gaudes acquièrent plus de légèreté, si la farine dont on les fait a été grillée au four. Il n'est pas rare que pour ce mets méridional, on associe la pulpe de pomme de terre à la farine de maïs.

La miliasse est plus savoureuse, mais moins légère que les gaudes : c'est une bouillie de maïs au beurre ou au lait.

Du millet. Le millet ou mil, le sorgho, le gomi, est un autre genre de graminée dont les semences se mangent en beaucoup de contrées orientales, à peu près comme le riz. On ne fait pas de meilleur pain avec le millet, qu'avec le maïs, le riz ou l'avoine : même pour le plus mauvais pain de Constantinople, ou *somoun*, si inférieur aux *frazéoles* ou pain franc, et même au pain turc ou *pidè*, on met à contribution le blé, l'orge et le seigle, dont le millet et plu-

sieurs autres farines ne font que gâter le mélange.

Du sarrasin. Quant au sarrasin ou blé noir,
il compose en grande partie la nourriture misérable de la population la plus dénuée de quelques provinces, telles que la basse Normandie,
la basse Bretagne, le Dauphiné, la Pologne, etc.
Cette semence, à grossière farine, n'est guère
employée qu'en bouillies, et en galettes qu'on
improvise dans des galetières destinées spécialement à cet usage. Quelques citadins ont la bi-
zarrerie de se montrer très-friands de ces derniers mets, auxquels on ajoute du beurre et du
sucre, condiments qui rendent supportables
les comestibles les plus grossiers, mais sans les
rendre plus nourrissants ni beaucoup plus digestibles. Il faut que le sarrasin soit une nourriture bien peu profitable, puisqu'il est avéré que
dans les contrées où on le récolte, une grande
partie des conscrits se trouvent réformés pour
insuffisance de taille.

Fécule de pomme de terre. C'est tout aussi
vainement qu'on a tenté de faire du pain avec
la fécule de pomme de terre, qu'on emploie
avec avantage à composer des bouillies et différents mets, il est vrai, peu nourrissants, mais
très-légers à l'estomac et d'une digestion facile.
Les pommes de terre mêmes, surtout si on les
mange toutes simples ou au beurre, et au lieu
de pain, avec de la viande, sont presque aussi
nourrissantes que le pain de froment.

C'est à Parmentier qu'on est redevable de

l'usage maintenant universel de la pomme de terre. S'il n'a pu faire admettre comme valables les espèces de pain qu'il composait avec moitié fécule et moitié pulpe de pomme de terre, au moins, est-ce lui qui mit à la mode la pomme de terre sous toutes les formes, de même que sa fécule, et qui apprit en particulier à composer ainsi les gâteaux de Savoie sans froment. Ce célèbre philanthrope connaissait si parfaitement les innombrables ressources de ce précieux végétal, qu'il lui arriva un jour de réunir une vingtaine de convives dans un festin à plusieurs services, dont la pomme de terre, grâce à ses savoureuses métamorphoses et sans qu'on le sût, fit à elle seule tous les frais. Les pommes de terre, même crues, et seulement râpées, ont en outre une précieuse propriété, c'est de prévenir ou d'arrêter le scorbut.

Des châtaignes. Les châtaignes fournissent aussi une nourriture féculente assez saine, à l'usage de ceux qui n'en ont pas d'autre. On les mange ordinairement bouillies, ou cuites sous les cendres chaudes, comme les marrons. On peut aussi en composer une bouillie grossière, peu comparable à la vraie *polenta*, bien qu'elle emprunte quelquefois ce nom. Il est en France plus d'un canton, surtout dans le Limousin, le Vivarais et la Basse-Bretagne, dont les habitants périraient de misère, si ce n'étaient les châtaignes qui leur tiennent lieu de pain.

Même certaines mousses servent à la nourriture de l'homme. Les Islandais préparent avec

5.

un lichen, une espèce de gruau ou de farine,
qui, sous le nom de *ficalgrœss,* est un mets assez
nourrissant. — Les peuples de l'Abyssinie se
nourrissent en partie de la graine huileuse de
sésame.

De quelques fécules préparées.

Plusieurs fécules étrangères, bien que prenant
leur source soit dans la moelle de quelques palmiers, soit dans certaines racines, peuvent être
assimilées aux précédentes, ne fût-ce qu'en raison de leurs propriétés nutritives.

Du sagou. L'une d'elles, et peut-être la plus
célèbre de toutes, est le sagou, dont il y a plusieurs variétés qui toutes proviennent de la
moelle de palmiers. Le maréchal de Noailles,
cela paraît certain, en aurait le premier envoyé
en France, du camp de Philippsbourg, en 1734.
Ensuite, de 1772 à 1788, la même substance eut
une vogue étonnante. Depuis, on cessa presque
d'en parler jusqu'en 1832, où beaucoup de personnes, après en avoir essayé comme d'un pré-
servatif contre le choléra, continuèrent d'en
faire usage comme d'un mets délicieux et salutaire, aussi doux à la poitrine qu'au palais, et
qui remédie aux irritations d'estomac comme
aux insomnies, résultats fréquents de l'intempérance. Il s'en consomme encore en France de
dix à quinze milliers de kilogrammes par an,
et davantage en Angleterre, où cette fécule fut
connue et employée dès 1729. Le sagou se prépare diversement, au gras ou au maigre, comme

la plupart des fécules et comme le riz. Quand
on le mange en bouillie, on le fait cuire jusqu'à ce qu'il soit transparent. On fait à Paris du
sagou artificiel avec de la fécule de pommes de
terre, mais qui n'a ni la même pureté de saveur,
ni l'action tempérante et salubre du vrai sagou.

Du salep. Après le sagou vient le salep, fécule
mucilagineuse qu'on obtient de la racine bul-
beuse d'une espèce d'orchis qui croît surtout en
Perse et en Turquie. Sa préparation en bouillie
exige l'emploi d'une grande quantité d'eau et
de lait, tant elle est absorbante. Presque toujours on emploie le salep sous la forme d'une
gelée qu'on sucre et qu'on aromatise. On le
mêle aussi quelquefois au chocolat. C'est un
aliment doux et très-nourrissant. Les orchis
d'Europe, mondés de leur épiderme, desséchés
et enchapelés comme ceux qui viennent de
Perse, leur ressemblent beaucoup, et pourraient
même leur être substitués pour la confection de
la gelée de salep.

De l'arrow-root. Une autre fécule douce et
restaurante, et qui porte le nom d'arrow-root,
est extraite de la racine du maranta indica,
plante de l'Inde et de la Jamaïque. On la cultive
en ces contrées comme un contre-poison des
dards empoisonnés des sauvages. L'arrow-root
est extrait des racines de ce végétal, comme on
extrait de la pomme de terre sa propre fécule.
On a aussi parlé d'une autre fécule qui portait
le nom d'*indostane,* et qu'on disait provenir
d'une espèce de palmier; mais il est présuma-

ble que cette substance a la plus grande affinité
avec le sagou ou avec la fécule de pomme de
terre, si même elle ne leur est pas identique.
Quant au racahout, il paraît résulter d'un amalgame de chocolat avec une fécule très-aroma-
tisée. C'est un aliment capable de restaurer les
forces, et qui est moins arabe que ceux qui le
débitent.

Du tapioca. Le tapioca, fécule pure et gru-
meleuse, qui se prépare comme le sagou, le riz
et la semoule, provient du manioc ou manihot,
de même que le pain et la farine de cassave,
dont on nourrit presque exclusivement les
nègres esclaves des Antilles. Mais il faut remarquer que la même racine qui fournit la cassave
et le tapioca, renferme également une matière
vénéneuse qui s'est trouvée être de l'acide prussique ou hydrocyanique, un des poisons les plus
actifs du règne végétal. Heureusement il est
facile d'isoler la fécule d'avec le poison, soit par
la seule action du feu, par le grillage, l'acide
prussique étant essentiellement volatil; soit par
des lavages et la décantation, car alors la fécule
se dépose pure et sans mélange. On broie d'abord
la racine de manioc avec de l'eau, et on l'exprime. Ce suc exprimé laisse déposer l'espèce
d'amidon pur et fort nourrissant que l'on exporte à l'étranger sous le nom de *tapioca*. Le
résidu est ensuite désséché, pulvérisé, et cette
poudre est ce qu'on nomme *farine de cassave :*
c'est un grossier mélange d'amidon et de fibres
végétales qui, réduit en pâte, se transforme

aisément en galettes ou *pain de cassave*, en rô-
tissant cette pâte sur des disques de fer chauds.
Telle est la nourriture des esclaves. Le tapioca,
substance plus pure et plus nourrissante, peut
être substitué au sagou et au salep; il se prépare de la même manière et a des propriétés
analogues. Quant au résidu du manioc dont on
a extrait la cassave et le tapioca, et qui a résisté
à la pulvérisation, on l'unit à du piment et à divers aromates des îles, et, sous le nom de *cabion*,
il compose un condiment des plus appétissants.

Des propriétés des fécules. Les aliments fécu-
lents, les pâtes, les bouillies, le pain en grande
quantité et les farineux en général, calment la
circulation du sang et modèrent la sensibilité et
les mouvements vitaux; ils tempèrent les passions et remédient à la maigreur. Ils conviennent essentiellement, à cause de cela, aux gens
bilieux et irritables, aux personnes nerveuses
et maigres, à celles qui dorment mal et dont le
sommeil est agité. Au contraire, ceux qui sont
disposés à la pléthore et qui redoutent les progrès de l'embonpoint, de même que ceux qui,
naturellement lymphatiques, ont à redouter les
humeurs froides et les scrofules, ceux-là n'en
sauraient user trop sobrement. Les fécules,
jointes au lait, sont l'alimentation qui convient
le mieux à la première enfance, qui leur doit
le calme, un sommeil prolongé et l'accroisse-
ment rapide des organes, comme aussi cet universel manteau de graisse, qui les isole de l'air
et les préserve du froid.

Des végétaux employés comme légumes.

Nous nous bornerons, dans ce qui va suivre, à une simple énumération des légumes les plus employés de nos contrées, et n'y ajouterons parfois que des notions tout à fait nécessaires et toujours très-abrégées.

1. L'*artichaut*, qui est d'autant plus indigeste qu'il est plus près de la floraison, est moins malsain quand il est cuit. Les feuilles centrales sont plus faciles à digérer que celles de la circonférence : le réceptacle charnu en est la partie la plus savoureuse et la plus excitante, mais aussi la plus dure. A l'inverse de la laitue, l'artichaut agite quelquefois, à la manière du café, jusqu'à nuire au sommeil.

2. Le *cardon* est une espèce d'artichaut du midi, une plante douce et tendre, quand on a eu soin de la faire étioler ou blanchir. On ne mange ordinairement que les côtes latérales du cardon cultivé et les supports des feuilles, ou pétioles. C'est un excellent mets, s'il est préparé à la moelle de bœuf, mais qu'on ne confectionne bien qu'à Montpellier.

3. L'*asperge*, dont la jeune pousse et la pointe n'a vraiment de goût que quand elle commence à verdir, est légère à l'estomac; elle a pour principal inconvénient de rendre les urines très-fétides. Ces jeunes pousses sont presque aussi diurétiques que la racine, qu'on emploie souvent comme remède. Les pointes des asperges ont une qualité fort précieuse, alors même

qu'on ne les a préparées que pour aliment : elles calment et tempèrent les battements du cœur, et remédient aux palpitations nerveuses. Cette propriété est même si expresse, qu'on a fait un sirop d'asperges.

4. La *bette* ou poirée, la *betterave*, dont il y a trois ou quatre espèces, et la *blette*, sont des plantes douces, aqueuses, rafraîchissantes et souvent laxatives. Elles conviennent aux gens pléthoriques et aux bilieux, et l'usage en est plus opportun dans les saisons chaudes, surtout s'il concerne des gens oisifs. De la bette et de la blette, c'est la feuille qu'on emploie ; tandis que pour la betterave, c'est la racine, cette même racine qui renferme assez de sucre pour être devenue la rivale de la canne à sucre et pour avoir tenté l'industrie. C'est le chimiste Marggraf qui fut le premier à témoigner de la grande quantité de sucre que contient la betterave : ce fut M. Achard, de Berlin, qui, le premier, s'appliqua à l'en extraire. La racine de betterave est fort sucrée, et elle ne devient appétissante qu'au moyen du sel et du vinaigre dont on l'assaisonne.

5. Les différents *choux* sont des végétaux plus excitants et plus animalisés que les précédents : ils contiennent des quantités très-notables d'azote, comme disent les chimistes. Les brocolis vulgaires et ceux de Malte sont de la même famille, ainsi que les choux-fleurs. Ce sont des légumes assez faciles à digérer, mais presque aussi échauffants que la viande.

6. La *chicorée* cultivée ainsi que la sauvage sont employées comme aliments; cuite quand c'est la sauvage, ordinairement crue quand c'est l'espèce cultivée. La racine de la chicorée sauvage est souvent mêlée ou substituée au café, dont elle a du moins la couleur. Ce qu'on nomme barbe de capucin n'est, en effet, qu'une variété de chicorée sauvage, qu'on laisse pousser dans des caves et loin de toute lumière, ce qui en étiole les feuilles et les attendrit. Toutes les chicorées sont laxatives, la variété inculte principalement. Presque toutes se mangent en salade.

D'autres plantes, d'espèces différentes, sont employées de la même manière. De ce nombre, nous citerons : la *mâche*, qui est une herbe fade qu'on peut mêler à du céleri ou à des tranches de betterave; la *laitue*, qui est tendre et aqueuse, et dont la propriété est de favoriser le sommeil : à cause de cela, nos pères la mangeaient le soir, à souper. On tire de la laitue un extrait qui, sous le nom de *thridace*, passe pour narcotique ou assoupissant. On doit se garder de faire usage de l'espèce de laitue dont les feuilles sont découpées, verdâtres et comme épineuses, car elle est malfaisante. Les autres salades sont le *céleri* (ou ache cultivée), qui est plus résistant et plus excitant, outre qu'on le joint souvent à de la moutarde, à du rhum et à des épices; la *romaine*, qui est une variété de laitue; l'escarole et l'endive, qui sont des variétés de chicorée. On fait aussi usage, au même titre, de la *raiponce*, feuilles et racines, qui est nourrissante, et du *pissenlit*, qui est amer, un peu tonique, et d'ailleurs analogue à la chicorée sauvage.

7. La *carotte* est la racine d'une plante ombellifère et aromatique. Elle a cela de particulier, que, de quelque manière qu'on la prépare, elle rassasie passagèrement sans nourrir et, pour ainsi dire, sans être digérée; elle conserve, à sa sortie de l'estomac, sa couleur, ses qualités physiques et à peu près son intégrité. C'est sans doute à cause de l'espèce de résistance qu'elle oppose à l'action digestive, qu'elle passe pour résolutive et fondante; on l'emploie pour dissiper des tumeurs, de même que pour calmer divers cancers et des maladies du foie. La carotte est odorante, et assez sucrée pour qu'on ait songé à l'exploiter comme la betterave.

8. Le *navet* est un légume aqueux et aromatique qui se rapproche du chou par ses qualités autant que par son origine.

9. Le *concombre* est un fruit froid et adoucissant, mais d'une digestion difficile, de même que la courge. La *citrouille* et le potiron ont des qualités analogues, mais ils sont peut-être moins indigestes, outre qu'on ne les emploie qu'en potages, dont le lait forme la base essentielle. Le *melon* est aussi très-froid, très-difficile à digérer, sans compter qu'on le mange cru et isolé de toute autre substance. Voilà d'où vient qu'il est d'usage de le faire servir dès

le commencement du repas, comme hors-d'œuvre, à cette époque de la réfection où l'appétit a quelque vivacité et l'estomac quelque énergie. Il est d'ailleurs utile de le saler, comme aussi de l'arroser de quelque boisson généreuse. Dans les lieux où le melon est servi comme entremets ou comme dessert, en sa qualité de fruit sucré et agréablement savoureux, il occasionne souvent des indigestions et divers accidents. La *pastèque* ou melon d'eau, à raison de son inconsistance et de ses sucs abondants, sert de breuvage rafraîchissant plutôt que d'aliment aux Méridionaux qui la récoltent.

10. L'*oseille* est adoucissante, et l'on suppose qu'elle dépure les humeurs. Elle est toutefois très-animalisée, et l'on a cru remarquer qu'elle dispose à la gravelle et aux calculs de la vessie. Peut-être n'est-ce là qu'un préjugé qui trouverait son explication en ce que ce sont les personnes vivant bien et en qui l'appétit fait souvent défaut, qui font le plus d'usage de cette plante acide et agaçante; peut-être aussi n'a-t-on inculpé l'oseille qu'en souvenir de l'acide oxalique qu'elle renferme et du sel d'oseille ou oxalate alcalin qu'elle fournit.

11. Le *poireau*, qui est une espèce d'ail, est un peu excitant, comme le chou, et il est presque aussi imparfaitement digéré que la carotte.

12. Le *panais* se rapproche de la carotte par la structure de sa racine et ses usages, et du céleri par son odeur pénétrante et ses proprié-

tés un peu excitantes. On pourrait renoncer à
son emploi culinaire sans imposer de sacrifices
ni au palais ni à l'estomac.

13. Les *raves* et les radis, aussi bien que le
radis noir ou raifort cultivé, sont des plantes
crucifères et excitantes, dont on ne mange que
la racine crue. Ces différents végétaux sont des
excitants qui conviennent dans les pays froids et
qui préviennent le scorbut : ils fortifient du
moins les gencives. Le malheur est qu'ils sont
d'une digestion difficile que ne compense rien
d'agréablement savoureux ni de nourrissant.

14. Quant aux *pois*, aux *haricots*, aux *fè-
ves*, aux *lentilles*, aux pommes de terre, etc.,
ce sont des légumes très-nourrissants qui ont
pour le moins autant d'analogie avec les farineux
proprement dits, qu'avec les autres légumes dont
nous rappelons les espèces : tout le monde en
connaît la préparation, comme aussi les inconvénients quant au bien-être du corps, et les
propriétés importantes, surtout dans les temps de
disette. Tous ces végétaux sont également nourrissants, quelque forme qu'on leur donne, en
farine, en bouillie, en purée, comme en nature
ou en potage.

15. Les *salsifis* sont un légume plus léger,
qu'on mange seul et différemment préparé, en
raison de sa flexibilité à prendre tous les apprêts, et parce qu'il a lui-même peu de goût. On
peut aussi, comme pour les pommes de terre,
le joindre à différentes viandes, principalement
au poulet. Il est nourrissant et il ne cause aucune

excitation. Il n'est pas de marinade plus légère
que celle de salsifis.

16. Les *épinards* sont aussi peu modifiables
et aussi peu digestibles que la carotte. Ils servent à débarrasser l'estomac, à peu près comme
le thé, plutôt qu'ils ne l'occupent. Peut-être
est-ce pour cela qu'on les a surnommés le *balai
de l'estomac.*

Des propriétés des légumes. La plupart des légumes précédents, en particulier ceux dont la
nature est aqueuse et la pulpe fade, ne peuvent
composer qu'une nourriture insuffisante lorsqu'on les mange isolés. Il faut nécessairement
qu'on les joigne à l'usage de quelque viande, à
du pain ou à quelque fécule, surtout s'il s'agit
de jeunes gens, de personnes qui fatiguent et de
manouvriers. Ils conviennent, au contraire, au
moins temporairement, aux personnes oisives
qui sont pléthoriques ou irritées, trop sanguines,
et qui redoutent les inflammations ou quelque
hémorragie. Un pareil régime végétal équivaut
presque à la diète quant aux résultats, tout en
donnant à l'estomac une occupation vaine qui
rend l'appétit moins tourmentant. On peut ainsi
obvier à un excès dangereux du sang, sans employer la saignée. Au lieu d'en soutirer des
veines, on en tarit presque la source; et cette
voie d'affaiblissement nous paraît d'autant plus
digne d'être préférée, qu'elle substitue insensiblement à l'intempérance des habitudes de sobriété. De cette manière on ne remédie pas seulement aux maux actuels, on en prévient le retour.

Des fruits et de quelques semences.

Nous n'en dirons pas plus sur les fruits que
sur les légumes. Nous nous bornerons, ou peu
s'en faudra, à une simple énumération, sans
d'ailleurs nous assujettir à aucune des nomen-
clatures systématiques dont quelques botanistes
et quelques agronomes se sont montrés pro-
digues.

Des fruits à noyau.

Commençons par les fruits à noyau, si nombreux dans nos contrées, où leur maturité accompagne les chaleurs de l'été. Nous citerons
les cerises, dont la meilleure de toutes, noirâtre
et à courte queue, porte le nom de griote; les
guignes, qui ne sont ni aussi salubres que les
précédentes ni acides comme elles; les bigar-
reaux, les plus durs et les plus lourds des fruits
de cette espèce. Les prunes, dont l'abondance
fréquente expose à tant de maladies, et à l'é-
gard desquelles on ne saurait se montrer trop
sobre : les pruneaux ou prunes sèches, sont,
au contraire, très-digestibles. L'abricot est plus
aromatique, mais plus lourd. La pêche, plus
froide, se mange presque toujours au sucre et
au vin. Une grande quantité de ces fruits sert à
composer des marmelades, en particulier les
abricots et deux ou trois espèces de prunes,
surtout la reine-claude et la mirabelle, deux
des meilleures espèces : on en conserve aussi
à l'eau-de-vie de plusieurs variétés.

Les jujubes et les dattes, fruits d'Afrique, ne parviennent que sèches dans nos contrées, où elles conservent encore une saveur agréable et passent pour pectorales. On mange des jujubes fraîches à Hyères et en Italie. N'oublions pas, non plus, les merises ou cerises des oiseaux, avec lesquelles on fait le kirsch-wasser.

Des fruits fondants.

Les fruits charnus et fondants, tels que la fraise et l'ananas, les plus exquis de tous les fruits, les framboises et les mûres, conviennent presqu'à tous les estomacs, ce qu'il faut attribuer en grande partie à ce qu'on les mange avec plaisir, avec modération et comme dessert: car les fraises, et l'ananas principalement, sont trop froids pour quelques tempéraments, d'où est venue l'habitude où l'on est de joindre à ces fruits délicieux du sucre en abondance et même quelques spiritueux.

L'ananas, en particulier, a besoin pour devenir doux et tendre, d'avoir macéré quelque temps dans de la vieille eau-de-vie ou dans du vin d'Espagne fortement sucré. Le breuvage connu en Italie sous le nom de *manaja*, se fait avec l'ananas, fruit savoureux dans lequel les gourmets retrouvent, dit-on, le goût mixte de la poire de muscadet, de la pomme de reinette, de la pêche et du coing.

Les fraises ne pèsent jamais à l'estomac quand on a eu le soin de frotter le vase où elles

sont accommodées avec le côté jaune et rugueux
d'une écorce d'orange; on peut même exprimer
sur elles et sur le sucre qu'on y joint une petite
quantité du suc acide de ce dernier fruit : les
fraises ainsi préparées sont dites *à la créole*.
Quand même les fraises n'auraient pas la réputation de remédier à la gravelle et à la goutte,
elles jouiraient encore d'une grande faveur.
Si l'on joint les fraises à du lait caillé et à de
la crème, elles sont moins saines, moins bien
supportées par l'estomac, et elles ont ainsi quelquefois occasionné des vomissements. Combi-
nées avec du sucre, de la crème et du vin de
Champagne, elles composent un mets délicat,
qui a reçu le nom de quadruple alliance.

Des fruits à baies.

Les fruits à baies, c'est-à-dire à grains isolés,
arrondis et mous, renfermant de petites graines,
comme les groseilles à grappes, sont communément d'une acidité qui plaît au palais et qui réveille l'action de l'estomac; mais il faut joindre à
ces fruits beaucoup de sucre. Ils rafraîchissent,
mais ils sont affaiblissants et quelquefois styptï-
ques. Le cassis est plus tonique, mais plus lourd :
on ne l'emploie guère qu'à l'eau-de-vie. Les baies
de berbéris ou d'épine-vinette, ordinairement
sans pepin quand l'arbrisseau qui les produit est
vieux, sont aussi d'une acidité très-rafraîchis-
sante, mais parfois trop vive pour être mangées
seules en quantité notable. On en compose des

limonades, des sorbets, des confitures et un sirop fort agréable et très-salubre quand viennent les chaleurs. Les baies de myrtile ne sont qu'aigrelettes, et elles noircissent les lèvres.

Le raisin, très-sain quand il est mûr, surtout le blanc, et dont le goût le dispute aux meilleurs fruits, peut causer de graves accidents quand on en use sans tempérance et hors de sa maturité. La dyssenterie est un des accidents qu'il occasionne le plus ordinairement. Quant au verjus, c'est un raisin allongé qu'on n'emploie guère qu'en liqueur, en sirop, confiture, ou comme assaisonnement. Les produits du raisin sont fort importants : de ce nombre sont le vin, le meilleur vinaigre, la meilleure eau-de-vie, le tartre et ses dérivés. On mange aussi le raisin desséché; et le meilleur sous cette forme est celui de Corinthe. — La baie de l'arbousier, ou arbre à fraises, est aussi d'une saveur assez agréable, à peu près comme le berbéris. — Les goyaves, qui ont le volume d'un œuf de poule, ont une saveur douce et parfumée. La pulpe en est très-astringente tant que le fruit est vert, et laxative quand vient la maturité : on en fait des gelées et des confitures.

Des fruits à cellules.

Les fruits à cellules, comme l'orange, le citron, la grenade, sont d'une acidité agréable et salutaire. On mange la pulpe de la grenade dans le Midi, comme ici l'orange. Mais l'acidité du

citron est trop expresse et trop austère pour
être tolérée autrement qu'en assaisonnement ou
en limonades. La nèfle, qui ressemble à ces
fruits sous quelques rapports de structure, est
plutôt pâteuse qu'acide, et néanmoins assez
saine ; mais elle renferme de petits noyaux
pierreux en si grand nombre, qu'il est dangereux d'en permettre l'usage aux jeunes enfants.
J'en dirai autant des alizes, des azerolles et de
quelques autres fruits analogues.

Des fruits à pepins.

Les fruits à pepins, les pommes, poires et
coings, sont généralement trop connus pour
qu'il soit besoin d'en signaler les caractères ou
d'en préciser l'usage. La pomme n'est pas seulement un fruit dont le goût est agréable, on
en extrait la boisson connue sous le nom de
cidre, liqueur dont on obtient du vinaigre, de
l'eau-de-vie et même de l'alcool proprement dit ;
on en compose une compote, une gelée, un suc
épaissi et transparent qui porte le nom de sucre
de pomme, etc. Le cidre de poires s'appelle
poiré, boisson plus spiritueuse et plus enivrante
que le cidre véritable : on l'a plus d'une fois
substitué frauduleusement à de médiocre vin
blanc. Quand il commence à fermenter et qu'il
est en des vases clos, il a toute la pétulance du
vin blanc d'Anjou. Quant aux coings, fruit
beaucoup plus rare et plus précieux, on en compose une compote, une liqueur de table fort dé-

6

licate et stomachique, et une gelée connue sous
le nom de *cotignac*, dont la propriété astrin-
gente n'est pas indécise. Le fruit de l'avocatier
est moins austère et plus pulpeux ; on le sert,
comme le melon, en même temps que le bouilli.

Des fruits charnus.

La banane, aussi nommée fruit d'Ève et de
Paradis, peut, sous certains rapports, être
rapprochée des fruits précédents. Sa pulpe,
comparable à une pâte fondante, sucrée et parfumée, et dont les graines avortent presque
toujours, est un mets assez savoureux. Aux
Indes orientales et aux Antilles, on en fait une
grande consommation : cuites ou crues, les bananes composent en partie, dans ces contrées,
la nourriture du peuple, de même que les châtaignes et les figues en d'autres lieux. Une terre
plantée de bananiers, observe M. de Humboldt,
rapporte cent trente-trois fois plus que si on y
cultivait du froment. On fait de même usage des
pagayes, gros fruits pulpeux et charnus, qu'on
mange crus ou cuits.

Pour ce qui est des figues, c'est un fruit singulier et complexe, très-succulent et très-nourrissant, très-sucré, mais dont on ne connaît, en
Provence même, que deux ou trois variétés dé-
licieuses parmi une multitude d'espèces pour
qui l'épithète de médiocre serait un éloge.
Il est des saisons, principalement au commencement de l'automne, où le peuple du Midi se

nourrit en grande partie de figues, à peu près
comme les populations pauvres de la Normandie,
et surtout les enfants, se nourrissent en partie
de prunes et de pommes, et les Champenois et
les Bourguignons, en partie de raisin. Mais les
figues sont beaucoup plus nourrissantes : elles
égalent presque en qualités solides les châtaignes, les bananes et le coco. Sèches, les figues
sont encore un fruit assez délicat, essentiellement adoucissant et très-nourrissant. On préfère
la figue blanche, et surtout la marseillaise, aux
autres espèces, et celles du Midi sont bien préférables à celles du Nord.

On mange aussi en Provence les fruits pulpeux, mais peu délicats, du caroubier.

Des semences aromatiques.

Il est plusieurs semences, telles que l'anis, la
coriandre, la badiane ou anis étoilé ; des baies,
telles que celles de genièvre ; des enveloppes de
fruits, telles que le brou de noix et le macis, qui,
ne servant jamais d'aliment, sont du moins employés ou comme des condiments, ou pour composer diverses liqueurs et quelques ratafiats, ou
enfin couvertes de sucre et comme bonbons. On
doit redouter ceux de ces bonbons qui sont colorés, quelle qu'en soit la nuance, et même les
blancs, à cause des compositions minérales qui
servent parfois à les nuancer. Les chimistes ex-
perts de Paris y ont souvent constaté des sels ou
des oxydes, soit de cuivre (dans les bonbons

bleus), soit d'arsenic (dans les verts et les vio-
lets), de mercure et de plomb (dans les rouges),
d'antimoine (dans les jaunes), de plomb et d'argent (dans les blancs). Il en a quelquefois été
de même pour les glaces, mais cela est beaucoup plus rare, sinon peut-être pour les glaces
vertes ou aux pistaches.

Les derniers fruits dont il nous reste à parler
sont les fruits huileux, tels que les noix, les
noisettes, les amandes, les pistaches, les faînes,
le cacao et le coco.

Des fruits huileux.

La plupart de ces fruits, les premiers principalement, sont lourds à l'estomac, d'une digestion difficile ; on ne saurait en faire usage qu'à
faible dose. Les noix fraîches deviennent plus
digestibles lorsqu'on les immerge dans de l'eau
salée et vinaigrée, qui les attendrit et les rend
plus savoureuses : sous cette forme, elles portent
le nom de *cerneaux*. Ce genre de fruits excitent
souvent la toux, ce qui n'empêche pas plusieurs
d'entre eux, les amandes et les pistaches,
d'être salutairement employés sous la forme
d'émulsions et de loochs, contre quelques maladies de poitrine et des irritations pulmonaires.
C'est une sorte de contradiction qui n'est qu'apparente, puisque ce sont les fragments de ces
fruits qui irritent, et seulement le suc mitigé
qui adoucit, distinction essentielle que l'expérience journalière justifie.

MONTBELIARD

Les amandes amères sont plus excitantes et d'un goût plus pénétrant, à raison de l'acide prussique qu'elles renferment en notable quantité : aussi n'en fait-on usage qu'en petit nombre et en les joignant à des amandes douces plus nombreuses, ainsi qu'il arrive dans la confection du lait d'amandes et du sirop d'orgeat.

Les pistaches sont de petites amandes vertes, qui, comme les vraies amandes, sont employées en émulsions, bonbons, glaces et autres friandises.

Les faînes sont des espèces de semences astringentes qui proviennent du hêtre; elles ont quelquefois occasionné des vomissements et des coliques.

Pour ce qui est du cacao, c'est l'amande d'un arbre auquel Linné a donné le nom de *mets des dieux* (theobroma), faisant ainsi allusion au chocolat, qui n'est qu'une pâte de cacao torréfié et broyé avec du sucre en quantités égales. Le chocolat se mange ou en tablettes, ou délayé à chaud dans de l'eau ou du lait. C'est un aliment agréable et nourrissant, mais un peu lourd, qu'on peut aromatiser à la vanille, etc., ce qui le rend plus excitant et peut-être moins utile. Les individus qui ne digèrent bien que le chocolat aromatisé devraient entièrement s'en priver. Le chocolat ne convient ni aux personnes replètes, ni aux gens très-pléthoriques, ni aux tempéraments lymphatiques. Tout adoucissant qu'il est, il a plus d'une fois accéléré les progrès de la phthisie, principalement quand on le

6.

BIBLIOTHÈQUE D

mange avec du pain ou isolé. Il est toutefois
d'une grande ressource pour les hommes studieux ou occupés, auxquels il permet de franchir
sans relâche ou faiblesse le trop grand intervalle que laissent entre eux le déjeuner, un déjeuner frugal, et le dîner.

Le coco est le fruit précieux et sans cesse renouvelé du cocotier, espèce de palmier qui croît
dans les deux Indes, ainsi que dans plusieurs
îles d'Afrique, en particulier à l'île de France ou
Maurice. C'est le coco qui étanche la soif et satisfait la faim des insulaires de la mer Pacifique
et de tous les peuples qui avoisinent la zône tor-
ride. Le suc ou lait de coco, liquide gommeux
et sucré, forme une boisson rafraîchissante et
agréable ; sa noix ou son noyau est savoureuse
comme la noisette, et plus nourrissante. Le cocotier fournit ainsi, quand on sait en tirer parti,
du sucre, du vin, du vinaigre, de l'alcool, une
sorte de lait, de crème et de beurre, des amandes
sapides, un bourgeon terminal (le chou pal-
miste) qu'on mange cru ou cuit, du bois pour
brûler ou pour construire, des cordes, des nattes
et de la toile, qui proviennent de la filasse qui
tapisse intérieurement l'enveloppe du fruit. Enfin, c'est une mine abondante qui ne réclame
qu'un peu d'industrie.

La plupart des fruits que nous venons d'énumérer se mangent crus ou cuits, mêlés au sucre
ou isolés, en tartes, en gâteaux, en sucs épaissis
ou pâtes, en compotes et confitures, en gelées
ou sorbets, en marmelades ou conserves, con-

fits, en sirop, à l'eau-de-vie, en bonbons, en glaces ou desséchés.

DES ASSAISONNEMENTS OU CONDIMENTS.

Il n'y a rien de si diversifié que les condiments, et cela devait être, puisqu'ils ont pour objet de stimuler l'appétit et de plaire au goût, si différent de peuple à peuple, et même d'homme à homme. Disons d'ailleurs que si les condiments eussent été à peu près similaires ou peu nombreux, l'habitude eût promptement familiarisé nos organes à leur contact agaçant, de sorte qu'ils seraient devenus incapables de réveiller les facultés digestives engourdies, comme de rendre le palais participant aux fonctions de l'estomac. La sensibilité du goût est si versatile et si prompte à se blaser par l'habitude, qu'on ne saurait la stimuler trop diversement, surtout quand l'appétit n'est ouvert ou sollicité ni par la jeunesse, ni par la fatigue, ni par les privations, assaisonnements naturels et inestimables qui dispensent de tout artifice.

Nous trouverons parmi les condiments des matières sucrées, salées, acides, aromatiques ; nous en trouverons d'astringentes et d'amères, et même de rubéfiantes et de presque corrosives : tant l'usage en toutes choses induit aux excès ! Il ne faudra pas se montrer surpris si la même substance qui d'abord aura pu figurer parmi les aliments, reparaît au rang des condiments ou des boissons. Il y a peu de classifications qui soient

à l'abri de pareilles ambiguïtés. Il vaut encore
mieux qu'on soit moins absolu dans les géné-
ralités et plus vrai dans les détails.

Sel. Le sel est le plus nécessaire des condiments : on se passerait moins aisément de sel
que de pain ; et la preuve qu'il concourt à la
digestion des aliments, c'est que, bien qu'il ne
puisse nourrir de lui-même, il engraisse les
bestiaux qui en font usage, eux qui recherchent
toujours avec avidité les sels de toute nature,
quelques bi-carbonates tout aussi bien que le sel
gemme ou marin, celui dont nous usons par
préférence à tout autre. La Providence a eu
soin de le répandre avec profusion en tous lieux,
dans l'eau des mers, dont il forme à lui seul
environ la trentième partie ; dans quelques lacs
et marais, dont on l'extrait en vaporisant les
eaux, ainsi que dans les entrailles de la terre,
où il compose des mines énormes de plusieurs
lieues d'épaisseur. Spallanzani a expérimenté
que la chair des animaux est beaucoup plus
lentement digérée si elle est privée de sel que
quand elle est salée. A la vérité, les salaisons
exposent les marins au scorbut ; mais cet effet
paraît plutôt dériver de l'immobilité du corps,
de la vétusté des viandes, de la privation de
végétaux frais, et quelquefois d'eau pure, que
de l'extrême abondance du sel.—Les pastilles de
bi-carbonate de soude sont un moyen puissant
de hâter les digestions et de les rendre parfaites.
Il en est de même des eaux alcalines et gazeuses.

Acides. Les condiments acides sont nombreux : ils conviennent principalement dans les saisons chaudes des contrées tempérées; ils calment la soif et rafraîchissent le sang. On compte parmi eux le vinaigre, le suc de citron, le verjus, les câpres et les cornichons marinés, etc., l'oseille, quelques fruits rouges, etc.

Sucre. Le sucre serait un aliment insuffisant, mais il est utile comme condiment. Il convient surtout aux enfants, aux femmes, aux gens affaiblis et aux convalescents. Un inconvénient qu'on ne peut se dispenser de lui reconnaître, est de faire paraître insipides ou même d'un goût désagréable les aliments ou boissons qui abordent le palais après lui. Il dessèche la bouche et tarit la salive, et même les sucs gastriques, ce qui rend les digestions pénibles et dispose à la constipation. Il n'est salutaire que dissous ou combiné, et principalement si on le joint au lait, à l'eau, aux fécules et aux acides. Ses usages, au reste, sont innombrables.

Miel. Le miel peut être substitué au sucre, principalement s'il est pur et cristallin, comme celui du Gâtinais, de Narbonne ou d'Argences. Il diffère du sucre en ceci, qu'il est laxatif, et peut-être aussi plus adoucissant. Madame de Sévigné prétendait que le miel mêlé au café et à d'autres breuvages excitants *console la poitrine.* Avant d'user du miel d'une contrée, il faut envisager quelles plantes, quelles fleurs y abondent. Assurément, le miel qu'on récolte dans un lieu jonché de fleurs aromatiques,

parmi des sauges, du serpolet, du romarin et
du safran, est fort différent du miel auquel ont
concouru les fleurs de sarrasin ou de jon-
quilles.

Manne. En Sicile et dans quelques contrées
d'Orient, on substitue au miel et au sucre la
manne blanche et cristalline qui découle d'une
sorte de frêne, manne analogue à celle dont se
nourrirent les Israélites de Moïse, et la meilleure
des espèces dont la médecine précise l'usage.

Épices. Les condiments de haut-goût, ou épices proprement dites, le poivre, le piment, le
girofle et la muscade, le gingembre, etc., sont
des substances irritantes et âcres, dont on ne
saurait user trop sobrement dans nos climats
tempérés, et qui ne sont nécessaires que sous
les tropiques, là où l'ardeur du soleil rend la
transpiration excessive, et fort languissantes les
facultés digestives et l'appétit. Sans l'usage des
chaudes épices, qui ravivent l'action de l'estomac, les habitants des Antilles périraient exté-
nués. Même en Europe, les épices ont assez
d'importance pour que de puissants royaumes
se soient vus en guerre à cause d'elles.

Aromates. Les condiments aromatiques ou bal-
samiques, au rang desquels il faut mettre la cannelle, la vanille, le laurier, les baies de genièvre,
le safran, le macis, qui est l'arille rose et charnue,
ou espèce de brou de la muscade, de même que
le thym, la sauge, le romarin, le serpolet, le
fenouil, le cerfeuil, le persil, la sarriette, l'estra-
gon, la pimprenelle, etc., renferment tous une

huile essentielle d'une odeur plus ou moins pénétrante, et dans laquelle résident leurs propriétés caractéristiques. Ces différentes substances s'associent surtout très-bien avec les chairs blanches et fades du poulet, du veau ou du poisson, avec les œufs et quelques légumes aqueux et insipides, ainsi qu'aux ragoûts. Le fenouil n'est guère employé que pour former une litière aux maquereaux à griller ; d'autres, telles que la vanille et la cannelle, ne se joignent qu'à des gâteaux, à des breuvages spiritueux, à des liqueurs, à des crèmes et autres friandises. Mais, pour oser faire usage de pareils excitants, il faut qu'il n'existe dans aucun des convives ni fièvre, ni gastrite, ni d'irritation flagrante, ni toux. Ici pourraient encore être rangés le cachou, le bétel, la noix d'arèque, qui ont plutôt pour effet de raffermir les gencives et de réveiller le goût, que de stimuler l'acte digestif.

Alliacés. Une autre classe de condiments comprend les alliacés, l'ail, l'oignon, les échalotes, la civette, etc. Tous ces végétaux ont une odeur de soufre fort pénétrante, et leur saveur ne le cède en âcreté qu'à un bien petit nombre des espèces précédentes. La morue à la provençale ou à l'ail est d'une saveur ardente. De pareils assaisonnements ont plus d'une fois occasionné des irritations d'entrailles, imité la fièvre et troublé le sommeil. Employés avec plus de mesure, ils aident puissamment la digestion, ne fût-ce qu'en stimulant l'appétit et en rendant plus abondante la sécrétion de la salive et des sucs

gastriques. Il est cependant des climats ardents
où, les alliacés paraissant encore trop fades,
on les remplace avec l'assa fœtida, substance
si repoussante par son odeur, que nous osons
à peine l'employer comme remède.

Végétaux stimulants. Quelques assaisonnements stimulants ont une propriété anti-scorbu-
tique peu indécise ; de ce nombre sont le raifort
dont nous avons déjà parlé, le cochléaria, le cresson commun, le cresson alénois, la capucine,
et par-dessus tout la graine de moutarde ou de
sénevé, dont on compose avec le vinaigre une
espèce de condiment très-mordant quand il est
isolé, et qui d'ailleurs est un des principaux
éléments des rémoulades, des sauces Robert et à
la Tartare. Ces diverses substances conviennent à ceux qui redoutent le scorbut, et à ceux
qui ont moins d'appétit que de besoins réels.

Saumures, etc. On peut composer une autre
classe de condiments de diverses productions
animales telles que : les anchoix, les sardines
saumurées, certaines viandes très-faisandées,
les œufs d'esturgeon ou caviar, la bouillabaise
de Provence, le garum hollandais, le thon ma-
riné de Cette, et même la choucroûte allemande
et quelques fromages.

Truffes. La truffe est le condiment le plus recherché, le plus renommé et le plus dispendieux. C'est une espèce de champignon par-
fumé qui croît sous terre et qu'on fait fouir et
dépister par des porcs. Il se rencontre des truffes
dans plusieurs de nos provinces : dans le Li-

mousin, en Bourgogne, en Provence et même
en Normandie. Celles du Limousin, qui sont
toutes noires, en dedans comme à la surface,
sont celles qu'on préfère. Celles de la Normandie sont blanches et ont peu de parfum, outre
qu'elles sont peu abondantes; les provençales
sont grises. Les truffes de la Bourgogne, les
meilleures après celles de Périgueux, sont
blanches en dedans et noires à la surface. On
mange les truffes, soit seules, sautées au vin,
soit unies à diverses viandes, à la volaille principalement, au gibier, à la charcuterie, au
poisson, aux œufs, etc. C'est un mets fort excitant qui produit fréquemment l'insomnie, et à
l'égard duquel on ne saurait montrer trop de sobriété. La truffe est tellement prisée de nos jours,
qu'on l'a crue un moyen de séduction politique.

Champignons. D'autres champignons, tels que
le champignon comestible commun, les morilles
(le plus excellent de tous et de tous le plus par-
fumé), les mousserons, sont aussi des condiments délicats; l'essentiel est de ne jamais employer des champignons qu'on aurait récoltés soi-
même, à moins qu'on ne soit un botaniste très-
expert. Je ne vois de dérogation raisonnable à
cette prudente réserve que pour les morilles, qui
ne ressemblent à aucun autre champignon, et
pour les mousserons, qui ne se montrent jamais
dans les prairies qu'en des cercles herbeux d'un
vert particulier dont ils ne franchissent jamais
les limites. Quant aux autres champignons, il
faut toujours s'en défier, à moins qu'ils n'aient

7

été exposés sur les marchés des grandes villes, où le gouvernement les fait inspecter par des botanistes jurés qui même n'en admettent que d'une seule espèce, par crainte d'erreur. On sait les accidents mortels qui suivent l'emploi intérieur d'un grand nombre de champignons spécieux. Il est toujours prudent de faire macérer les champignons, autres que les morilles, et quelle qu'en soit la source ou l'espèce, dans de l'eau salée ou très-vinaigrée, et de suspecter tous ceux dont l'odeur serait désagréable, le goût âcre et la chair molle [1].

Il est d'autres assaisonnements journaliers dont nous n'avons pas cru devoir parler, tels que le lait, le beurre, la crème, la graisse, l'huile et le vin; nous en parlons ailleurs sous d'autres rapports. Nous dirons seulement qu'il faut se défier de toute huile d'olives qui ne demeurerait pas figée à la température de la cave (8° R. ou 10° C.); et qu'il ne faut jamais employer le vin dans les ragoûts sans avoir soin de l'enflammer.

En résumé, on ne doit point user d'assaisonnements excitants et chauds, tant que l'estomac suffit de lui-même à la digestion : il ne faut marcher avec des béquilles que lorsque les jambes deviennent incapables d'accomplir spontanément la locomotion, inhabiles à tout exercice.

----

[1] On peut consulter sur les champignons l'excellent *Traité* du docteur J. Roques, ou celui de feu Paulet.

DES BOISSONS EN GÉNÉRAL.

Les boissons sont presque aussi nécessaires à l'homme que les aliments solides; ce sont des dissolvants à peu près indispensables à la digestion, et qui sont absorbés dans le canal digestif et portés directement dans le sang, dont ils récupèrent les pertes continuelles. Comme c'est le sang qui pourvoit aux diverses sécrétions et exhalations d'humeurs, ainsi qu'aux transpirations des poumons et de la peau, il est essentiel que d'autres fluides remplacent ceux que la vie dissémine ainsi à toutes les surfaces du corps et par ses issues.

Aussi a-t-on remarqué dès longtemps que la privation des breuvages est aussi promptement ressentie par le pénible sentiment de la soif, que la privation d'aliments par la faim, et même le manque de boissons amaigrit comme l'inanition. Marcorelle, un savant du xviie siècle, qui s'efforça de rester, durant soixante jours, sans boire ni eau, ni vin, constata qu'il avait perdu pendant ces deux mois, quoique prenant d'ailleurs d'excellents aliments, cinq livres et demie de son poids total; s'étant remis à l'usage des boissons et à son train de vie habituel, il avait repris toute sa substance et tout son poids au bout de six jours. Ce genre de privation produit la rage chez certains animaux.

Il faut remarquer que la soif, de même que le besoin de boisson que cette soif signale, est

plus vive et plus tourmentante pour qui se nourrit de végétaux qu'en ceux que la chair sustente.

Mais si les boissons en quantité modérée sont
nécessaires à la vie, des boissons prises en excès
ruinent la santé, amènent le dépérissement du
corps, et fréquemment des inflammations et
des hydropisies.

De pareils abus troublent surtout les digestions, la plupart des liquides étant d'une assi-
milation plus laborieuse que les aliments solides. Et d'ailleurs, l'excès des boissons entrave
l'absorption : les vaisseaux et le cœur, alors
comme encombrés de liquides, accomplissent
péniblement la circulation ; tandis que les poumons, dont le jeu est rigoureusement circonscrit
par l'enceinte osseuse de la poitrine, éprouvent
une gène réelle qui peut aller jusqu'à l'oppression
et jusqu'à l'asthme : l'air n'y pénètre qu'avec
difficulté. Sans parler des raisons morales,
voilà de sérieux motifs pour inspirer la tempérance, vertu rare parmi le peuple, même
dans les rangs de ces enthousiastes qui s'as-
semblent dans des meetings, qui s'allient, se
cotisent et s'enivrent en club, afin de propager
l'abstinence. La sobriété est une vertu modeste qui s'adapterait beaucoup mieux à la
vie de famille, qu'à la bruyante ostentation
d'un club ou au despotisme d'une secte. On a
beau l'y prêcher, on l'enseigne mal dans un
banquet, et ce n'est pas là que peuvent la pra-
tiquer des hommes journellement éprouvés par
les privations.

Parmi les boissons, il en est de simplement aqueuses, il y en a d'aromatiques, et enfin de fermentées ou d'alcooliques; ce sont ces dernières qui ont le plus de séduction et dont les excès ont le plus de danger.

L'eau, ses variétés et ses dérivés.

De l'eau pure, de ses vertus et de ses caractères. L'eau est la principale boisson de l'homme, de même que les céréales forment presque en tous lieux la base de sa nourriture. Si cette boisson naturelle n'est pas la plus désaltérante ou celle qui réussit le mieux à relever promptement ses forces épuisées, c'est au moins la plus innocente et la plus saine : la plus saine pour l'homme non fatigué qui reçoit chaque jour les aliments nécessaires, qui vit sous un ciel tempéré, et dont l'estomac conserve son énergie digestive.

C'est l'eau, en effet, qui dissout ou pénètre le mieux les aliments, sans en changer la nature et sans irriter l'estomac; c'est elle dont la digestion est la plus facile, et une de celles dont l'absorption est le plus promptement accomplie. N'apportant vers l'estomac aucune excitation ni aucun fardeau autre que son poids, elle livre les organes au degré d'action et au libre jeu qui leur est naturel, sans accélérer le pouls ni accroître la chaleur; en un mot, sans apporter aucun trouble à l'acte digestif, qui est déjà assez compliqué de lui-même et quelquefois assez labo-

rieux. Par son usage modéré (car il faut de la
modération en tout, même dans l'usage de l'eau),
le calme du corps et le tranquille repos des nuits
réagissent sur l'esprit et sur l'humeur : l'un reste
plus libre, l'autre se montre plus égale. Sans
perdre aucun de leurs mérites, les vertus familières deviennent ainsi plus praticables, les devoirs plus constamment accomplis. Une simple
boisson peut donc concourir au bonheur par
l'acquit des devoirs et la sérénité de l'âme, de
même qu'elle concourt à la santé par le calme
du corps ; et comme la santé, tant que dure la
jeunesse, a pour attribut la fraîcheur, l'eau concourt donc aussi à la beauté. Il est de même
avéré que la plupart des centenaires, mais surtout ceux dont la longévité fut exceptionnelle et
phénoménale, étaient des buveurs d'eau, dont
la sobriété, d'ailleurs, était exemplaire non
moins que la vigilance. Comment ne louerait-on
pas une boisson qui assure la santé, qui affer-
mit le bonheur, qui ajoute à la beauté tout
l'éclat compatible avec l'organisation originelle,
comme à la durée de la vie, en préservant des
maux qu'engendre l'intempérance ! Mais l'eau
ne possède les propriétés que nous venons d'exposer, qu'autant qu'elle satisfait à des conditions
que nous devons dire.

L'eau, pour être potable et pour s'adapter
aux usages domestiques, doit dissoudre le savon
et cuire facilement les légumes secs. Elle doit
aussi être aérée, sans quoi elle serait insipide
et malsaine ; et il est remarquable que l'air

qu'elle renferme contient plus d'oxygène que celui de l'atmosphère. Elle est plus aérée dans les vallées que sur les montagnes. Il faut noter aussi que l'eau bout d'autant plus aisément et avec d'autant moins de chaleur que les lieux sont plus élevés, que les vases dans lesquels on la soumet au feu sont fermés ou couverts sans compression, et qu'elle contient moins de sels. L'eau que l'on sale avant de la mettre au feu bout moins promptement que de l'eau pure et non salée : elle a besoin de plus de chaleur pour bouillir.

Des différentes espèces d'eau.

L'eau est différente d'elle-même selon les lieux où on la puise.

De l'eau de pluie. L'eau de pluie, comme provenant de la vaporisation des différentes eaux qui couvrent le sol, est d'une grande pureté quand elle tombe directement des nuages dans des vases où elle est recueillie. Elle est aussi très-aérée et, par conséquent, très-salubre. Mais il ne faut faire usage qu'avec défiance de celle qui coule de toits couverts en zinc et de gouttières de plomb, principalement après une longue sécheresse.

De l'eau de neige. L'eau de neige, comme l'eau qui vient de bouillir, ne contient pas d'air, et cela la rend malsaine ; il suffit, pour l'aérer utilement, de l'agiter quelques instants dans l'atmosphère.

De l'eau de source. L'eau de source n'est que

de l'eau de pluie ou de neiges fondues qui s'est infiltrée dans des terrains meubles ou perméables. Or, comme la neige n'est nulle part plus abondante ni plus persévérante qu'au sommet des hautes montagnes, en raison de cela les sources ne sont en aucun lieu plus nombreuses qu'au voisinage des montagnes, où fréquemment elles donnent naissance à des rivières ou à des fleuves. Quant aux sources qui, moins importantes, restent plus longtemps souterraines, l'eau dont elles sont formées s'infiltre de proche en proche entre les couches corticales du sol et dans ses fissures, jusqu'à ce qu'elle rencontre d'autres couches qui lui soient imperméables, et presque toujours c'est sur des bancs d'argile qu'elle s'arrête. Enfin, après un trajet variable, rencontrant moins d'obstacles pour sortir du sol que pour continuer d'y séjourner, elle se fait jour à l'extérieur. Dans ce trajet à travers divers terrains meubles, entre des couches superposées et quelquefois jusqu'à de grandes profondeurs, l'eau a dû prendre de nouvelles propriétés : d'abord, si elle a pénétré profondément, elle est plus chaude que les eaux ordinaires, et cette chaleur acquise est d'environ un degré centigrade par chaque trajet de 30 mètres dans la profondeur du sol.

De l'eau minérale. En vertu de cette chaleur, qui peut être assez élevée pour la rendre *thermale,* elle sera moins aérée, moins salubre. En même temps aussi, elle aura pu dissoudre diffé-

rents sels ou oxydes, au point de devenir *mi-*
nérale. Elle aura perdu, de la sorte, les qualités
dissolvantes qui la rendent si précieuse, soit
comme boisson usuelle, soit pour les usages
domestiques. Au lieu d'air pur ou d'oxygène, elle
pourra renfermer ou de l'azote, comme les eaux
sulfureuses ; ou de l'acide carbonique, comme
les eaux gazeuses, ferrugineuses et alcalines ;
ou même de l'hydrogène fétide, comme quelques
eaux avariées. Alors même que les eaux minérales deviennent des remèdes puissants, elles
perdent les qualités indispensables aux boissons
ordinaires : elles n'agissent efficacement qu'à
jeun, par le fait d'une absorption directe et isolée ; elles nuisent aux digestions. Les eaux alcalines seules doivent être exceptées, surtout
quand elles sont gazeuses. Mais ces dernières
eaux mêmes, celles de Seltz comme celles de
Vichy, ne conviennent que comme boisson
d'extra, et non comme habitude. Les personnes
qui ont l'usage journalier des eaux minérales
perdent bientôt leur vigueur, leur santé : souvent elles deviennent bouffies, tant leur digestion se fait imparfaitement sous l'empire de ces
breuvages artificiels. Il y a déjà plus de deux
siècles que le médecin J. Cousinot exprimait à
Louis XIII des remarques analogues, alors que
ce roi valétudinaire semblait vouloir contracter
l'habitude des eaux de Forges, qui l'avaient un
peu soulagé [1].

[1] Voir *Guide aux Eaux minérales de la France,* de

Les eaux de source sont plus salubres, lorsque leur sortie du sol se trouve sensiblement plus surbaissée que le point de ce sol où elles font réservoir, ou par lequel elles s'étaient infiltrées. Alors, en effet, elles jaillissent de la terre avec rapidité et quelquefois à une grande élévation, ce qui les aère et les rend plus légères et plus sapides.

De l'eau de puits. L'eau de puits est une espèce d'eau de source, qu'on n'obtient qu'après avoir creusé le sol, et qui, au lieu de couler, est stagnante et mal aérée, et quelquefois chargée de sels qui la mettent hors d'usage ou qui la rendent lourde, moins dissolvante et peu salubre. Ce n'est point à l'eau de puits qu'il faut donner la préférence, principalement à Paris, où elle renferme une grande quantité de sélénite ou chaux sulfatée. Quant à l'eau des *puits artésiens*, elle est assimilable à celle des sources plutôt qu'à celle des puits ordinaires, outre que son jaillissement l'imprègne d'air.

De l'eau de rivière. L'eau de rivière, mélange ordinaire d'eau de pluie et d'eau de source, participe à la fois des deux espèces, et offre les caractères d'une bonne eau potable. Souvent trouble, presque toujours renfermant des sels et des impuretés, surtout quand elle traverse de grandes villes, comme Paris ou Lyon, l'eau de rivière, même non filtrée, n'en est pas sensi-

l'Allemagne, etc.; par M. Isidore Bourdon; in-18. Paris, Masson et Fortin; 2ᵉ édition.

blement moins salubre. En vain la Seine rece-
vait, il y a quelques années, et les eaux corrompues de Montfaucon, et, par une multitude
d'égouts, les impuretés de la ville, et la plupart
des immondices provenant d'une population de
près d'un million d'habitants ; en vain l'Hôtel-
Dieu et ses accessoires les plus dégoûtants étaient
à cheval sur un des bras de la Seine ; l'eau du
fleuve n'était pas sensiblement ni chimiquement
altérée par cette effrayante masse d'ordures : elle
paraissait aussi pure au pont d'Iéna qu'au pont
d'Austerlitz, et tout aussi salubre à Chaillot qu'à
la Râpée. Seulement, le célèbre Vauquelin ob-
serva que l'eau du fleuve n'était pas exactement
la même sur les deux rives. Du côté gauche de
la Seine, on trouve en effet moins de sels que du
côté opposé : or, ce côté droit, plus salin, est
plus particulièrement baigné par les eaux moins
reposées de la Marne, qui ne s'unissent à
Seine qu'à Conflans.

De l'eau stagnante. L'eau des canaux, des lacs
fermés, des mares, des étangs même, bien que
l'eau ne stagne point dans ces derniers, et qu'elle
provienne de sources ou d'une rivière ; celle des
réservoirs et des citernes, toutes ces eaux sont
moins aérées, souvent plus salines et plus char-
gées de débris organiques et d'animaux infu-
soires, que l'eau de rivière et celle de source.
Elles sont d'ailleurs quelquefois fétides, surtout
durant les grands étés. L'eau des marais, comme
plus stagnante et encore moins renouvelée et
moins agitée que celle des mares et des ca-

naux, est en conséquence la plus insalubre de toutes.

De l'épuration de l'eau. On peut filtrer l'eau trouble et limoneuse, soit en lui faisant traverser un lit de cailloux ou de pierres poreuses, soit au moyen de filtres à charbon. Ces derniers sont préférables quand il s'agit de purifier et de rendre potables des eaux stagnantes et fétides; mais il faut commencer par faire bouillir de pareilles eaux : l'ébullition a pour effet de purger l'eau de ses gaz nuisibles, de même que des débris organiques, feuilles mortes ou dépouilles d'animaux, qu'elle renferme. — La même opération a pour effet de détruire par la cuisson, non-seulement les débris de plantes, mais encore les animalcules qui peuvent se rencontrer dans le même liquide.

Les eaux peuvent encore être épurées par le repos en vases clos. On aide à cette purification, soit en répandant quelques acides, et même un peu d'alun, dans l'eau qui dépose, soit en exposant les vases qui la renferment à une température très-basse, soit en frottant préalablement ces vases ou ces jarres avec des amandes pilées : l'effet est plus prompt si les vases sont poreux. On rend encore l'eau plus pure en la soutirant au moyen d'un syphon. — Quant à l'eau bouillie, elle a le grave inconvénient de ne plus contenir d'air ; il en est de même de l'eau distillée, qui ne peut devenir potable qu'après qu'on l'a aérée par l'agitation.

De l'eau de mer. L'eau de mer, et celle de

quelques lacs salés, est la seule qu'aucun procédé n'ait encore pu rendre potable. Salée et nauséabonde, elle ne peut servir, dans son état naturel, ni comme boisson, ni en qualité de véhicule ou de dissolvant pour les usages de ménage ou de cuisine. Si on la distille, on la sépare ainsi des sels qu'elle dissolvait, et elle devient douce, mais elle conserve un insupportable goût d'empyreume. Ajoutons encore que cette distillation exige l'emploi d'un combustible coûteux, et dont le poids et le volume encombre les navires, embarrasse une navigation et la rend moins fructueuse. La congélation serait de même un moyen de séparer l'eau de mer du sel qu'elle contient; mais c'est un procédé aussi difficile que dispendieux. On a paré à cet inconvénient en approvisionnant les navires d'eau douce; et quand cette eau douce vient à se corrompre ou à manquer, on s'est plus d'une fois vu réduit, pour étancher la soif d'un équipage, à tremper chaque passager dans l'eau de mer, ou à entourer les membres de linges imbibés de cette eau, tant elle inspire une répugnance insurmontable.

De l'eau mitigée ou édulcorée. Afin de rendre l'eau plus sapide, moins crue et plus digestible, on la sucre, on l'édulcore, on l'aromatise, ou on la fait bouillir avec du pain ou de la biscotte. L'eau sucrée est pour quelques personnes un stomachique qu'elles croient indispensable aux bonnes digestions. L'eau panée sert à tromper la faim encore plus qu'à la satisfaire; toutefois

elle est nourrissante, et elle aide les malades et
les indisposés à supporter une diète de précaution ou une diète nécessaire.

De l'eau acidulée. S'il s'agit de calmer la soif,
on rend l'eau acidule, soit avec le suc de citron
ou d'orange, soit avec des sirops de groseilles,
de berberis, de limons ou de coings, soit avec
du sirop de vinaigre ou avec de l'acide tarta-
rique : on compose ainsi d'agréables limonades,
surtout avec ce dernier acide. On peut aussi aci-
duler l'eau avec de faibles doses de vinaigre pur,
ainsi que sont réduits à le faire les soldats et des
manouvriers, ceux pour qui l'usage du vin serait trop dispendieux ou nuisible, en raison des
excès où les induirait une vive chaleur. Les
acides apaisent la soif et modèrent la température du corps ; ils ralentissent le pouls, mais ils
compromettent l'action de l'estomac et les facultés digestives : ils disposent même au scorbut,
tant ils affaiblissent.

Les limonades gazeuses sont plus légères à
l'estomac ; mais elles nuisent à l'appétit et le
déroutent.

Circonstances où l'eau convient davantage.

Les boissons aqueuses dont nous venons de
parler conviennent, dans nos climats tempérés,
aux enfants surtout, ou aux personnes de moyen
âge, qui sont oisives ou peu occupées, et dont
la nourriture est abondante et grasse plutôt que
maigre. Mais de telles boissons seraient nuisi-

bles aux vieillards, aux personnes lymphatiques
ou affaiblies, principalement dans les climats
extrêmes, et pour quiconque se livre à de grands
travaux, circonstances où les boissons fermen-
técs sont d'un usage indispensable.

De la glace et des glaces.

L'eau sous la forme de glace, que cette glace
soit dure ou ramollie, mêlée à différents sucs et
édulcorée ou à l'état naturel et simplement ajou-
tée aux boissons qu'elle refroidit, a pour effet de
calmer la soif, d'occasionner une vive impression
sur les organes, d'en abaisser la température, et
de ralentir les battements du cœur. C'est un
breuvage ou un intermède délicieux quand on
est gêné par la chaleur ; mais c'est une volupté
qu'on paye cher si la peau transpire, ou s'il
y a quelque point irrité vers les poumons ou
la plèvre. La réaction qui suit cette première
impression glaciale, a engendré bien des pleurésies et des gastrites : les boissons à la glace
ne conviennent véritablement qu'aux personnes
calmes et sédentaires, et à celles qui ne se pro-
mènent qu'en voiture. Quant à ceux qui va-
guent à pied ou dont les membres ne restent
pas oisifs, de pareils breuvages ont de grands
dangers.

BOISSONS FERMENTÉES.

Du caractère des boissons fermentées. Quelle
qu'en soit l'espèce, et depuis le vin jusqu'à la

bière, les boissons fermentées doivent cette
fermentation même au sucre et au gluten qu'elles
renferment ou que renfermaient les substances
d'où elles proviennent. Si les grains de raisin
conservés intacts ne fermentent point, ce
n'est faute ni de sucre ni de ferment glutineux ;
c'est que ces deux principes restent isolés l'un
de l'autre, comme aussi isolés de l'air, et voilà
ce qui empêche le travail spontané de s'accomplir dans des grains entiers. Mais dès que le
raisin est écrasé ou seulement rompu, alors le
mouvement de fermentation ne tarde pas à paraître.

Ce concours d'un principe sucré et d'un ferment a pour résultat un liquide alcoolique.
Toute boisson fermentée contient de l'alcool en
proportion plus grande ou plus petite ; et la
preuve qu'il en est ainsi, c'est que toutes ces
boissons fournissent de l'alcool à la distillation,
et que toutes peuvent enivrer.

L'alcool pur, si nécessaire pour les arts, est
presque toujours nuisible à la santé, outre que
sa vive saveur peut induire à l'intempérance et
à de funestes habitudes. Ce liquide, s'il est sans
mélange, absorbe l'eau avec avidité, dessèche
les tissus même vivants qu'il a touchés, les rac-
cornit presque à la longue, coagule l'albumine
qui les couvre ou qu'ils renferment, et produit
une sensation comparable à celle d'une brûlure
soudaine et superficielle, à la manière des caus-
tiques et de quelques poisons. Mais, combiné à
un véhicule abondant, l'alcool borne son action

à exciter modérément le corps et l'esprit. Parvenu dans l'estomac, il s'y trouve en partie absorbé et transporté directement dans la masse du sang, dont il accélère momentanément la circulation, tandis qu'une autre partie séjourne dans l'estomac avec les aliments solides et s'y acidifie comme eux, en conséquence de son mélange avec les sucs gastriques.

De la diversité des boissons fermentées. Les boissons fermentées diffèrent beaucoup entre elles, non-seulement en raison de la quantité d'alcool qu'elles renferment, mais encore plus par leurs qualités essentielles et par les substances naturelles d'où elles proviennent. Les principales sont : le vin, le cidre, la bière, l'hydromel, etc.

Du vin.

Le vin est la plus précieuse, la plus recherchée et la plus salubre de ces boissons. Tout vin renferme, au nombre de ses éléments, un acide tartrique, un extractif qui est son principe glutineux ou son ferment; de l'alcool tout formé, ou au moins qu'on peut en extraire par la distillation; des sels de tartre qui se déposent et qui font lie; enfin un principe colorant et un arome, derniers principes fort différents pour chaque genre de vin, et qui sont de ceux qui caractérisent le plus nettement chaque espèce. Tous ces principes se trouvent naturellement délayés dans une quantité d'eau plus ou moins abondante.

De la fabrication du vin. Le vin, comme on sait, s'obtient du moût ou suc doux provenant de raisins qu'on a préalablement foulés.

On cuve ce moût, on le décuve, on le laisse fermenter peu à peu, après quoi on le soufre pour arrêter la fermentation. Si ensuite on clarifie au moyen de blancs d'œufs ou de colle de poisson, ce n'est pas seulement pour donner à la liqueur une transparence plus agréable, c'est afin d'enlever au vin les derniers vestiges d'extractif ou de gluten qui donneraient matière à une fermentation subséquente. Plus le vin est clarifié avant d'être mis en bouteilles, et mieux il se conserve, moins il est disposé à s'aigrir et à se couronner de fleurs. La fermentation ne pouvant bien s'effectuer qu'à une température de 12 à 15° C., le vin cesse presque toujours de travailler dès qu'il est déposé dans de bonnes caves souterraines, celles dont la température dépasse rarement 9 à 10° : souvent même il s'y conserve dans l'état où on l'y a primitivement déposé, doux s'il n'avait pas encore fermenté. Il en est à peu près de même du cidre. On peut même empêcher le vin de fermenter, soit en y plongeant de la glace, soit en y mêlant de la craie.

Les qualités du vin et ses effets sur l'homme ne répondent pas toujours à la quantité d'alcool que les chimistes assignent à chaque espèce. Outre que l'alcool, comme le calorique dans les corps, peut s'y trouver à l'état latent, il paraît certain que le vin agit sur le corps humain par plusieurs principes autres que l'alcool.

Des différences du vin. Le vin diffère beaucoup et de bien des manières : cette boisson a ses genres, ses espèces, ses crus, ses variétés.

Il diffère d'abord selon sa couleur : il y a les vins rouges, que l'on prépare avec du raisin noir qu'on foule et qu'on laisse cuver sans en enlever la pellicule, qui est la source du principe colorant. Le vin blanc peut provenir du raisin noir tout aussi bien que du blanc; l'essentiel est d'isoler attentivement le moût de toute pellicule colorée dans l'opération du cuvage; car le principe colorant des enveloppes ne commence guère à teindre la liqueur exprimée que du moment où l'alcool apparaît dans cette liqueur.

Des vins mousseux. Les vins mousseux ne sont tels, que parce qu'on les a mis en bouteilles avant que la fermentation en fût achevée. On peut de la sorte rendre mousseux et *champaniser* à peu près tous les vins blancs, même ceux de la Touraine et de l'Anjou, ainsi que l'a déjà fait un riche particulier de ces contrées, le comte Odart.

Des vins doux. Les vins doux sont ceux qui renferment un excédant de sucre, qui n'a pu être décomposé dans le travail de la fermentation. C'est ce qu'on voit naturellement dans les pays chauds, où le raisin parvient à une complète maturité, et plus particulièrement pour les vins de Lunel et de Frontignan, pour beaucoup

de vins d'Espagne, pour la blanquette de Limoux, pour le vin de Constance , etc. Quelquefois pour donner de l'aliment glutineux ou fermentescible à ce sucre excédant, on foule le
raisin avec sa grappe : c'est ainsi qu'on en agit
dans les contrées méridionales. Dans le Nord,
au contraire, où le moût a plus de ferment que
ne le comporte l'élément sucré , on a soin de ne
fouler les baies qu'après les avoir séparées des
grappes; et afin d'utiliser le principe glutineux et d'augmenter ainsi les proportions de
l'alcool, on peut ajouter du sucre ou de la mélasse au moût trop austère, qui n'a pas encore
fermenté.

Des vins de liqueur. Il y a des vins qui,
comme le Madère et le Xérès, ne sont ni blancs,
ni rouges, ni sucrés : ils ont la couleur et quasi
la saveur de l'alcool coloré et un peu adouci au
moyen du caramel. Tels sont aussi, à quelques
différences près, les caractères de plusieurs vins
méridionaux , et en particulier de plusieurs vins
d'Espagne, comme ceux d'Alicante et de Ma-
laga. La plupart sont des vins cuits, que l'on
prépare au feu , à peu près comme des confitures, et qui sont, à cause de cela, tout aussi destitués de bouquet ou d'arome que de la gelée de
groseilles framboisée dont on aurait fait bouillir
la framboise.

Tous les vins sucrés, quelle qu'en soit l'espèce, sont fort alcooliques et fort excitants;
et l'on doit d'autant plus en modérer la dose,
que presque toujours ce sont des personnes fai-

bles, des convalescents ou des vieillards, qui ont recours à de tels breuvages. Par goût autant que par raison, les hommes préfèrent les vins non sucrés, mais franchement vineux.

Des vins selon la contrée et selon les crus. Les vins se distinguent principalement d'après leur patrie. C'est ainsi qu'on distingue entre eux, par des coupes franches qu'il serait difficile de confondre, et que tout l'univers adopte, les vins de Bourgogne, de Bordeaux, de Champagne, d'Anjou, du Rhône et du Rhin.

Il n'est pas une de ces désignations essentielles qui ne comprenne des vins de qualités fort inégales; mais ce n'est que pour les espèces d'une certaine distinction qu'elles ont une signification bien expresse. Quoique tous les vins du Rhin se servent dans des verres verts ou couleur de feu ou violâtres, il n'existe pas moins une différence extrême entre les vins de ce nom, depuis le vin de Schélestadt jusqu'à celui de Johannisberg : avant d'en venir à une gorgée de vin sapide, à combien de vins âpres ne faut-il pas condamner son palais! il en est de même des vins de Bordeaux. Entre le petit Médoc que Bordeaux expédie par toute la France au prix de quelques centimes, et les vins de Laffitte, de Château-Margaux, de Saint-Emilion, de Pauilhac, il y a plus de différence qu'entre le jour et la nuit. Le vin de Bordeaux, quelle qu'en soit la qualité, a du moins sur tous les autres le très-grand avantage d'être transportable en tous lieux, et de se bonifier par les voyages, principalement sur mer. On le fait quelquefois voyager uniquement pour le rendre meilleur. Ces grandes traversées, qui avaient jadis le privilége d'anoblir tout Français qui en affrontait les périls, n'ont rien perdu de leurs prérogatives quant aux vins.

Des vins de Bourgogne et de Bordeaux, etc. Le vin de Bourgogne compte peut-être plus d'espèces encore que le vin de Bordeaux; mais toutes soutiennent mieux par la distinction des crus la noblesse de leur commune origine. La Bourgogne est une province qui ne connaît point la médiocrité : c'est une proposition que justifient, non-seulement ses vignobles, mais les grands écrivains dont elle est l'heureuse patrie.

Cependant, là encore, on trouve des degrés du bon au meilleur. Quant au pire, aucun vin de cette contrée ne peut être rangé dans une telle catégorie, pas même celui de Joigny ou celui d'Avallon. Mais il existe de grandes différences entre les vins de l'Auxerrois, ceux du Mâconnais et ceux du Dijonnais, ou de la haute Bourgogne. Quoiqu'on dise que les vins de Bordeaux sont plus alcooliques que ceux de la Bourgogne, et bien que la plupart des chimistes l'attestent, néanmoins personne ne nie que ces derniers ne soient plus généreux, plus corpulents et plus toniques. Ils ont plus d'effet sous un moindre volume, et ils supportent beaucoup mieux l'eau.

Le vin de Bordeaux est plus léger à l'estomac;

et l'on peut en boire davantage sans en rien craindre : il ne pèse ni n'enivre. Un verre de simple Mâcon, s'il est vieux et de bonne année, s'il provient des crus de Torrins ou de Moulin-à-Vent, a peut-être plus d'effet sur les forces vitales qu'une bouteille d'un Médoc vulgaire ; mais il est vrai de dire qu'il exige plus de travail de la part de l'estomac. De même que les viandes blanches, le vin de Bordeaux convient mieux aux personnes délicates, aux gens nerveux et aux convalescents. Tandis que le vin de Bourgogne, en cela comparable au rosbif, sied mieux aux gens robustes, à ceux qui fatiguent beaucoup, comme aussi aux vieillards valides. Ces derniers vins sont fortifiants sans être capiteux, et voilà ce qui en rend l'usage si efficace : c'est d'eux surtout qu'on peut dire qu'ils sont le lait des vieillards. L'essentiel est d'en user avec une grande modération.

Tout le monde connaît les grands crus de la Bourgogne : les principaux et les plus célèbres, sans nous assujettir à une nomenclature complète et méthodique, sont ceux de Volnay (dont un philosophe français a pris le nom, plus sonore que le sien, qui était Troussebœuf), ceux de Pomard, de Beaune, de Mercuray, de Nuits, de la Romanée, du Clos-Vougeot, de Richebourg, de Chambertin, de Corton, de Vosne, etc. Le Romanée est en Bourgogne à peu près l'équivalent de ce qu'est le Laffitte à Bordeaux : c'est un vin délicieux et bienfaisant. Le Château-Margaux est l'équivalent du Clos-Vougeot; mais les qualités de celui-ci déclinent depuis qu'on en a voulu fertiliser la vigne par des engrais artificiels. Pour les bons vignobles, une bonne exposition, un beau soleil et des cailloux valent mieux que tous les engrais du monde.

Vins du Rhône et du Roussillon. Les vins du Rhône et du Roussillon sont presque tous très-capiteux, très-forts, très-chargés de couleur. Leur principal avantage est de supporter de grandes quantités d'eau sans paraître pâles ni faibles. Les établissements hospitaliers et universitaires de Paris et de quelques autres villes font une grande consommation de ces vins, de même que de celui du Lot ou de Cahors, encore plus coloré, mais moins vineux. Un des plus notables vins du Rhône est celui de Saint-Georges, aux environs de Montpellier. Quand il a un peu vieilli, le Saint-Georges est un vin fort remarquable. Les vins du Rhône, comme ceux du Languedoc et du Roussillon, en particulier le Collioure, le Tavel, se dépouillent en vieillissant de leur vive couleur, et finissent par devenir paillets, à peu près comme le vin de Grenache, et par ressembler presque au vin de paille du Jura, au petit Jurançon.

On range ordinairement parmi les vins du Rhône le vin de Côte-Rotie, près de Vienne. Mais celui-ci est si différent des autres, son arome très-pénétrant l'en distingue si nettement, que nous préférons en faire une classe à part, sous la rubrique du Dauphiné. Près de lui on doit placer l'Ermitage rouge. La Champagne ne

possède guère en vins rouges que des petits vins
légers, peu colorés, peu vineux, et vieillissant
mal. Le plus distingué de tous est le vin de Riceys,
qui est délicat, mais d'une saveur trop *courte*.

Vins de la Loire. Les vins rouges de la Loire
ont peu de renom ; mais plusieurs trouvent leur
emploi, ne fût-ce qu'à l'office. Les vins du Cher
sont hauts en couleur et coûtent peu : on les
baptise aisément sans qu'il y paraisse, avantage
que n'ont pas toujours ceux d'Orléans. Le vin
de Beaugency est un vin d'ordinaire très-sain et
une boisson supportable. Le vin des Groix, tout
noir qu'il est, n'est ni sans saveur, ni sans
vinosité. Il existe en France bien des crus sans
réputation qui dépisteraient nos gourmets les
plus superbes.

Des principaux vins blancs. Nous n'avons
encore parlé que des vins rouges. Les différentes provinces que nous venons de passer
en revue à l'occasion de leurs vins rouges, ont
la plupart aussi leurs vins blancs, dont il importe qu'une maîtresse de maison connaisse au
moins le nom et la patrie.

La Bourgogne possède le Montrachet et le
Meursault, voisin de Volnay ; elle a aussi le
Chablis, dont la limpidité est irréprochable et
la saveur pénétrante ; et le Pouilly, dont la saveur est plus complexe. Les vins blancs moins
renommés de la même province, comme ceux
de Tonnerre, sont consacrés à imiter le Champagne mousseux, grâce à l'acide carbonique
dont on les charge.

Inutile de parler du vin de Champagne, que tout le monde connaît et que tous préfèrent. Blanc ou rosé, c'est moins son gaz et sa mousse qui importent que son identité et son origine. On fait aisément mousser les liqueurs les moins dignes d'être assimilées au vin de Champagne. Les meilleurs vins de cette espèce viennent d'Aï, de Sillery, d'Avise et d'Epernay. L'Aï rosé est peut-être encore plus recherché que le blanc. Plongé dans la glace ou frappé, comme on dit, le Champagne cesse de mousser avec pétulance, et il compose ainsi une boisson rafraîchissante et savoureuse. Le vin de Champagne mousseux inspire la gaîté, ou du moins il est, dans les festins, l'ordinaire occasion de ses manifestations. Il n'est pas moins avéré que les gens les plus tristes de la terre et les plus indifférents dans le commerce de la vie, sont ceux qui font un fréquent usage du vin de Champagne. On avait déjà remarqué que ceux qui arrosent de Champagne leurs premiers mets, deviennent sombres et maussades quand viennent les joies du dessert. Quant à ce petit vin affaibli, qu'on appelle tisane de Champagne, c'est une boisson qui apaise agréablement la soif, sans nuisibles conséquences pour la sérénité de l'âme.

Le meilleur vin blanc, après le Champagne mousseux, est bien certainement le vin de l'Ermitage. La limpidité en est parfaite, la vinosité puissante, et le bouquet d'une distinction incomparable. C'est un vin généreux, aux

doses les plus modérées. Sur la rive opposée du
Rhône, sur sa droite, sont deux autres vins
blancs très-renommés, le Condrieu et le Saint-
Perray. Dans le midi, sont les vins muscats, en
tête desquels il faut placer celui de Rivesaltes,
et ceux de Lunel et de Frontignan, d'autant
plus recherchés qu'on s'éloigne davantage de
Montpellier, ville voisine des lieux où on les
récolte. Il en est de même du Lacryma-Christi,
précieux liquide, beaucoup plus apprécié en
France qu'au voisinage du Vésuve, d'où il
est originaire. Il n'y a que les très-grands vins,
de ceux de la Bourgogne et de Bordeaux, qui,
comme les très-grands hommes, soient appré-
ciés dans leur pays.

Le Sauterne et le Bergerac sont deux autres
vins blancs assez délicats, mais peut-être un
peu capiteux. Le Chablis, dans ses allures plus
bourgeoises, est préféré pour l'usage journalier, par beaucoup de gens raisonnables, et
l'estomac se trouve bien de cette préférence.
A Bordeaux, on a le vin de Grave; le petit vin
d'Arbois, dans le Jura, et le modeste Vouvray,
non loin de Tours, tout près des lieux où Bé-
ranger émigra avec tant d'ennuis. Le vin blanc
de l'Anjou est très-capiteux et enivrant.

Des soins qu'exige le vin. Enfin, indépendamment du cru et du climat, le vin diffère
encore selon la culture et l'exposition, selon
l'engrais qui, presque toujours inopportuné-
ment, sert à modifier et à fertiliser le sol, comme
aussi en raison de la chaleur de l'été, de la

beauté du ciel et de la saison ; mais il diffère
surtout, quant à la saveur et à la force, selon
qu'il est de première ou de deuxième cuvée. Disons, en outre, que la plupart des vins gagnent
à vieillir : tout vin qui a moins d'une année est
peu salubre. Si, à une première année de fu-
taille, il joint une autre année de bouteille, alors
il commence à devenir sain et bienfaisant. Mais,
si l'on veut que la cave lui profite, il faut que
celle-ci soit vraiment souterraine, à l'abri des
intempéries et du bruit, bien voûtée, et à parois
inébranlables, afin que le vin, stratifié dans des
cases immobiles, puisse y reposer dans une paix
profonde. On doit, à cause de cela, tâcher d'em-
piler les vins, principalement ceux de la Bourgogne, plus amis d'un repos parfait, loin de la
rue, loin des portes cochères et des remises, si
l'on veut lui laisser acquérir toutes les qualités
que comporte son espèce et que doit accroître sa
vétusté.

Des propriétés du vin. En résumé, le vin est
la plus salubre des boissons, mais surtout s'il
est d'une heureuse année, s'il provient d'un
raisin mûr, s'il est d'un bon cru, s'il a vieilli,
s'il n'a été ni altéré ni mélangé.

A conditions égales, le vin rouge est plus
tonique et d'un effet plus durable. Le vin blanc,
plus excitant, est plus insinuant et plus apéritif : à doses pareilles, ce dernier est plus indigeste, plus à charge à l'estomac. Le plus généreux, le plus bienfaisant est le vin de Bourgogne, si on le tempère à propos et qu'on sache

en modérer la dose, en la proportionnant aux facultés de l'estomac et aux besoins du corps. Le vin de Bordeaux, plus léger, est aussi plus froid, si froid même, quelque pénétrant et délicat qu'en soit le bouquet, que les gourmets ont été induits à le chauffer artificiellement avant de le boire, afin de le rendre ainsi plus digestible et plus savoureux.

Les autres vins, à l'exception du vin de Champagne gazeux (lui si favorable aux épanchements et à la joie), ne sont recherchés qu'en l'absence des autres. Les vins du Rhône, du Languedoc et du Roussillon excitent trop le genre nerveux, et les vins sucrés sont onéreux à l'estomac et nuisibles à l'appétit, sans compter qu'un grand nombre sont artificiels.

Quant aux vins rares, quelle qu'en soit la patrie, tous les Chypre et les Syracuse, tous les Tokai, les Mada, les Lacryma-Christi, les Zahnacker, les Constance, les Pakaret, les Madère, les Alicante, les Oporto, qui ressemblent à nos vins beaucoup moins qu'à des alcools ou à des liqueurs, ne valent pas un flacon de Romanée ou de Laffitte.

Du râpé et de la piquette. En beaucoup de provinces, et en particulier dans les environs de Paris et dans la Brie, où le bon raisin se vend au marché, les paysans ne font usage dans leur maison que d'une boisson de plus en plus faible à mesure qu'on s'éloigne des vendanges. Après la récolte, quelques maigres grappes, du marc épuisé, et des râpes dégarnies, sont mises dans des tonneaux qu'on remplit d'eau : cette boisson porte le nom de *râpé*. Ensuite, quand le tonneau baisse, on le remplit de nouveau avec de l'eau claire. Cette boisson, faible et un peu austère, un peu acidule, a pour principal avantage de calmer la soif, mieux peut-être que le vin véritable. Dans d'autres provinces, où tout le raisin est employé à faire du vin, les vignerons composent à leur usage une piquette avec le marc déjà très-appauvri par une ou plusieurs pressions.

Du cidre.

Le cidre est une boisson qu'on obtient assez simplement du suc des pommes, et voici par quel procédé.

Fabrication du cidre. Après que les pommes ont été cueillies et qu'on les a suffisamment laissé mûrir en tas, on les pile, on les écrase dans des auges circulaires, au moyen d'une roue tournante dont la circonférence saillante tombe perpendiculairement sur elles. Presque toujours auge et meule sont en grès, et c'est un cheval qui fait tourner cette dernière. Dès que les pommes sont bien écrasées, on les transporte, pilées par pilées, elles et le suc qui en sort, sur un large madrier assez comparable au tablier d'un pont-levis, au centre duquel on les entasse carrément au moyen d'une forme qui sert en même temps de mesure. Par-dessus ce premier étage de pommes réduites en pulpe, on distribue artistement un lit mince de cette paille lisse et mondée dont on couvre les toits, et que les Normands nomment *gleuil*. On empile ainsi, les unes sur les autres, quinze à dix-huit pilées, formant autant de lits stratifiés de pommes écrasées et de cette paille apprêtée qui prévient des éboulements; on ne s'arrête ordinairement que quand le marc entier est devenu à peu près cubique, c'est-à-dire égal dans les trois dimensions. Et c'est alors qu'après avoir couvert ce marc d'une large table qui le dépasse sur tous les sens, on laisse porter sur le tout un énorme arbre à pressoir que fait mouvoir une vis d'Archimède. Tout le suc des pommes, au moyen de cette pression, se trouve extrait du marc : il est reçu dans un cuvier qu'on nomme bellon. De là, le cidre doux est transvasé dans des tonneaux de douze à quinze cents litres; c'est là qu'on le laisse fermenter tranquillement.

A cette première époque, où le cidre a toute la douceur d'un sirop, on a coutume de s'en servir pour confectionner des compotes, du sucre de pommes, une espèce de raisiné, etc. Si alors on le met en bouteilles et à la cave, il conserve une saveur agréable et piquante, et fait sauter le bouchon, comme l'eau de Seltz lorsqu'on a coupé les cordes qui la refrénaient.

Quant au cidre dont on remplit des tonneaux, il ne se clarifie jamais entièrement de lui-même. Cependant on le clarifie bien rarement par artifice, et c'est un tort : la couleur en deviendrait plus engageante, et l'usage en serait plus sain.

Du cidre selon les crus. Le cidre est, jusqu'à un certain point, comme le vin : il diffère selon les crus, selon la nature du sol et l'exposition. Celui que produisent les fonds gras a ordinairement moins de saveur et moins d'esprit que celui qu'on récolte sur du perray, ou sol à cailloux. Le cidre des collines vaut mieux que celui des vallées. L'espèce de pommes a aussi beaucoup d'influence sur les qualités du cidre : les pommes amères et celles dont la chair est sèche produisent de meilleur cidre que les pommes douces ou acides. Les meilleures de toutes les pommes, en ce qui regarde le cidre, sont celles d'améret, de moulin à vent, de marion-fray, etc.

Il est des cidres gras et prompts à s'aigrir ; il en est qui se *tuent*, c'est-à-dire que le contact de l'air fait noircir. Il en est qui sont quasi sans couleur. Ces derniers, on peut les colorer, soit avec du caramel, soit même, plus économiquement, avec du suc de merises noires.

Du cidre factice. Les Parisiens connaissent peu le vrai cidre. Le breuvage malsain qu'ils composent sous ce nom avec des pommes et différents fruits desséchés, n'en est qu'un très-indigne simulacre. Le véritable cidre de la Normandie ou de la Picardie se transporte difficilement loin des lieux où on le récolte. Il se décompose et s'altère par le mouvement, alors même qu'on prend soin, ce qui est indispensable, de le faire voyager avant toute fermentation [1], et dès qu'il vient d'être extrait. Il n'y a qu'un moyen, simple à la vérité, de le transférer au loin sans altération : c'est de le renfermer dans des barriques qui ont précédemment contenu de l'huile d'olives.

Du petit cidre. Quant à ce marc de premier degré que nous avons laissé sous l'arbre du pressoir, on peut encore en tirer bon parti. Après avoir isolé de la paille intercalée, le parenchyme pressuré du fruit, on le soumet de nouveau à la puissante pression de la meule tournante. On ajoute de l'eau ordinairement à cette seconde opération, analogue, en tout le reste, à la première, et l'on obtient pour résultat final du petit cidre, piquette encore attrayante, que les profanes trouvent ordinairement plus agréable que le maître-cidre de première cuvée. Ce dernier est le seul qu'on exporte pour l'usage des aubergistes et des citadins qui se chargent de son baptême.

D'où vient que le cidre a dégénéré. Il est digne d'observation que le cidre d'autrefois valait mieux que celui d'aujourd'hui, et en voici la raison positive. Les meules et les auges étaient autrefois en bois, tandis qu'à présent elles sont en grès ou en pierre, et cela même altère les produits. La meule de bois produisait une pression moindre, qui n'allait pas jusqu'à écraser les pepins, et cela même donnait lieu à une li-

[1] Quand le cidre fermente, on dit qu'il est *paré*, probablement parce que, dans ce moment, il pétille et se couronne de mousse. Il en est de même du poiré.

queur plus agréable, moins styptique. D'un autre côté, les moyens dynamiques étaient moins
puissants; ils n'avaient pas atteint le degré de
perfection qu'on leur voit aujourd'hui; en sorte
que le fruit ne se trouvait point pressuré et desséché comme il l'est maintenant, et la boisson
en était plus sapide. C'est ainsi que le progrès
des sciences et des arts ne multiplie souvent les
produits et n'accélère le travail qu'en préjudiciant aux qualités de la matière travaillée.

Emploi des résidus. Au reste, tout fait ressource dans la fabrication du cidre. Le marc encore frais peut servir à nourrir quelques animaux de ferme, ou bien à engraisser des terres
argileuses et froides. Une fois desséché, au contraire, une fois découpé, ce mélange de paille et
de parenchyme végétal donne un des plus
agréables combustibles qu'on puisse citer, un
des plus inflammables et des plus parfumés.
Quant à la lie, on peut la distiller et en obtenir
de l'eau-de-vie médiocre. Le cidre lui-même,
quand il est pur, contient environ dix pour cent
d'alcool dans les bons crus.

Du poiré.

De ses caractères distinctifs. Le poiré est le
cidre de poires, fruits en général plus juteux
que les pommes. Le poiré se prépare comme le
cidre, et presque toujours on le fait sans eau et
d'une seule cuvée. Il est plus prompt à parer ou
à fermenter que le cidre, et c'est ordinairement

à l'époque où la fermentation commence, qu'on l'emploie comme boisson. Le poiré est tout aussi piquant, aussi capiteux et plus enivrant que beaucoup de vins blancs fermentés. Souvent même on le mêle par fraude au vin blanc, et quelquefois on l'y substitue. Une fois paré, on cesse de le boire isolé : on le distille, ou, comme on dit, on le fait bouillir pour en extraire l'alcool. Fréquemment aussi on le mêle frauduleusement avec le cidre, afin de rendre celui-ci plus capiteux, plus fort ; mais on le rend en même temps plus malsain, et beaucoup plus enivrant.

Le poiré est une boisson plus agréable et plus alcoolique que le cidre, principalement dans sa nouveauté et quand il commence à pétiller, à fermenter. A ce point, c'est une boisson assez savoureuse, surtout quand il a été mis en bouteilles.

Propriétés du poiré. Le poiré est apéritif et excitant : dans beaucoup de cas d'oppression, il rend la respiration plus facile ; il convient aux asthmatiques. En petite quantité, l'estomac le digère plus aisément que le cidre : si l'on outre la dose, il enivre ou peut rendre malade. Le cidre est un breuvage moins agréable et moins piquant, mais plus salubre. Doux, et non encore fermenté, il devient purgatif et peut troubler les fonctions, tant la digestion en est lourde et laborieuse ; mais il est plus nourrissant, plus tonique que le poiré. Il faut éviter de le boire sans eau, et le couper comme le vin rouge. Les compatriotes du cidre ont ordinairement des dents mauvaises, et sont plus exposés au bégayement et au grasseyement que les peuples des contrées à vignobles : sont-ce des effets de cette boisson ? Le cidre paraît disposer à l'embonpoint; le poiré en préserverait plutôt.

Circonstances qui le détériorent. Le grand inconvénient de ces boissons est de tourner à l'aigre, quand les grands tonneaux où on les dépose sont depuis quelque temps en vidange. Une couche d'huile d'olives répandue à la surface de ces liqueurs, les garantit du contact de l'air, et en retarde l'altération acéteuse. Mais une fois aigris, il faut bien se garder d'y remédier par une addition de craie ou de litharge, matières beaucoup plus redoutables que l'aigreur même. Nous en devons dire autant du vin qui se détériore et passe à l'aigre.

De la bière.

La bière est une boisson qui résulte de la fermentation d'une semence de céréale quelconque, de l'orge le plus fréquemment, au moins dans nos contrées. Cette boisson est rendue amère, tonique et un peu odorante, au moyen du houblon qui concourt à sa confection.

Préparation de la bière. Sans entrer dans les détails minutieux de fabrication que ne comporte point la nature de cet ouvrage, nous devons dire que la préparation de la bière a plusieurs temps, et qu'elle se compose de différentes manipulations. Voici les principales :

1°. On fait macérer de l'orge dans de l'eau pendant deux jours, après quoi on répand cette semence, par couches d'une certaine épaisseur, sur un plancher qui doit être assez uni pour permettre de la retourner et de la remuer plusieurs fois par jour. Cette première opération, qui a pour but de faire germer l'orge, dure ordinairement de cinq à six jours.

2°. Dès que l'orge a commencé de germer, on se hâte d'entraver l'évolution des germes en exposant la semence dans une étuve que l'on ne chauffe d'abord que modérément, mais dont on élève peu à peu la température jusqu'à 60 degrés centigrades. Par l'effet de cette chaleur, les germes se brisent aisément et se séparent de l'orge, lequel dès lors prend le nom de *malt*.

3°. Ainsi torréfiée et mondée de ses germes, ce qui la rend moins nourrissante et moins gélatineuse, l'orge est moulue grossièrement ou plutôt concassée dans un moulin destiné à cet usage : en ce dernier état elle porte le nom de *drèche*.

4°. Sur la drèche on verse de l'eau presque bouillante; on délaye cette drèche, en la brassant et l'agitant; on la laisse infuser plusieurs heures, ce qui permet à l'eau d'en extraire tous les principes solubles. A cet effet, on renouvelle l'eau chaude jusqu'à ce que la drèche soit entièrement épuisée.

5°. Ce sont ces différentes eaux qui, plus ou moins rapprochées ou concentrées, constituent la bière. La force de celle-ci diffère selon le degré

9

de concentration de tous ces liquides qui se sont saturés des principes de l'orge macérée, germée, torréfiée, concassée, puis lavée par infusion.

6°. Pendant une dernière ébullition des eaux de drèche, on ajoute une faible quantité de sommités de houblon femelle.

7°. On fait dès lors refroidir ce *moût* (car tel est le nom de la liqueur après cette dernière opération) ; et, quand la température n'en est plus que de 18 à 20 degrés centigrades, on y ajoute de la levure qu'on y délaye avec soin. Si on la maintenait quelque temps à une température plus élevée, elle courrait risque de s'aigrir.

8°. Vient ensuite la fermentation. La liqueur, pendant une dizaine de jours, paraît agitée, et elle se couvre d'écume. Quand tout est terminé, on entonne la bière dans des barils, puis on la colle, comme le vin, avec des blancs d'œufs, et on la met en bouteilles pour l'usage.

Propriétés de la bière. Telle est la préparation de la bière, boisson mousseuse, roussâtre, quelquefois un peu acidule, toujours rafraîchissante, ordinairement amère. Elle renferme, à l'état latent, presque autant d'alcool que le cidre. Elle occasionne fréquemment des gonflements et même des coliques ; et il ne convient d'en faire usage que dans les temps chauds de l'année, et dans le seul but de calmer la soif, ce en quoi elle excelle. Elle réussit beaucoup moins comme boisson ordinaire au moment du repas, que lorsque la digestion est accomplie et l'estomac affranchi de tout fardeau et de tout travail digestif. Nour-

rissante à un degré assez marqué, elle calme
l'appétit, et serait nuisible à la digestion des repas qui suivraient de trop près son emploi.
Néanmoins elle remplace le vin et le cidre en
beaucoup de contrées où l'on ne récolte ni l'une
ni l'autre de ces boissons. Quant à l'excitation
qu'elle cause, la bière tient le milieu entre les
boissons, l'eau comprise.

Variétés de bières. Les espèces de bières
sont assez nombreuses. Nous avons en France
la bière forte, qui est rouge, qui mousse beaucoup, qui est nourrissante, et qui peut enivrer
ou rendre malade. Plusieurs infirmités paraissent dues à son usage, ou du moins aggravées
par l'abus qu'on en fait. Nous avons la petite
bière, peu amère et peu nourrissante, peu
mousseuse et peu alcoolique, pour la confection
de laquelle on fait à peine concentrer le moût ;
et la bière blanche, pour laquelle le malt n'est
que faiblement torréfié, et pour qui l'on n'emploie
que très-peu de houblon. Le porter résulte, au
contraire, d'une torréfaction prolongée, outre
qu'on laisse infuser dans la liqueur de la coriandre, du genièvre et divers autres aromates.
L'ale des Anglais est une espèce de bière blanche de Louvain, dans laquelle on fait entrer peu
de houblon, mais le plus possible d'alcool : on
y en ajoute même fréquemment.

Le quass, ou bière de Russie, se fait avec du
seigle. Cette boisson ne serait pas toujours sans
danger pour les peuples de nos contrées. Les
Arabes furent, croit-on, les premiers qui com-

posèrent, sous le nom d'arrack, une boisson comme vineuse avec du riz fermenté.

Boissons analogues à la bière.

Dans les contrées peu favorisées, on compose diverses boissons, espèces de bières, qui suppléent à l'absence du vin.

C'est ainsi qu'avec la farine de maïs fermentée on fabrique le pito dans quelques-unes de nos provinces ; le chica au Chili, et le poso, dit-on, à Campêche.—Les Polonais et les Saxons font, avec le miel fermenté, une espèce d'hydromel vineux qu'ils nomment melth ; ils y ajoutent aussi divers aromates, entre autres du girofle, de la muscade, ainsi que le conseille l'austérité du climat ; et alors c'est ce qu'on appelle le méthéglin.

Sous le nom de koumis, les Tartares fabriquent une sorte de bière ou de vin avec du lait de jument.

Les peuples des Antilles et ceux de la Nouvelle-Hollande font du vin de coco ; et l'on fabrique même en France plusieurs espèces de mauvais vins avec les fruits du cassis, avec le suc de merises, avec des prunes, et même avec les fruits du cormier. Les Strasbourgeois font un vin de pêches qui a ses prôneurs et ses partisans.

FALSIFICATION DES BOISSONS.

Il faut remarquer, avec une certaine appréhension, qu'à présent où les sciences ne ces-

sent de faire des progrès, on est journellement
exposé à toutes sortes de falsifications dangereuses. C'est ainsi qu'on est venu à faire du
cidre sans pommes, avec divers mauvais fruits
desséchés; du vin sans raisin, avec du bois de
teinture et avec de l'alcool qui lui-même est
d'origine suspecte; et enfin de la bière sans
orge et sans houblon, avec du sirop de fécule
et avec de l'absinthe ou du gayac.

BOISSONS AROMATIQUES.

Les principales boissons aromatiques sont le
café et le thé, deux infusions de luxe qui imposent à l'Europe une dépense annuelle de plus de
300,000,000 de francs, outre qu'elles induisent
à l'intempérance en obviant à plusieurs des
maux que l'intempérance occasionne.

Du café.

Le café est une semence dure et comme cor-
née, convexe d'un côté comme des élytres de
scarabées, et sillonnée sur celle de ses faces qui
est plane ou concave. Ces graines viennent deux
par deux : une espèce de parchemin les enveloppe, et parchemin et graines sont renfermés
dans un fruit rougeâtre comme un bigarreau.
Tel est l'abri protecteur et nourricier de ce
double noyau. Le terme générique de fève, que
quelques écrivains appliquent au café, ne saurait donc lui convenir.

Patrie du café. Le café provient d'un arbrisseau à fleur odorante comme le jasmin d'Espagne, arbrisseau qui ne prospère que dans les climats chauds, et qui paraît originaire de l'Arabie. C'est du moins en Arabie qu'on le découvrit primitivement, et c'est encore de là, après bientôt deux siècles de comparaisons et d'expérience, que nous vient le meilleur café, celui de Moka, nom d'une ville qu'a rendue célèbre le café qu'elle récolte et dont elle commerce.

Cette précieuse graine était depuis longtemps connue et prisée dans l'Orient, notamment à Constantinople, lorsque les Européens d'Occident en entendirent parler pour la première fois. On ne commença même à prendre du café en France qu'au temps de Louis XIV, vers 1669, trois ans après la première institution de l'Académie des sciences, au sein de laquelle on disserta originairement sur cette production nouvelle. Ce fut, dit-on, un diplomate ottoman, Soliman-Aga, accrédité près la cour de Versailles, qui le premier fit connaître et goûter l'infusion de café à quelques Français d'élite conviés à ses festins. De la cour cette nouveauté parvint à la ville, qui la mit promptement à la mode. Cette mode n'a point passé, quoi qu'ait pu prédire avec humeur madame de Sévigné, dont l'épigramme contre Racine et contre Andromaque est devenue un éloge pour le café.

Comment il se répandit. Cependant, le Hollandais Van-Horn, vers 1690, se procura quelques caféiers dans la province de l'Yémen, sur les bords de la mer Rouge, aux environs de Moka, où ces arbustes deviennent naturellement cinq à six fois plus grands que dans nos serres d'Europe. Il les transporta très-soigneusement à Batavia, et ils y prospérèrent au delà de ses espérances. De Java, le même Hollandais en envoya comme essai, vingt ans plus tard, en 1710, un jeune pied à Amsterdam même, ville capitale de la mère patrie. On l'y abrita, on l'y cultiva en serre chaude, et on le vit bientôt fleurir et se multiplier. Peu de temps après, un des rejetons de ce premier caféier européen fut envoyé en présent à Louis XIV, et Boërhaave en reçut un autre pour le jardin de Leyde. Celui du roi fructifia au jardin des Plantes de Paris, où Fagon l'étudia, et ce fut alors qu'on eut l'heureuse idée de naturaliser cet arbuste dans les colonies françaises.

On l'introduisit d'abord à la Martinique. Trois jeunes caféiers, nés de celui qu'avait donné la Hollande, furent destinés à cette colonie; mais deux périrent en route. Le troisième arbuste ne dut sa conservation qu'à l'attention méritoire qu'eut le capitaine Duclieux, assure Richard, de partager avec la jeune plante sa ration journalière d'eau douce. Le caféier fut également transporté, mais plus tard, à la Guyane, puis à l'île de France et à l'île Bourbon, qui portait encore le nom de Mascareigne. A partir de cette époque, les colonies se partagèrent entre la culture du caféier et celle de la canne à sucre, et le sucre lui-même acquit une nouvelle importance par cette graine odorante et amère, à laquelle il devait désormais s'associer.

Ainsi, le café des colonies d'Afrique, comme celui des Antilles, a pour commune origine le café de l'Yémen ou de Moka, qui est resté le premier de tous. Il ne s'est définitivement naturalisé dans ces lointaines contrées, qu'après avoir passé par Java, par les serres d'Amsterdam et du jardin des Plantes de Paris; qu'après avoir deux ou trois fois traversé les mers. Peut-être ces circonstances ne sont-elles pas étrangères à l'espèce de dégénération que beaucoup de cafés paraissent avoir éprouvée. Voici quelles sont les principales espèces de café :

Principales espèces de café. **1°** Celui de Moka, dont le grain est petit et arrondi. Il doit cette forme, et peut-être en partie ses qualités transcendantes, à ce qu'une des deux graines jumelles avorte, en sorte que chaque cerise pulpeuse ne sert en réalité qu'au développement d'une seule graine. C'est le café le plus cher, le plus recherché, le plus suave, celui dont l'arome est le plus délicieux ; mais il est moins tonique que celui de la Martinique, et donne lieu à une infusion moins colorée.

2°. Le café de Bourbon, qui comprend aussi celui de l'île de France ou Maurice, a le grain jaunâtre et de moyenne grosseur. L'arome en est comparable à celui du café Moka : le malheur est que ce café se récolte sur nos terres, et cela même en atténue les vertus.

3°. Le café de la Guyane ou de Caïenne, très-estimé mais peu répandu, diffère peu de celui de Bourbon.

4°. Le café de la Martinique, qui est verdâtre, plus large, plus astringent et plus amer que les précédents et dont la pellicule est d'un gris argenté. On a coutume de le mélanger au Bourbon, qui est plus odorant et plus délicat, mais moins tonique et moins substantiel. Le café Martinique exige une torréfaction plus prolongée.

5°. Les cafés des autres Antilles sont fort inférieurs aux précédents : le Saint-Domingue, un des moins prisés, est fort allongé et il se termine en pointe ; la pellicule en est rougeâtre et la saveur acide.

La chimie a trouvé dans le café de nombreux principes : un acide, une huile essentielle très-odorante, un alcali nommé caféine, du tanin, de la fécule, etc. Mais le café n'a d'arome qu'après avoir été grillé ou torréfié, encore cette opération demande-t-elle une grande habitude et beaucoup de mesure : l'excès de cuisson détruit toutes les propriétés du café, hormis l'amertume. Le café convenablement grillé prend une couleur chocolat uniforme. Quand on ne le torréfie que jusqu'au jaune doré, il est peut-être plus délicat, mais fort difficile à moudre, et encore plus difficile à pénétrer : alors il ne cède à l'eau que très-imparfaitement ses principes. Le café trop brûlé est presque aussi inodore et aussi inerte que le café cru. Disons cependant que quelques personnes le croient fébrifuge dans ce dernier état.

Manière de préparer le café. Quand une fois le café est convenablement torréfié, on a coutume de le moudre dans un moulin à manivelle. Mais quelques amateurs ont prétendu qu'il était préférable de le piler dans un mortier de marbre à la manière des amandes, parce que, dit-on, l'huile essentielle est rendue ainsi plus manifeste et que l'extraction en est plus facile. Cette dernière méthode est celle des Turcs, nos anciens dans la connaissance et l'usage du café. M. Brillat-Savarin a essayé comparativement de ces deux procédés, et il déclare, avec cette gravité équivoque qui lui sied si bien, « que le café qui résultait de la poudre pilée était évidemment supérieur à *celui provenu* de la poudre moulue. »

Peu importe de quelle manière on prépare le café, pourvu qu'on évite de le faire bouillir. On emploiera si l'on veut l'eau froide, tiède ou bouillante; l'essentiel est qu'il soit infusé, lentement et à plusieurs reprises si l'eau est froide ou peu chaude; et dans un clin d'œil, si l'eau est bouillante. Quelle qu'en soit la température, l'eau dissout ou tient suspendus tous les principes intéressants et suaves du café, s'il n'est que médiocrement pulvérisé.

Le choix du procédé et des ustensiles est à peu près indifférent; que la cafetière ait deux compartiments ou qu'elle n'en ait qu'un; qu'elle soit de Dubelloy, de Morize, de Lemare, ou de Gilbert et à siphon ascensionnel; que le filtre perforé soit double ou simple, en argent, en étain, en terre de Sarguemines ou en porcelaine, peu importe, le café n'en sera pas moins bon, s'il est de bonne espèce, grillé à point, pilé ou moulu suffisamment comme sans excès, employé à la dose convenable et préparé par infusion dans des vases sans odeur et sans rouille.

L'ébullition du café dans l'eau rendrait la liqueur trop échauffante et lui ferait perdre son arome; les ustensiles de fer ou de fer-blanc mal étamés joindraient de l'encre et quelque chose d'acerbe à une liqueur qui doit être savoureuse jusqu'à la suavité.

Le siphon de Gilbert, tout en cristal, est un ustensile de luxe, dans lequel l'eau passe d'un vase inférieur, où une lampe à esprit-de-vin la fait entrer en ébullition, dans un vase supérieur contenant du café en poudre, que la vapeur d'eau pénètre, pour retomber soudain dans son premier réservoir, sous la forme d'une rosée noirâtre et embaumée. Cette cafetière curieuse et savante serait digne d'être préférée, si elle n'exposait pas à beaucoup d'accidents, que la plus grande adresse ne réussit pas toujours à conjurer. Le jeu d'ailleurs en est lent, et cela conduit à de sérieuses dissertations au moment le plus gai du repas. Ce serait un trouble-fête.

Propriétés du café. Qui ne connaît les propriétés du café? Il excite l'esprit en ceux qui en ont, il provoque la loquacité et la verve éloquente en ceux qui ont le don de l'éloquence, il soutient pour quelques instants l'énergie cor-

porelle ou morale, et porte son influence sur le
courage même et sur l'enthousiasme. Le café
n'accélère point la digestion, mais il la rend plus
entière et plus fructueuse, outre qu'il affranchit
l'esprit et l'humeur de la pénible influence d'une
digestion laborieuse ou somnolente. Il assérène
l'esprit, il dissipe les premiers nuages de l'intempérance et les dernières ombres du sommeil.
Sans exciter la gaîté comme les spiritueux, il
communique aux organes cette énergique aptitude et ce bien-être intime qui font que l'âme
tient tête aux préoccupations et même aux chagrins, et qu'elle se délivre ou se garantit, par
une sagacité plus pénétrante, de tous les pré-
textes de tristesse. Il maîtrise jusqu'à l'ennui,
il stimule la pensée, et porte remède même
aux peines profondes en prêtant une sorte de
réalité aux plus vagues motifs de consolation ou
d'espérance. La découverte du café a très-certainement agrandi le champ de l'illusion.

Mais si tels sont les avantages du café, il a
aussi des inconvénients et même des dangers.
S'il rend les travaux de l'esprit plus faciles, s'il
ravive l'imagination et la mémoire, s'il stimule
les nerfs et les rend plus serviables et plus sensibles, c'est presque toujours au détriment du
sommeil. Et comme l'intelligence ne peut longtemps prospérer sans un sommeil prolongé et
tranquille, la stimulation du jour entraîne souvent l'inertie du lendemain. Ensuite, le café
excite les rêves, il fait palpiter le cœur et peut
élever la chaleur vitale jusqu'à un degré presque

fébrile. Dira-t-on que l'habitude apporte remède à ces maux ? mais, par compensation, elle met fin aux bienfaits eux-mêmes. Il n'y a qu'un moyen de conserver au café l'heureuse influence qu'il exerce sur l'imagination, sur l'attention et la mémoire, c'est de ne point se familiariser avec son usage et ses effets. Il finirait par occasionner de la faiblesse, soit en ôtant l'appétit, soit en troublant le sommeil et en rendant le cours du sang trop rapide pour que ce fluide vital continue de déposer en chacun de nos organes son limon nourricier. Le café a pour effet d'amaigrir, de dessécher la peau et de la brunir. C'est ainsi qu'il porte si fréquemment atteinte à la fraîcheur et à la beauté même.

Il faut d'ailleurs remarquer qu'il n'a d'effets pleins et durables qu'en ceux qui digèrent bien et qui font bonne chère. Son influence est passagère et comme fugitive en ceux qui font maigre, qui digèrent mal ou qui s'abstiennent. En pareille rencontre *le café passe vite;* et telle est la seule acception où le mot de madame de Sévigné ait un sens vrai. Le café est toujours nuisible quand il va jusqu'aux palpitations, jusqu'aux soupirs, aux maux de tête et à l'insomnie.

Le café accroît toutes les douleurs, hormis quelques douleurs nerveuses et quelques migraines. Il excite quelquefois des bruissements d'oreilles, quelquefois des crampes, des fourmillements prurigineux ou des battements musculaires insolites. Les meilleurs effets, il les produit à jeun, après le sommeil.

On a coutume de l'adoucir en le mêlant au
lait ou à la crème; on en affaiblit l'effet stimulant en le prenant froid ou tiède. Quelques
personnes le préfèrent à la glace, principalement en été. Les spiritueux qu'on y mêle ne
servent ordinairement qu'à en masquer l'arome,
qu'à en gâter la saveur; et d'ailleurs ils en dé-
truisent l'heureuse influence ou l'exagèrent.

Des personnes qui doivent s'en abstenir. Le
café ne peut convenir ni aux enfants, dont il
entraverait la crue; ni aux jeunes personnes
dont il compromettrait la fraîcheur et même la
santé; ni aux personnes qui souffrent de la poitrine, il les exposerait à des crachements de
sang; ni à ceux qui ont des palpitations ou qui
craignent les anévrismes du cœur, il aggrave-
rait souvent leur état; ni à ceux qui tremblent
ou qui ont lieu d'appréhender l'apoplexie; ni
aux personnes enclines à l'insomnie, ou qui
redoutent le retour d'une hémorragie quelconque. Le café a occasionné bien des coups de
sang, des paralysies, des surdités, bien des
maux de nerfs et des gastrites. Plus il excite la
vie, plus il en accourcit la durée. On aura beau
chercher, on trouvera peu de centenaires parmi
ceux qui ont abusé du café : c'est un fait avéré
que Voltaire a combattu de ses railleries, mais
que son exemple n'a pu démentir. Organisé
comme il l'était, doué d'une complexion et d'un
caractère où les douleurs et les durables chagrins avaient si peu de prise, il aurait pu, sans
ses excès de café, devenir centenaire comme

Fontenelle, au lieu de s'éteindre sans maladie et seulement énervé à l'âge de 84 ans, comme M. de Talleyrand, qui fut plus éprouvé que lui par les vicissitudes des temps et l'orageux souci des révolutions.

Comment on en découvrit les vertus. On prétend que les vertus du café, comme celles du quinquina, furent dévoilées par le hasard. Des Arabes, gardeurs de chèvres, avaient remarqué que ceux de ces animaux qui broutaient les caféiers devenaient plus vifs et plus indociles. Sur ce renseignement, un mollah du pays, derviche plein de zèle, contrarié de voir le sommeil interrompre ses prières du soir, voulut essayer si le café réussirait à prolonger ses pieuses veilles ; une découverte récompensa sa ferveur.... Si Alexandre eût connu l'usage du café, ses effets, il n'aurait pas eu besoin de tenir, au-dessus d'un bassin plein d'eau, une boule dont la chute, au moment de l'assoupissement, avait pour but de le rappeler à l'étude et de le maintenir éveillé. Preuve certaine qu'Aristote et les anciens ne connaissaient point le café.

Par quelles substances on a cherché à remplacer le café. On a cherché parmi les productions indigènes des substances qui pussent, jusqu'à un certain point, remplacer le café. C'est un soin dont le gouvernement français lui-même se préoccupa, vers le commencement de ce siècle, à l'époque où fut décrété le blocus continental. Le café acquit alors un prix élevé, il devint rare comme le sucre ; et pendant qu'on

cherchait à substituer la betterave à la canne,
on fit de la racine de chicorée une espèce de café
national. Si cette racine torréfiée n'avait pas le
suave arome du café, elle en avait du moins l'a-
mertume et quelques-uns des effets. Il s'en ven-
dit à cette époque des quantités si considérables,
qu'on cite des marchands de chicorée qui sont
devenus millionnaires ; et, quelle qu'en fût l'origine, ces fortunes-là ne conservèrent rien d'a-
mer. Encore aujourd'hui, sans doute par fidélité
à d'anciennes habitudes et à l'empire, on voit
des personnes dans l'aisance qui s'attristeraient
à l'idée de prendre du café pur sans chicorée.

D'autres substances ont été vantées comme
pouvant tenir lieu du café : de ce nombre sont
la racine de scorsonnère, les glands de chêne
mondés de leurs capsules, les châtaignes gril-
lées, l'avoine torréfiée, et même les graines
de soleils. On avait proposé pour le même objet
les placentas d'artichauts, substances qui, en
effet, et à l'inverse de la laitue et des pommes
de terre, retardent, tourmentent et accourcissent le sommeil.

Du thé.

De la première introduction du thé en Europe.
Le thé, connu en Chine de temps immémorial,
fut introduit en Europe par les Portugais, et les
Anglais en firent usage dès 1666, trois années
avant que les Français connussent les vertus du
café.

Ces deux nouvelles substances ne s'introduisirent pas sans occasionner de vives dissensions entre les médecins, en raison surtout de leurs effets sur la circulation du sang, dont la découverte datait à peine d'un demi-siècle. On en exagéra les inconvénients, principalement ceux du thé, dont les riches seuls se permirent l'usage, tant le prix en était élevé. On exagéra surtout son âcreté, qui est bien réelle dans de certaines mesures, mais dont le dépouillent en grande partie les préparations que les Chinois lui font subir. On ne pose les feuilles du thé sur des plaques métalliques qui les dessèchent, qu'après les avoir immergées dans de l'eau pure et bouillante ; on a, de plus, le soin de n'en faire usage qu'au bout d'une année de repos et de maturité, sans compter la durée du voyage, qu'abrègera maintenant l'emploi de la vapeur.

Ses espèces. Les espèces de thé, bien que nombreuses, peuvent se réduire à deux principales : le thé vert plus ou moins roulé, et le thé noir plus ou moins odorant. Plus le thé vert paraît desséché et arrondi, et plus il a de propriétés, plus il excite l'estomac et le cœur, plus il agit sur les nerfs et sur les muscles, qu'il agite et fait trembler. Le thé poudre à canon est celui qui produit le plus fréquemment ce dernier effet, dont on se préserve en en modérant la dose.

Un des meilleurs thés noirs est le Pecko à pointes blanches ; il est aromatique presque à l'égal du thé vert, et les deux variétés s'emploient mêlées l'une à l'autre. Ce mélange donne lieu à une infusion délicieuse, dont on peut diminuer l'effet excitant en le mitigeant d'un nuage de crème.

Vertus du thé. Longtemps, en France, on n'employa le thé que pour aider l'action de l'estomac, que pour prévenir une indigestion ou en maîtriser les suites. On en fit un remède avant d'en faire un intermède de luxe pour la distraction; l'intempérance et le caprice.

Un Normand de médiocre condition, qui voyait préparer du thé pour l'abbé Huet, célèbre évêque d'Avranches, disait ingénument aux gens de l'évêché : « Votre maître a donc toujours des indigestions ! ce cher monsieur n'a qu'un estomac d'enfant, et il mange comme s'il était pourvu d'un gésier de pintade. »

Le fait est que le thé est le breuvage de prédilection des intempérants, de la majorité des Anglais, des gens de lettres de toute nation, des personnes sédentaires et des gastronomes, qui tous écoutent plus volontiers les désirs de sensualité et les saillies de la gourmandise, que les suggestions d'une prudente sobriété. Jadis, quant aux Français, l'usage du thé n'était connu que des nobles, des moines et des nones; mais aujourd'hui, l'usage s'en généralise de plus en plus. Toutefois, la consommation de la France est encore loin d'être comparable à celle de l'Angleterre.

Le thé est une boisson apéritive et saine, qui favorise la transpiration de la peau et du poumon, comme l'abondante sécrétion des glandes. Il stimule même tellement les reins, qu'il a été

permis de croire que ce breuvage de luxe n'était
pas toujours étranger à la production de la gravelle et des calculs. Le thé ne fait pas digérer,
à proprement parler; il serait plus vrai de dire
qu'il précipite les derniers actes digestifs. Il vide
l'estomac ; il en évacue presque soudain, par on
ne sait quel pouvoir stimulant, les derniers aliments qui s'y trouvaient renfermés. Si le repas
est récent, il rend nulle l'action propre de l'estomac et anéantit le premier temps de la digestion. Le repas qui l'a précédé demeure alors
comme non-avenu pour la nutrition des organes.
Il exerce sur les intestins une action à peu près
semblable. Aussi l'usage du thé est-il peu favorable à l'embonpoint : il l'empêche d'augmenter,
et quelquefois il le fait cesser. Il convient donc
particulièrement aux personnes qui, vivant
bien ou observant mal la tempérance, redoutent
l'obésité et la réplétion. Il est deux classes de
personnes qui ne sauraient trop s'en abstenir :
ce sont celles qui font maigre chère ou qui exagèrent la sobriété, et celles qui sont chétives et
nerveuses. On ne saurait dire à quel point le thé
agace les nerfs, combien il rend les muscles vi-
bratiles et les membres tremblotants. Son effet
est tel sous ce rapport, qu'il est des individus
qui ne peuvent plus écrire lisiblement dès qu'ils
ont pris du thé, même du thé blanchi. Il rend
plus vives la plupart des douleurs, excepté la
migraine.

Des propriétés nourrissantes du thé. Cependant le thé ne creuse point comme le café. On

prétend même qu'il nourrit, et l'analyse chimique a complaisamment prêté son aide à cette prétention singulière des marchands de thé. Le fait est que le thé contient une certaine quantité d'azote, ainsi que l'a expérimenté M. Pelligot. Il renferme plusieurs autres principes, et entre autres de l'acide gallique et beaucoup de tanin ; et voilà même ce qui doit dissuader d'en préparer l'infusion dans des vases de fer, où il donnerait occasion à une sorte d'encre.

En résumé, le thé convient dans les saisons humides et les contrées brumeuses, parce qu'il favorise la transpiration ; il convient à ceux qui, gardant le repos et l'inaction, s'alimentent plus que ne le comporte l'oisiveté ; à ceux qui redoutent les progrès de l'embonpoint, à ceux en qui la digestion se termine péniblement, aux hypocondriaques en particulier, aux grands mangeurs de bifteck, à ceux qui noient leurs mets à force de les humecter ; mais il ne faut jamais recourir au thé moins de trois heures après l'accomplissement du dernier repas.

En quoi le thé diffère du café. Le café diffère du thé en ce qu'il ferme le pylore et tend à prolonger la digestion, tandis que le thé ouvre le pylore, vide l'estomac et le rend au repos. Le café, quant aux abus, produirait surtout des palpitations, des coups de sang et l'insomnie ; et le thé, principalement des tremblements et la paralysie. Tous deux ils amaigrissent, ils tiennent tous deux l'esprit éveillé ; mais les excès de café ont de plus prochains dangers pour la santé, à cause du sommeil, que le café trouble, interrompt et supprime.

On ne croirait peut-être pas qu'il se dépense annuellement en Europe pour plus de 200 millions de francs de thé, sans même compter les accessoires; cependant rien n'est plus vrai. Il se consomme, année commune, en Europe, plus de 25 millions de kilos de thé, dont l'Angleterre à elle seule absorbe plus de la moitié. Voilà ce qui l'intéressait plus qu'aucune autre nation à mettre le pied en Chine.

Des substances qu'on a quelquefois substituées au thé. Parmi les substances qu'on peut essayer de substituer au thé, et qui s'administrent comme lui par infusion, il faut compter les fleurs et les bractées de tilleul, les feuilles d'oranger, la camomille, qui de plus est tonique, et, comme on dit, stomachique; il faut encore citer l'arnica, qui ne peut être pris qu'à de très-petites doses, parce qu'il entête et occasionne une espèce d'ivresse et des vertiges; enfin la sauge officinale et la petite sauge. Mais ces diverses plantes ressemblent au thé à peu près comme le pain de munition ressemble à du biscuit.

Du thé du Paraguay. Il est une substance qui a avec le thé une grande similitude, c'est l'herbe du Paraguay, qu'on nomme aussi thé du Paraguay, thé maté ou de Curitiba; c'est la feuille lancéolée et dentelée d'un arbre que les botanistes rangent parmi les houx. Il se fait un si grand débit de cette plante, diversement décrite par Feuillée, d'Azzara et A. Saint-Hilaire, que la république de Buénos-Ayres, dans le but de la naturaliser sur son territoire, dépêcha le docteur Bonpland vers le Paraguay (en 1823), afin qu'il en rapportât le thé maté de la véritable espèce. A ce voyage, dont nul n'avait prévu le danger, et qui n'avait pour objet qu'une simple plante, la France perdit un de ses plus savants citoyens, M. de Humboldt, un aide précieux, et Bonpland lui-même la liberté. Le docteur Francia, pour mieux conserver le monopole de son thé et les secrets de son gouvernement et de sa puissance despotique, garda pour prisonnier l'ambassadeur de Buénos-Ayres, et il lui confia la direction de ses cultures. Heureusement le thé maté croît au Brésil, et nommément à Curitiba, comme au Paraguay ; seulement la préparation en est un peu différente.

Inconvénients des infusions chaudes. On doit se défier des infusions chaudes ; elles engendrent presque toujours de la faiblesse, et comme un état de langueur. Les femmes surtout, par de pareils abus, s'exposent à plus d'une infirmité, sans même parler de cette disposition nerveuse et irritable qui simule la plupart des maladies, et qui, bien que sans danger pour l'existence même, l'empoisonne par de vagues inquiétudes et de continuelles souffrances. Rien ne compromet l'énergie naturelle de l'estomac et la régularité des fonctions digestives à l'égal des boissons chaudes. Il en est ainsi des meilleures choses, du moment qu'on les prend par caprice et qu'on en abuse.

LIQUEURS ALCOOLIQUES OU SPIRITUEUSES.

L'alcool, et l'eau-de-vie, qui n'est qu'un alcool affaibli, s'obtient par la distillation des boissons fermentées dont nous avons parlé. Cet alcool ne se rencontre que dans des liquides qui ont fermenté, en raison du principe sucré et du ferment qu'ils contenaient. Plus subtil et plus vaporisable que les autres éléments auxquels il était associé, l'alcool est le premier de tous qui se dégage par la distillation. Au degré de chaleur qui suffit pour le réduire en vapeur, les autres principes restent fixes. L'eau cependant fait jusqu'à un certain point exception ; il s'en joint toujours une certaine quantité, quoi qu'on fasse, à l'alcool qu'on distille, surtout dans la première épreuve ; et ce n'est que par des distillations ou des réductions réitérées qu'on donne à l'alcool le degré de force et de pureté dont il est susceptible, tant l'élément spiritueux et l'élément aqueux ont d'affinité l'un pour l'autre.

Des eaux-de-vie ou esprits.

Dans l'eau-de-vie qui marque 18 à 22 degrés à l'aéromètre ou pèse-liqueur, l'eau et l'alcool se trouvent mêlés ensemble presque à parties égales ; il s'y joint l'odeur ou l'arome de la boisson même d'où on l'a extraite. Les différentes eaux-de-vie sont conséquemment reconnaissables à leur bouquet. A leur sortie de l'alambic, la limpidité en est parfaite ; mais toutes jaunis-

sent à la longue, par leur séjour dans des tonneaux formés d'un bois résineux; et c'est afin
d'imiter ce caractère de vétusté, qui d'ailleurs
plaît à l'œil, qu'on a l'habitude de colorer tous
ces spiritueux avec du caramel. Quelquefois
l'eau-de-vie récente conserve une acidité âcre
qu'il est facile de neutraliser par l'intervention
d'un alcali quelconque. L'essentiel est de ne pas
outre-passer la dose nécessaire de cet alcali.

On connaît dans le commerce et selon les
peuples et les contrées, des eaux-de-vie d'espèces nombreuses, ayant des qualités et une
saveur peu comparables.

Eau-de-vie de vin. Il y a l'eau-de-vie de vin,
qui est sans contredit la meilleure, la moins insalubre, principalement quand elle a été fabri-
quée à Cognac, à Armagnac, à Aix en Provence
ou à Angoulême, et surtout quand elle date de
plusieurs années, cas dans lequel elle a perdu
toute son âcreté et son acidité originaire. Celle
de Montpellier et de l'Hérault, qu'on nomme
3/6 dans le commerce et rikiki dans le pays
même, est plus malsaine et moins agréable.

Eau-de-vie de cidre. Il y a l'eau-de-vie de
cidre, dont l'odeur répugne à ceux qui n'en ont
pas l'habitude; l'eau-de-vie de poiré, qui est
plus forte et moins âcre, et l'eau-de-vie de lie,
qui est détestable. Ces eaux-de-vie se consom-
ment en grande partie dans le pays même où on
les fabrique. Le cidre est une boisson flasque et
peu excitante, qui incite à l'usage et même à
l'abus des boissons spiritueuses : les sociétés de

tempérance ne compteront jamais beaucoup de partisans et de souscripteurs dans les contrées où l'on récolte le cidre.

Eau-de-vie de grains. L'eau-de-vie de grains est si peu agréable, que les Anglais en masquent l'arome avec des baies de genièvre. C'est là ce qu'ils nomment *gin*, une des liqueurs les plus funestes qu'on puisse citer : elle fait trembler et peut rendre imbécile ou fou.

Eau-de-vie de merises, ou kirsch. L'eau-de-vie de merises noires (fruits et noyaux), qu'on appelle kirsch, a une odeur assez agréable d'acide hydrocyanique ou prussique. Le kirsch est ordinairement plus fort que l'eau-de-vie, et il reste toujours limpide. L'estomac le supporte bien; mais c'est un breuvage qui amaigrit quiconque en abuse, et qui trouble le sommeil et quelquefois l'esprit.

Eau-de-vie de sucre, ou rhum. Il y a aussi l'eau-de-vie de sucre, ou rhum, qui est une liqueur tonique; l'eau-de-vie de cassonade, ou tafia; l'eau-de-vie de riz, ou rack; l'eau-de-vie de palmier, celle de pommes de terre, celle de lait, etc.

Ces divers spiritueux, tantôt on les prend purs, et tantôt on les joint à du sucre, à de l'eau, à des fruits, ou à des aromates et à différents sucs naturels, pour en composer des liqueurs et des ratafias savoureux.

Des liqueurs sucrées. Les différentes liqueurs, quelle qu'en soit l'espèce, du moment qu'elles sont édulcorées et que le sucre y prédomine,

10

ressemblent autant à des sirops qu'à de l'alcool,
et réussissent mieux à flatter le palais qu'à se-
courir l'estomac et à stimuler le travail digestif.
Elles ont toutefois une action plus expresse sur
les individus qui ne boivent par habitude que
de l'eau ou du vin très-mouillé, qu'en ceux qui
sont moins sobres ; et elles agissent plus sensiblement à jeun qu'après les repas. L'eau-de-vie
pure et le kirsch leur sont préférables dans ce
dernier cas. Et ici, comme au reste dans tout ce
chapitre traitant des boissons, nous entendons
toujours parler des hommes uniquement.

Les femmes, en effet, si l'on excepte quelques vins délicats et sans conséquence, le vin
de Champagne mousseux blanc ou rosé, les
vins muscats de Lunel, de Frontignan ou de
Grenache, la blanquette de Limoux, quelques
vins cuits d'Espagne ou dont Montpellier tient fabrique, enfin les vins savoureux de Chypre, du
Vésuve, du Cap, de Syracuse et de Madère; les
femmes, je le répète, s'abstiennent judicieuse-
ment des vins purs et de toute boisson alcoolique : elles s'en tiennent prudemment à l'eau
rougie et aux liqueurs sucrées. Si l'on voit parfois quelques-unes d'entre elles déroger à cette
sobriété, à cette sage abstention, ce n'est presque jamais sans repentir, et sans préjudicier à
leur caractère, à leur considération et à leur
bonheur.

Tout le monde a pu voir à Paris et à Londres,
il y a quinze à vingt ans, une caricature qui
représentait une princesse allemande sur le re-

tour, recevant à sa table un vieux général fatigué de victoires et souffrant d'une gastrite.
Tandis que l'illustre soldat s'en tenait à l'eau à
peine rougie, l'auguste princesse, le prêchant
d'exemple, dégustait successivement le Xérès et
le Porto, le Richebourg et le Côte-Rôtie, le Ségur
et le Tokai, le Rivesalte et l'Alicante, le Marasquin et l'eau d'Andaye. Ce malicieux dessin
avait pour suffisant commentaire les enlumi-
nures de la grande dame, le modeste étonnement du général, le silencieux scandale des convives, et les chuchotements honteux des valets.

Les plus salubres des liqueurs de table sont
celle de coings, qui est digestive et stomachique, celles de noyaux, d'écorces d'oranges
amères et de curaçao d'Hollande, qui sont toniques. Le rosolio et le marasquin des îles ne
sont qu'agréables, et peut-être sont-ils trop
excitants. L'anisette et le vespetro sont ce
qu'on nommait autrefois des carminatifs, ce qui
veut dire qu'ils chassent les vents. Disons, pour
terminer, que celles de ces liqueurs dans la
composition desquelles intervient la vanille,
agissent trop énergiquement sur les nerfs et sur
les sens pour n'avoir jamais d'inconvénients, et
que l'absinthe, quelquefois nuisible en raison de
la vive couleur verte qu'on lui communique artificiellement, causerait d'ailleurs des gastrites
si on la prenait pure. Le wermouth de Hongrie,
qui dans quelques festins sert d'escorte au vin
de Tokai, son compatriote, est une liqueur
d'absinthe beaucoup moins forte et plus bienfai-

sante que celle de France. Quant à l'eau-de-vie
de Dantzig, dans laquelle on plonge éparses
des paillettes d'or, cet or n'est pas toûjours tellement purgé de parcelles cuivreuses, qu'il ne
puisse causer des accidents.

Du punch de soirée. L'excès des alcooliques
n'est presque jamais le fait des femmes. Même
le simple usage serait un vice en elles : elles y
perdraient leurs plus attrayantes qualités. Cependant il y a exception pour le punch, liqueur
alcoolique qu'aromatise le citron et dont le thé
fait la base. Le punch qu'on sert dans les soirées dansantes est en général assez faible pour
que les femmes puissent en goûter, alors du
moins que l'exercice prolongé de la danse a déjà
déterminé de la fatigue et de la transpiration.
Mais ce punch de femmes ne doit jamais être ni
fort ni très-chaud. Il est toujours aisé d'en graduer la force, aujourd'hui principalement qu'on
fabrique un sirop de punch, qui n'a besoin que
d'être mêlé dans telles proportions qu'on sou-
haite à une infusion de thé et à du citron.

Des effets des spiritueux. Les spiritueux, ainsi
que nous l'avons déjà fait entendre, ont l'inconvénient d'occasionner trop d'excitation dans un
temps donné. Ils disposent à la maigreur, aux
tremblements et à la paralysie : ils peuvent
même conduire, lorsqu'on en fait excès, à l'a-
brutissement, à des attaques d'épilepsie, à une
imbécillité irrémédiable, qui n'est en quelque
sorte qu'une ivresse chronique. Prises dès le matin, avant tout aliment, de pareilles boissons

ôtent l'appétit, et elles ont fréquemment causé des gastrites et des squirres du pylore.

Il est quelques circonstances où l'usage des alcooliques, eaux-de-vie, kirsch et liqueurs, est non-seulement tolérable, mais utile : je veux parler des occurrences où la chaleur est extrême et où le corps est en grande transpiration. Aucun breuvage ne rafraîchit mieux la peau et ne reboit plus utilement la sueur, que de l'eau aiguisée d'eau-de-vie de Cognac ou de rhum. Les spiritueux réussissent aussi à ceux qui font de grands exercices et qui éprouvent de vraies fatigues, une sorte d'épuisement passager; mais c'est à la condition qu'une abondante nourriture en précède ou suit l'usage. Enfin les alcooliques conviennent également quand il s'agit d'accroître passagèrement les forces corporelles ou morales, l'énergie musculaire ou le courage, soit pour affronter un danger ou une maligne influence, un air malsain, une contagion; soit pour livrer un assaut ou vaincre une résistance, surmonter un obstacle. Ce genre de stimulant sied bien aux manouvriers, aux soldats et aux voyageurs. Il n'y a que l'habitude et les excès qu'il en faille craindre : l'usage en est propice, et l'abus est funeste.

Mais l'usage même en est dangereux en ceux qui, sédentaires, n'ont besoin ni de remonter leurs forces ni de remédier à des fatigues. C'est surtout chez les oisifs aisés que les alcooliques ont des effets terribles sur l'esprit et le caractère, aussi bien que sur l'organisation. On les

a vus dans ces circonstances abrutir lès plus
heureuses natures, inspirer le goût de l'isolement, des habitudes de taciturnité, et jeter
dans l'hypocondrie et le mépris de l'existence
des individus nés avec les plus heureux dons.
Il n'est pas d'inclination plus avilissante, ni de
vice plus honteux.

Des combustions prétendues spontanées. On
en a toutefois exagéré l'influence, ce qui doit
paraître impossible, et voici comment : on a
prétendu que l'abus des spiritueux a quelquefois
pour conséquence la combustion spontanée de
ceux qui s'abandonnent lâchement à de tels et
ignobles excès. Ce n'est pas qu'on n'explique très-
bien de telles catastrophes, à la réalité desquelles
nous refusons de croire. L'alcool est, en effet,
très-expansible : les personnes qui en font abus en
exhalent l'odeur par tous les pores. Il est aussi
très-inflammable. On a donc pensé que ces exhalaisons prenaient feu d'elles-mêmes, à l'approche d'un corps en ignition, et que c'était de
la sorte qu'avaient dû périr quelques ivrognes,
trouvés consumés près d'une table ou d'un
foyer. Mais nous pensons que ce sont là des
événements dont l'imprudence et l'ivresse auront dû être fréquemment la cause très-natu-
relle. Peut-être aussi en est-il quelques-uns
qu'aura concertés une cupidité criminelle, s'a-
britant habilement sous un préjugé populaire.

Les combustions spontanées ne sont, en effet,
qu'un préjugé.

De l'éther. Il est des femmes qui, trop sobres

et trop raisonnables pour se permettre aucune boisson spiritueuse de table, n'en transgressent pas moins les lois de la tempérance en s'administrant des doses extrêmes d'éther. Que cet éther soit pris pur, sur du sucre qui s'en imbibe, en potion, en liqueur d'Hoffmann (qui est une combinaison d'alcool et d'acide sulfurique), les personnes dont nous parlons semblent ignorer que ce principe si pénétrant est infiniment plus fort que toutes les liqueurs usuelles, et qu'il suffirait d'une faible dose pour donner la mort. L'éther, on ne saurait trop le répéter, a tous les mauvais effets de l'alcool, si faible qu'en soit la dose. Il n'excite un moment les sens, que pour causer ensuite de l'abattement, l'inertie de l'esprit, des tremblements, une sorte d'ivresse. Avec l'usage de l'éther on s'énerve, on réduit l'estomac à une déplorable incapacité, on se prépare des souffrances sans fin et sans excuse, précisément parce qu'elles n'ont pas de cause apparente. Enfin, on s'attire le renom de vaporeuse, et l'on est raillé de tous.

PRÉCEPTES GÉNÉRAUX

ET NOTIONS USUELLES

CONCERNANT LA DIGESTION.

Il faut attendre l'appétit, le satisfaire tant qu'il n'est point excessif, mais non le solliciter ni le prévenir. L'appétit est, en effet, le premier élément de toute bonne digestion.

Mais il est toujours prudent d'éviter la faim, en la prévenant, surtout dans l'enfance et dans la jeunesse, époques de la vie où les besoins de réparation sont plus grands, plus vivement sentis, et la digestion beaucoup plus prompte. La faim a l'inconvénient d'affaiblir les forces corporelles et d'induire à des excès. Afin de conserver l'énergie de l'estomac, il est essentiel de ne jamais le surcharger d'aliments, et voilà pourquoi il ne faut jamais attendre la faim, qui s'allierait mal avec la tempérance.

On peut manger toutes les cinq heures. Il est bien rare qu'au bout de ce temps la digestion du repas précédent ne soit pas faite; mais il faut que les repas soient plus rapprochés dans la jeunesse et surtout dans l'enfance, de même que chez les hommes faits qui s'adonnent à de grands travaux.

Les manouvriers, mais surtout les moissonneurs, font jusqu'à cinq repas par jour, comme les enfants. Le repas du soir et celui du matin doivent être les plus copieux; le premier, parce qu'il pourvoit aux forces pour toute la journée et qu'alors la chaleur est moins élevée, moins incommode; le second, parce qu'il précède le sommeil. Ceux qui éprouvent beaucoup de fatigues, et particulièrement si l'on est dans une contrée méridionale ou dans une saison ardente, prennent du repos et font sieste après le repas du midi. Telle est au moins l'habitude des peuples méridionaux et des moissonneurs dans nos climats tempérés.

Les repas doivent être plus nombreux et plus rapprochés quand on se nourrit d'aliments végétaux. Le régime maigre donne lieu à des digestions plus promptes et moins parfaites, moins profitables pour l'énergie vitale. Voilà pourquoi la faim poursuit le campagnard qui se nourrit de fruits et de racines, de pain et de légumes, tandis qu'elle délaisse le citadin dont la nourriture est principalement animale. L'oisiveté de ce dernier et la fatigue de l'autre ajoutent encore à cette différence. Au reste, il en est ainsi des animaux mêmes : le carnivore peut rester de longs jours sans aliments, tandis que le bœuf et le cheval mangent presque incessamment.

C'est un abus et une faute grave de la part des médecins, que d'astreindre un paysan malade, à qui les privations ont pu faire perdre la santé, à la même diète que l'habitant des villes, dont la maladie a fréquemment pour cause l'intempérance.

Les grandes fatigues et le règne journalier de la faim sont des causes fréquentes des maladies de l'estomac. Affaibli comme le reste du corps par un travail excessif, par des pertes continuelles et par l'abstinence, alors que le besoin de manger est le plus vivement ressenti, l'estomac est moins apte à supporter une grande quantité de nourriture. Il lui faut cependant digérer beaucoup de substances alimentaires juste au moment où il a le moins d'énergie.

C'est alors qu'il partage la faiblesse et l'abattement de tous les organes, qu'il doit travailler avec le plus d'efforts pour la communauté. Aussi ne doit-on pas s'étonner si ceux qui fatiguent le plus sont le plus exposés aux maladies de l'estomac et le plus enclins à sommeiller après le repas.

L'appétit a pour effet de solliciter la sécrétion de la salive et des sucs gastriques, outre qu'il est la preuve que l'estomac est maintenant libéré des aliments du repas précédent. Aussi l'appétit présage-t-il une bonne digestion, œuvre à laquelle il est lui-même participant. Les sucs gastriques, que l'appétit même fait abonder, doivent imbiber les aliments : telle est la condition essentielle de toute digestion excellente. Si l'on se mettait à table sans appétit et l'estomac encore chargé d'aliments antérieurs, on courrait le risque d'une indigestion ; on éprouverait au moins du malaise et de la pesanteur.

La régularité dans les heures des repas importe à la digestion, comme la digestion même importe à la santé.

Il faut savoir tenir tête à ces appétits factices et à ces désirs passagers qui se manifestent quelquefois d'un repas à l'autre : résister à ces tentations fugitives, et s'abstenir de tout aliment dans l'intervalle des repas, c'est raviver par d'utiles privations le contentement que la Providence attache à chaque repas nécessaire.

L'abstinence et le jeûne ont pour effet de diminuer les forces corporelles et la substance même des organes. Dodart, un des premiers médecins de Louis XV, pour avoir jeûné et fait maigre tout un carème, avait perdu, le samedi saint, 4 kilogr. 2 hectogr. de sa substance, à peu près la quinzième partie de son poids total. Il est vrai qu'ayant repris son train de vie habituel le jour de Pâques, il avait récupéré son poids normal dès le mardi de la Quasimodo, c'est-à-dire dix jours après la fin de son abstinence.

Les enfants et les jeunes gens sentent bien plus vivement de telles privations que les personnes adultes, et celles-ci beaucoup plus que les vieillards. Toutefois, le jeûne à généralement de grands effets, même dans un âge avancé : je connais une femme de soixante-treize ans que ses pieuses austérités ont rendue aveugle. Dans les grandes disettes, ce sont les enfants qui souffrent le plus et qui meurent les premiers. Il faut que cette règle soit bien universelle, puisque les poëtes même y ont conformé leurs fictions.

Le jeûne a des effets d'autant plus ressentis, qu'il se trouve ordinairement associé au régime maigre, durant lequel la faim se réveille avec tant de promptitude. C'est donc avec sagesse que les règles canoniques ont dispensé du jeûne quiconque n'a pas atteint vingt et un ans, de même que les voyageurs, les valétudinaires et les vieillards.

Tout malade qui a de la fièvre doit observer cette espèce d'abstinence que les médecins nomment diète. Sans doute il est des médecins qui rendent cette diète trop sévère, surtout quand il s'agit des jeunes gens ou de malheureux qui ont éprouvé de longues privations ; mais il vaut encore mieux s'y soumettre que de la transgresser sans compétence, principalement si ceux qui la subissent sont des citadins sensuels et des oisifs.

La privation totale des boissons peut conduire à la maigreur et préjudicier à la santé, bien qu'il en soit autrement en quelques animaux, à qui on retranche les liquides pour les engraisser. J'ai cité un académicien investigateur qui perdit 2 kilogr. 3/4 de sa substance pour être resté soixante jours sans prendre ni eau ni vin, le reste de son régime étant copieux et excellent. Six jours après l'expérience, il avait repris son poids primitif avec un demi-kilogr. d'excédant. Ainsi la suppression momentanée de toute boisson paraît disposer à l'embonpoint, du jour où ce retranchement rigoureux aura discontinué.

L'excès opposé, l'abus des boissons, ou jette dans une sorte de marasme comme les excès de café, ou occasionne un embonpoint de mauvais aloi comme les spiritueux.

Les boissons chaudes, quand on les prend à jeun, préjudicient à l'énergie corporelle, fatiguent et blasent l'estomac : elles font trembler, le thé principalement. Néanmoins Fr. Bacon voulait qu'on fît chauffer les boissons en toute saison. Ce conseil n'avait pas seulement pour objet de ménager la sensibilité intérieure, et de conserver les dents intactes, sans gerçures et sans douleurs; Bacon croyait prendre ainsi l'intérêt des digestions. Comme les boissons ont besoin d'être digérées aussi bien que les aliments solides, pourquoi, pensait-il, ne leur ferait-on pas subir, de même qu'à ceux-ci, des préparations préalables? Après les avoir un peu chauffées, on les mêlerait patiemment avec les sucs salivaires, on les imprègnerait d'air en les promenant dans la bouche, et l'on aurait soin de n'en prendre que de petites doses à la fois. Mais ces pratiques minutieuses pourraient tout au plus convenir à des valétudinaires et à des hypocondres, au moins pendant l'hiver. Car pour ce qui est de l'été, c'est à peine si les boissons froides réussissent à calmer la soif, outre que l'ardeur de la saison n'entrave déjà que trop les actes digestifs.

On ne voit pas plus de centenaires parmi ceux qui prennent avec excès des infusions chaudes, qu'on n'en voit parmi les ivrognes. De grandes quantités de boissons sont toujours digérées avec difficulté, surtout si on les prend à jeun. Il en résulte fréquemment des gargouillements et des espèces d'indigestions.

Les spiritueux, très-excitants dans le premier moment, induisent ensuite à la somnolence, à la pléthore; ils déterminent l'engorgement du cerveau et des membranes vasculeuses : ils portent préjudice à la santé, à la longévité, et même aux facultés de l'esprit. On a dit que nous

11

avions tué plus d'Américains avec l'eau-de-
vie d'Europe qu'avec notre poudre à canon. Le
célèbre docteur Hufeland, médecin du dernier
roi de Prusse, conjurait ceux qui ont la funeste
habitude des spiritueux de rétrécir chaque jour,
avec une goutte de cire figée, le verre consacré
à leurs libations. C'était dire tout à la fois combien de telles habitudes sont tenaces et combien elles sont pernicieuses.

Le café, en préjudiciant au calme des nuits
et au sommeil, détruit la fraîcheur et altère la
beauté, outre qu'il finit presque toujours par
dissiper l'embonpoint et par troubler la sérénité
du caractère.

Les spiritueux et le café, l'ail, le poivre, la
plupart des épices, c'est-à-dire les toniques et
les stimulants, conviennent infiniment mieux
dans les climats chauds que dans les tempérés,
et mieux en été qu'en hiver. Rien ne rafraîchit
la peau et ne tempère la transpiration comme
les excitants qui sont mis en contact avec l'estomac. L'eau-de-vie en particulier, lorsqu'elle
est mêlée à de l'eau sucrée ou miellée, tarit la
transpiration et désaltère beaucoup mieux qu'aucun autre breuvage.

Pris à jeun et sans mélange, l'eau-de-vie et
le rhum occasionnent des gastrites, et quelquefois des engorgements de l'estomac ou même
des squirres, affections chroniques dont l'origine est presque toujours inflammatoire et la fin
mortelle.

Le sel facilite et accélère la digestion; Spallanzani s'en est assuré sur lui-même. Le sucre, au contraire, lui est préjudiciable, au moins quand on le prend autrement que pour édulcorer l'eau ou les infusions excitantes qui sont servies après les repas. Le sucre en nature ôte l'appétit, et il tarit la source de la salive ; il dessèche la bouche et la rend pâteuse ; il désenchante de tous les mets qui seraient moins savoureux que lui : enfin il échauffe et constipe.

Nous différons tous par l'estomac autant que par les traits de la figure et par le caractère : impossible donc de préciser de quel genre d'aliments chacun de nous doit faire usage. Ce qui convient à l'un peut nuire à l'autre ou lui répugner. On doit consulter l'âge, le sexe, le climat, l'état de santé, les habitudes, il faut mettre à profit l'expérience personnelle. Chaque homme judicieux, après trente ans, doit être son propre conseiller à cet égard.

Il faut aussi consulter le goût et l'odorat ; ce sont là deux sentinelles intelligentes qui sont rarement en désaccord avec nos appétits et nos besoins. Ce qu'on mange avec plaisir convient presque toujours à l'estomac, et peut être digéré sans fatigue. L'aliment qui plaît est d'ailleurs plus exactement divisé, trituré, mieux savouré et plus amplement imbibé de salive, rendue alors plus abondante par la satisfaction même des sens. Les aliments bien divisés sont comme à demi digérés.

Les substances animales passent moins vite que les végétales de l'estomac dans les intestins ;

mais elles sont plus complétement altérées et mieux digérées : elles soutiennent les forces et nourrissent davantage. Il est, au contraire, des végétaux, comme la carotte, les épinards, l'oseille et la salade, qui passent, pour ainsi dire, sans lutte ni combat, et qui traversent le tube digestif sans rien perdre ni presque changer : ils nourrissent en conséquence, c'est-à-dire très-peu.

Il ne serait donc pas exact de dire que les substances animales sont plus promptement digérées que les végétales; car ce sont celles-ci qui sont les premières à traverser le pylore et à cheminer dans l'intestin. Mais on peut affirmer, quelle que soit l'apparence, que les chairs sont les premières bien digérées, et celles dont l'introduction calme le plus promptement la faim : la digestion de la viande a des effets plus prompts sur les forces et sur l'appétit que la digestion des végétaux, fruits, légumes ou racines.

Les muscles se digèrent mieux et plus complétement que la graisse et les tendons, ou autres tissus blancs; le lait et le pain, mieux que les mucilages ; la gélatine, mieux que l'albumine. Pour ce qui est des os, des pellicules de fruits ou de l'épiderme des graines, et même de l'épiderme quelconque, aucune de ces substances ne se digère. L'estomac des mammifères les restitue sans altération[1].

---

[1] Sur la plupart de ces questions, qu'ici nous ne pouvons qu'exposer sans les approfondir, on peut consulter l'ouvrage intitulé : *Principes de Physiologie comparée,*

L'homme ne peut se nourrir, en fait de chair, que de celle des herbivores ; la chair des carnassiers lui est antipathique et lui serait dangereuse. Il est également certain que l'homme civilisé ne saurait digérer la chair crue. Le cynique Diogène en a vainement fait l'essai ; il ne put remporter cette victoire sur lui-même, c'est-à-dire sur la nature.

Les aliments tirés du règne animal sont d'une digestion d'abord plus difficile et plus accablante que les aliments maigres ; ils occasionnent aussi un plus grand développement de chaleur, et surtout les chairs noires et faites. Les légumes, en conséquence, conviennent mieux dans les climats chauds et en été, ainsi que dans quelques affections lentes auxquelles la fièvre sert comme de cortége.

Les personnes faibles, les convalescents, les hommes qui travaillent de tête, se trouvent mieux de l'usage des viandes blanches et des légumes frais, tirent plus d'utilité du poisson, des fruits bien mûrs, des œufs et du lait, que de l'usage des viandes faites et résistantes. Il en est autrement de ceux qui voyagent ou qui travaillent péniblement : les plus grosses viandes, celles de bœuf et de porc, le pain le plus grossier et le moins cuit, les pommes de terre et les légumes farineux, tels sont les mets que la fatigue préfère.

liv. iv, chap. 7 et 9, par M. Isid. Bourdon ; un vol. in-8°. Paris, J.-B. Baillière.

Un régime frugal et lacté, favorable pour une constitution faible et souffrante, et pour un esprit appliqué auquel une digestion laborieuse ferait perdre de ses aptitudes, deviendrait insuffisante ou même nuisible en des corps jeunes et vigoureux, qui se livrent à de pénibles travaux et qui affrontent la fatigue. Un tel régime a pu convenir à des peuples nomades, pasteurs et fainéants; mais ils amolliraient pernicieusement des peuples agriculteurs ou industrieux.

L'extrême frugalité n'est bonne qu'à l'indolence et à l'oisiveté, qu'à la paresse qui s'endort sans fatigue, qu'à la beauté qui redoute les rides, ou à l'innocence qui appréhende le règne des passions. Elle détruirait à la longue l'énergie du corps et de l'esprit.

L'estomac de l'homme a peu de force; il est essentiel de n'y introduire que des aliments choisis avec soin et bien préparés, bien broyés et divisés, bien humectés, et d'une moyenne température : une cerise entière, un grain de raisin même non crevé, sortiraient du corps aussi intacts qu'ils y seraient entrés.

Quant à l'influence de la mastication sur l'acte digestif, voici par quelle expérience positive Spallanzani l'a vérifiée. Le curieux abbé avait introduit dans son estomac encore à jeun deux tubes remplis, l'un comme l'autre, par 45 grains (2 grammes 1/2) de chair de pigeon cuite, mais avec cette différence, que la chair de l'un de ces tubes avait été préalablement mâchée, et que celle de l'autre tube n'avait subi aucune di-

vision quelconque. Ces deux tubes, que Spallanzani avait avalés en même temps, furent rendus
naturellement au bout de dix-neuf heures ; et
voilà quelle était la différence de leur contenu.
La viande mâchée, de 45 grains, se trouvait
réduite à 4 , tandis que l'autre tube renfermait
encore 18 grains, c'est-à-dire les deux cinquiè-
mes de la chair dont on l'avait rempli.

L'homme des champs et l'ouvrier doivent
manger plus que le citadin oisif ou sédentaire ;
premièrement, parce qu'ils fatiguent davantage,
secondement, parce que leurs aliments sont
plus grossiers, moins condensés, moins nutritifs. L'ouvrier a l'appétit ouvert de grand matin,
l'estomac robuste, la digestion facile et prompte,
et le palais peu délicat : il ne doit point travailler
à jeun. Il faut qu'il s'alimente non-seulement
pour des pertes déjà liquidées et ressenties, mais
encore par provision, pour la fatigue à venir :
ce qui ruine ses forces et sa santé, c'est que,
fréquemment, son premier repas se compose de
mauvaises boissons qui l'énervent après l'avoir
excité. Le rentier, au contraire, doit plutôt
rester en deçà de son appétit que de l'outre-
passer : la sobriété doit être sa règle invariable.

L'homme du monde n'a besoin que d'une
quantité de nourriture ordinairement fort inférieure à celle dont la seule sensualité lui fait contracter l'habitude. Le Vénitien Cornaro a pu
vivre sans maladie depuis quarante jusqu'à cent
ans , et après une jeunesse trop longue et mal
ordonnée , en ne prenant chaque jour que

367 grammes d'aliments solides, humectés de 398 grammes de liquides. Mais ce régime rigoureux serait insuffisant pour ceux qui travaillent, marchent ou fatiguent beaucoup. Il faut toujours proportionner la quantité des aliments et des boissons excitantes à l'exercice du corps et à la fatigue des membres, à la vigueur native, de même qu'aux habitudes déjà contractées.

Les hommes à imagination vive ont un appétit quelquefois dévorant, une digestion d'une rapidité incomparable; ils engloutissent des quantités énormes d'aliments. Il en est ainsi parfois des fous et des idiots. Outre que le bon sens et la sagesse enseignent la tempérance, rien ne distrait de la faim, après le sommeil qui en suspend le sentiment et l'abolit, comme l'exercice assidu de la pensée.

Il faut prendre garde de confondre avec l'aiguillon du besoin les saillies d'une dangereuse sensualité. Cependant il faut à l'homme plus d'aliments que n'en exigent les strictes dépenses de la vie; il a besoin d'un surcroît d'excitants qui communiquent au jeu des organes une plus grande activité, et ce superflu de nourriture est lui-même nécessaire à la plénitude de l'existence.

Mieux vaut manger un peu pour la gourmandise que de ne pas satisfaire à des besoins réels, surtout s'il s'agit de personnes dont le travail use les forces, ou d'enfants dont la croissance n'est pas encore terminée.

L'homme est fait pour user à la fois de toutes

sortes d'aliments. Celui qui se trouverait tout
à coup réduit à ne vivre que de viandes ou qu'uniquement de végétaux, verrait bientôt ses forces
disparaître ou sa santé dépérir et son intelligence décroître ; toutefois on se passerait plus
longtemps de viandes que de substances végétales.

Les aliments végétaux sont ceux qui excitent
le plus à boire : les viandes suscitent beaucoup
moins de soif.

Nous avons dit que les personnes adonnées à
l'usage presque exclusif des viandes supportent
mieux l'abstinence que les autres. Nous devons
ajouter que ces individus-là sont ordinairement
plus maigres, plus vivement colorés, plus robustes : il en est à peu près de même pour les
animaux.

L'obscurité et l'humidité, quand elles s'u-
nissent à un repos parfait, diminuent les effets
de l'abstinence. C'est dans de telles circonstances
qu'on a vu des hommes jeunes et forts rester
couchés et jeûner quinze à dix-sept jours sans
mourir. Levés et exposés au grand jour, dans
une atmosphère sèche, il n'auraient pas vécu
plus de cinq à six jours sans aliments ni boissons.

Destinés à nous nourrir de toutes sortes
d'aliments, c'est une nécessité pour chacun de
nous d'en diversifier incessamment l'espèce.
Une nourriture trop uniforme finirait par compromettre notre existence : l'estomac deviendrait
bientôt indifférent au contact de mets chaque

11.

jour trop identiques. C'est une règle qui ne souffre d'exception que pour le pain, l'eau et les boissons fermentées, ces éléments essentiels et journaliers de l'alimentation des Européens.

La diversité n'est donc de précepte que pour ceux des mets qui supposent une condition de luxe ou de superfluité.

Il est de précepte de retenir soigneusement au lit les malades qu'on soumet à une diète sévère; leur permettre de se lever, c'est implicitement les autoriser à manger. Ils peuvent manger au lit, mais l'idée d'exercice exclut l'idée du jeûne.

L'estomac est en quelque sorte comme l'esprit : l'uniformité le fatigue et le rend inerte, en tout ce qui serait étranger à l'ordinaire conduite de la vie.

La viande provenant d'animaux atteints du charbon, de la pustule maligne, etc., a quelquefois occasionné de graves accidents parmi ceux qui s'en étaient nourris. D'un pareil aliment il est fréquemment résulté des épidémies, la gangrène, l'anthrax, la pustule, etc. Le célèbre Espagnol Torreno a tout récemment succombé à Paris à un anthrax qui n'avait pas une autre cause.

Le pain dans lequel on fait entrer l'ivraie ou des grains *ergotés* peut engendrer la gangrène sèche, des fièvres graves, le scorbut, etc. La présence de l'ergot devient manifeste par les taches violettes du pain. Ces taches sont de même visibles dans la pâte levée.

L'eau qui dissout mal le savon et ne cuit

qu'imparfaitement les légumes secs, est une eau insalubre; c'est le fait des eaux séléniteuses ou saturées de sels quelconques. Les eaux provenant de neiges ou de glaces fondues, sont également malsaines : elles pourraient engendrer des maladies scrofuleuses ou scorbutiques.

Certaines infirmités qui laissent voir l'intérieur même des entrailles, ont permis d'observer que les aliments les plus digestibles pour l'espèce humaine sont : la chair de veau, d'agneau et de volaille, les œufs de poule frais et à moitié cuits, le lait de vache et d'ânesse, plusieurs poissons cuits à l'eau et simplement assaisonnés : à l'huile, frit ou avec d'autres apprêts plus compliqués, le poisson se digère déjà moins bien. Parmi les végétaux, voici ceux qui pèsent le moins : les épinards, le céleri cuit, surtout la racine compacte; les jeunes pousses d'asperges, les bourgeons de houblon, les placentas d'artichauts cuits, la pulpe cuite et sucrée des fruits à pepins et à noyau; les semences farineuses et la fécule des céréales, du blé, du riz, etc.; le pain, le lendemain de sa cuisson, surtout le pain salé, et particulièrement le pain blanc; les navets tendres, les salsifis, le sucre, la gomme arabique, et les pommes de terre. Des aliments d'une digestion beaucoup moins facile sont les suivants : la chair de porc et de sanglier, les œufs durs et différemment préparés, les diverses salades crues, le radis noir, la carotte, le chou, les figues, les olives, les noix et amandes, le pain chaud, le pain mal cuit, la pâtisserie, les truffes et les champignons, la partie tendineuse des viandes, les assaisonnements à l'huile et au vinaigre, les fritures froides, et en général les aliments froids.

Au nombre des choses qui facilitent la digestion, on doit citer : le sel, le sucre, le vin, quelques épices, le fromage fait ; quelques substances amères, en particulier la rhubarbe et le cachou, quand on les prend avant le repas, de même que les pastilles alcalines de d'Arcet, quand on les prend après avoir mangé. On s'expose, au contraire, à troubler la digestion, soit en buvant une grande quantité d'eau après le repas, soit en prenant alors des breuvages ou composés acides, des tisanes, des mixtures huileuses, une infusion de kina ou de douce-amère, du kermès ou de l'émétique, quelque exiguë qu'en soit la dose. La position assise, la contention de l'esprit et les affections tristes, peuvent également troubler la digestion ou en ralentir l'achèvement.

Parmi les aliments et les boissons dont l'homme fait usage, il en est qui réparent promptement les forces (les viandes rôties et le vin) ; d'autres qui disposent à l'assoupissement, au sommeil (les légumes farineux, les pommes de terre, la laitue cuite) ; d'autres qui stimulent l'esprit, qui excitent à penser (les coquillages, certains poissons, les truffes et quelques spiritueux à très-petites doses, le thé, le café et même le chocolat), et d'autres qui fatiguent l'estomac sans profit pour le corps ni excitation pour l'intelligence (les légumes herbacés, les salades, et les vins malsains).

Tel stimulant qui hâterait la digestion dans un homme affaibli, la rend souvent laborieuse quand l'estomac est déjà malade ou trop excité.

Lorsqu'on prescrit des remèdes à un malade, quand on permet des aliments et des boissons à un convalescent, il faut avoir égard aux heures où la personne avait coutume de prendre ses repas. En pareil cas, l'habitude est une puissance dont il faut toujours invoquer l'auxiliaire.

En général, on doit proportionner les aliments à l'âge, au travail, aux émotions, au climat, etc. Il faut toujours, autant que possible, approprier les recettes aux dépenses.

Il faut moins de repas et plus d'excitants à mesure que l'âge arrive et que les vifs désirs s'en vont.

Comme le froid a une grande influence sur l'énergie de l'estomac et l'activité des digestions, en conséquence on consomme moins d'aliments solides en été qu'en hiver. Dans la chaude saison l'appétit a peu de vivacité, quoique les déperditions soient nombreuses. Une température élevée et les transpirations qu'occasionne une telle température, apaisent ou masquent les besoins les plus réels, à la manière d'un accès de fièvre et de l'état de sommeil. Alors la rapidité du sang subvient à la pénurie de ses éléments : c'est une espèce d'illusion dont les organes sont dupes tant qu'ils n'éprouvent que de médiocres besoins.

Tous les genres d'exercice, le travail des membres et la fatigue, ainsi que les émotions

fugitives, ne se bornent pas à exciter l'appétit :
ils accélèrent et facilitent la digestion même, et
multiplient l'emploi de ses produits.

C'est avoir trop mangé, être affaibli ou
malade, qu'éprouver après les repas des fris-
sons, de la somnolence ou du malaise. La contention de l'esprit est inopportune et quelquefois
funeste après les repas, principalement après
le repas de midi.

Il faut préférer les mets simples aux mets
complexes, afin d'éviter plus certainement tout
abus, et de n'accorder que le moins possible à
la sensualité et aux caprices.

Lorsqu'il y a surabondance de sang ou pléthore, il vaut mieux diminuer la source du
sang au moyen de l'abstinence, que d'en éva-
cuer l'excédant par des saignées. L'effet sera
de la sorte plus graduel et plus durable, et
partant plus salutaire; il sera même d'autant plus
efficace, qu'il aura été moins soudainement
senti.

Nous avons déjà dit quels sont les aliments
les plus digestibles et les plus indigestes. Nous
venons de répéter qu'il est essentiel d'en assortir la nature, ainsi que la quantité et la préparation, aux différentes circonstances de la vie.
En ce qui concerne les tempéraments, les
végétaux frais et herbacés et les viandes médiocrement faites conviennent aux personnes sanguines; aux bilieux les acides et les fruits mûrs;
les viandes noires aux lymphatiques; aux nerveux les viandes blanches et les toniques légers.

L'intempérance, qu'on essaye en vain de réhabiliter sous le nom de gastronomie, entraîne à sa suite l'obésité, la gastrite, l'insomnie, quelquefois des coups de sang, la perte ou l'inertie de l'entendement. Si l'on pouvait oublier que la gourmandise est un vice, et que la religion la range parmi les fautes dignes de repentir, ses effets seuls devraient convaincre qu'il la faut prendre en défiance et résister à ses séductions.

L'ivrognerie, de son côté, expose à l'hydropisie de poitrine, à l'oppression, aux anévrismes du cœur, à une sorte d'imbécillité compliquée de tremblements, ainsi qu'à la paralysie des membres, sans parler des inconvenances déplorables dont elle est l'occasion. Toutefois, le vin est une des choses les plus profitables à l'homme : l'abus seul en est périlleux. Ce sont précisément les meilleures choses qui ont le plus de dangers, à cause des tentations dont la sensualité rend la pente si glissante.

En fait de préceptes hygiéniques, les Romains montraient de la prédilection pour cet adage : *Extus oleo, intus mulso :* S'oindre d'huile, s'humecter de vin (se frictionner et boire). Mais ils voulaient parler de l'usage que provoque le besoin, et non des excès que la raison défend.

Nos pères prohibaient certains aliments et quelques breuvages durant les mois sans *R*, qui sont précisément les mois les plus chauds de l'année. C'est dans l'intention de rendre en partie leur pensée qu'on a formulé en d'assez mauvais termes le proverbe que voici :

En mai, juin, et juillet, et août,
Huîtres ni vin, truffes ni choux.

Le vin fortifie le faible et l'abstinent, et même il rappelle les forces bien plus rapidement que les aliments solides; mais il affaiblit quiconque est déjà trop excité. A l'exception de la colère, il affaiblit les passions, y compris la gourmandise, car il révoque l'appétit : ce qu'il ne conseille point, il en dissuade.

Le glaive a tué moins d'hommes que l'intempérance. « Lorsque je vois ces tables à la mode, disait Addison, couvertes des riches productions du monde entier, je m'imagine voir la goutte, l'hydropisie, la fièvre, l'apoplexie, escortées de plusieurs autres maux terribles, en embuscade sous chaque mets délicieux. » Ce que disait là Addison, tous les hommes sans appétit ou déjà malades le pensent comme lui, mais sans le dire aussi bien.

DE LA RESPIRATION.

SOINS RELATIFS A LA PURETÉ DE L'AIR QU'ON RESPIRE.

—◦◦◦—

DE L'IMPORTANCE DE LA RESPIRATION, DE SES ORGANES ET DE SON MÉCANISME.

Respirer est le premier besoin de la vie. Nous respirons de quinze à dix-huit fois par minute; c'est environ une respiration par quatre battements du cœur et quatre pulsations des artères.

Il serait infiniment plus dangereux pour la vie de rester une minute et demie sans respirer, que deux jours sans aliments ni sommeil. On cite des personnes qui ont perdu la vie pour être restées sous l'eau moins d'une minute. On sait néanmoins que les plongeurs de profession acquièrent par l'habitude la faculté de rester d'une à trois minutes submergés sans en souffrir. Le plongeur sicilien Pesce, pouvait rester submergé jusqu'à trois minutes; mais il perdit la vie dans une de ces épreuves.

Quant aux exemples qu'on allègue, d'individus qu'on aurait retrouvés vivants après plusieurs heures de submersion, cette exception n'est qu'apparente : elle provient de ce que ces individus s'étaient évanouis à l'instant même où ils tombaient dans l'eau. Or, dans tout éva-

nouissement, le cœur n'a plus que des frémis-
sements; et quand le cœur a cessé de battre, les
poumons peuvent cesser de respirer sans que
mort s'ensuive. Ce qui est mortel, c'est que la
circulation continue alors que la respiration a
cessé; car alors c'est du sang noir et non aéré qui
circule dans tous les vaisseaux, et il y a asphyxie.

Le sang respiré ou aéré, le sang oxygéné,
comme on a coutume de dire, est le seul qui soit
rouge et qui puisse entretenir la vie. C'est la
respiration qui rougit le sang en l'imprégnant
d'oxygène, c'est-à-dire en le débarrassant du
carbone et de l'hydrogène qui le rendaient noir
et nuisible, alors que le ventricule droit, dernier
aboutissant des veines, l'a versé dans les poumons. Tout organe qui ne reçoit que du sang
noir devient inerte. Si par défaut d'air, ou par
l'effet d'un air impur, ou parce que la poitrine
même a cessé de se dilater, la respiration ne
peut plus s'accomplir, alors tout le sang, même
celui des artères, devient noir, le ventricule
gauche le recevant tel des poumons. Alors aussi
l'individu est sans connaissance et paraît ina-
nimé; tous les organes deviennent immobiles,
le cœur comme les autres, mais après les autres,
mais le dernier. Voilà ce qu'on appelle asphyxie : c'est une mort apparente provenant
du défaut de respiration. Quand l'asphyxie
s'étend jusqu'au cœur, lorsque les battements
du cœur ont cessé d'être efficaces, la mort
réelle succède bientôt à cette mort apparente.

Heureusement la respiration s'effectue d'elle-même sans la participation de la volonté. L'instinct de la vie pourvoit seul à ce besoin de tous les instants. La respiration n'a rien à redouter de nos caprices ni de nos passions, ni de la distraction ou de la paresse, ni même du sommeil ou de l'ennui de vivre. La respiration s'effectue quand même la volonté essayerait de mettre obstacle à son accomplissement.

Mais la respiration n'est efficace qu'autant qu'un air pur, libre dans son cours, inodore, suffisamment renouvelé, environne le corps humain. Chacun de nous doit donc apporter tous ses soins à réaliser ces conditions indispensables à l'entretien de la respiration et de la vie.

Les poumons (fig. 2, A), au nombre de deux, sont les organes essentiels de la respiration : c'est dans leur tissu même, formé d'innombrables canaux, que le sang noir et veineux se trouve mis en contact avec l'air oxygéné, qui le rougit et l'aère. Les poumons sont un composé de vaisseaux sanguins, veineux et artériels, et de vaisseaux aériens nommés bronchiques.

Les vaisseaux sanguins sont de deux sortes et ont deux origines bien distinctes : les veineux proviennent de l'artère pulmonaire, laquelle porte aux poumons le sang veineux que toutes les veines du corps ont versé dans l'oreillette droite du cœur, par le canal des deux veines caves; c'est ensuite le ventricule droit du cœur, qui donne l'impulsion à tout le sang veineux, et qui l'envoie circuler dans les poumons par le canal unique de l'artère pulmonaire. Aux der-

nières limites des divisions de cette artère, le
sang redevient rouge par son presque contact
avec l'air respiré ; puis ce sang passe, des dernières racines de l'artère pulmonaire, dans les
petits vaisseaux qui, grossissant de degré en
degré, vont aboutir dans l'oreillette gauche du
cœur par quatre troncs qui portent le nom de
veines pulmonaires. De l'oreillette gauche,
qui est l'aboutissant de ce sang régénéré dans
les poumons, le sang rouge est transmis au
ventricule gauche, qui le pousse et le distribue avec une vive impulsion dans tous les organes, au moyen de l'aorte (fig. 2, c) et de
ses divisions successives.

Pour ce qui est des vaisseaux aériens ou
aérifères, qui portent aussi le nom de vaisseaux
bronchiques, ils grossissent à mesure qu'ils
approchent de la trachée-artère, de même que
les vaisseaux sanguins en approchant du cœur.
A peine visibles au microscope, dans le tissu
intime des poumons, où leur disposition termi-
nale a donné prétexte à beaucoup de systèmes,
ils finissent par aboutir aux rameaux bronchiques, puis aux bronches mêmes, bifurcation
naturelle de la trachée-artère. Les bronches,
envisagées de haut en bas, succèdent donc à la
trachée-artère, qui elle-même termine inférieu-
rement le larynx, organe de la voix et premier
compartiment des tuyaux aériens.

Ainsi, pour pénétrer jusqu'au tissu intime
des poumons, où il n'est plus séparé du sang
que par des membranes d'une ténuité extrême,

l'air doit traverser successivement les narines ou la bouche, le pharynx, la glotte, qui forme le sommet mobile et vocal du larynx, le larynx même, ou tuyau de la voix, la trachée-artère, conduit en partie cartilagineux et en partie membraneux, le tronc géminé et bifurqué des bronches, et enfin les ramifications successivement décroissantes de celles-ci.

Les poumons, dans le tissu desquels se ramifient tous les vaisseaux que nous venons de mentionner, occupent seuls les deux côtés de la poitrine, à l'exception de l'espace peu étendu que remplit le cœur (fig. 2, B), enveloppé de son péricarde, et environné des huit gros vaisseaux dont il reçoit le sang, ou auxquels il le transmet. Ces huit vaisseaux se distinguent ainsi qu'il suit :

1°. Les deux veines caves (l'inférieure et la supérieure), qui rapportent dans l'oreillette droite le sang noir de tous les organes, excepté du cœur : le cœur a pour lui seul une veine qui s'ouvre isolément dans la même oreillette ;

2°. L'artère pulmonaire, dans laquelle le ventricule droit pousse avec vélocité, vers les poumons, le sang veineux qu'il a reçu de l'oreillette droite ;

3°. Les quatre veines pulmonaires qui rapportent, des poumons à l'oreillette gauche du cœur, le sang que la respiration a rougi et régénéré ;

4°. Enfin l'artère aorte ou grosse artère, qui

distribue à tous les organes le sang rouge ou
artériel que le ventricule gauche y lance avec
impulsion, environ soixante-dix fois par minute.

Quant à la poitrine, qui loge et abrite les
poumons, c'est une grande cavité ayant la
forme d'une pyramide dont la base serait en
bas, là où le muscle diaphragme (fig. 4, A) sépare
la poitrine du ventre. Trente-sept os en réalité
la composent : les vingt-quatre côtes sur les
côtés, le sternum en avant, et les douze vertèbres dorsales en arrière.

La poitrine, ainsi composée, est entourée
dans tous les sens de muscles nombreux et puissants, par l'action desquels sa capacité est à
chaque instant modifiée. Il serait inutile d'énumérer ces muscles, dont les plus constamment
agissants sont les intercostaux et le diaphragme,
le diaphragme plus efficacement qu'aucun autre.

Lorsque le diaphragme se contracte, autrement, quand il entre en action, il tend à s'a-
baisser vers le ventre, dont il refoule en bas les
viscères ; chaque fois que cette action se renouvelle, c'est-à-dire quinze à dix-huit fois par minute, tant que rien ne fait obstacle à la contraction
du diaphragme, la poitrine se trouve agrandie,
les poumons sont dilatés, enfin il se fait une sorte
de vide ou d'aspiration dans la poitrine ainsi
que dans les poumons et leurs divers vaisseaux ;
c'est alors que l'air se précipite dans les poumons, et qu'il y a inspiration. Voilà le premier
temps de la respiration.

Dans le temps qui succède, le diaphragme,

cette cloison charnue, molle et contractile, qui
sépare le ventre d'avec la poitrine, cesse de se
contracter, cède à la pression des viscères qu'il
avait refoulés, et remonte en voûte vers la
poitrine, qui par là se trouve rétrécie. D'un
autre côté, les côtes, dont les arcs s'étaient
élevés et tendus en conséquence de la contraction des muscles intercostaux et d'autres muscles plus grands, qui unissent les bras avec la
poitrine, ces côtes reviennent sur elles-mêmes
et se détendent ; en sorte que la poitrine, di-
latée de toutes parts l'instant d'avant, se trouve
maintenant rétrécie dans tous les sens. C'est en
ce moment que l'air précédemment introduit
doit s'évader par l'unique issue que lui offrent
le larynx et la glotte : il y a expiration. Voilà
le deuxième temps de la respiration.

Dans le peu d'instants que l'air séjourne dans
les poumons, l'oxygène se combine avec le
carbone et avec l'hydrogène superflus du sang
veineux ; et il résulte de cette double combinaison, que l'air expiré ne contient plus la même
proportion d'oxygène, et qu'il se trouve mêlé à
de l'acide carbonique et à de l'eau. Que cette
double opération s'effectue soudain dans les
poumons (ce qui est peu probable), ou qu'elle
s'accomplisse lentement dans de lointains vaisseaux ou dans le tissu même des organes, peu
importe à l'effet essentiel, qui n'en a pas moins
de réalité ni moins d'importance.

Une fois que l'air a pénétré le tissu pulmonaire, il n'en peut être entièrement séparé,

quelque profondes que soient les expirations. Dans un individu de moyenne stature, il en reste au moins douze à quatorze pouces cubes, qu'aucun effort n'en peut faire sortir. Cette portion sédentaire ou stagnante de l'air se renouvelle naturellement peu à peu; mais au moins sejourne-t-elle assez pour se dépouiller en entier de l'oxygène qu'elle renfermait.

La quantité d'air que respire chaque personne diffère beaucoup, non-seulement d'homme à homme, selon la capacité de la poitrine et des poumons, mais encore pour chaque individu, selon qu'il est calme ou agité, en repos ou en action. Cette quantité a été évaluée par divers auteurs à des nombres fort différents. Dix à douze pouces cubes pour chaque personne sédentaire et reposée, telle paraît être assez généralement la quantité d'air que chaque homme respire à la fois. Or, comme nous respirons environ dix-huit fois par minute, ou plus de vingt-cinq mille fois dans l'espace de vingt-quatre heures, à dix pouces cubes d'air seulement par respiration (et beaucoup la portent à douze), cela fait déjà plus de 7 kilomètres cubes d'air, qui pénètrent dans notre poitrine durant un seul jour, ou environ 650 lieues cubes dans le courant d'une seule année. On conçoit dès lors de combien d'air renouvelé a besoin une ville comme Paris, par exemple, où vivent huit à neuf cent mille individus, qui aspirent annuellement 650 lieues cubes d'air par personne !

A la vérité, chaque colonne d'air qui pénètre

dans la poitrine ne s'y trouve pas entièrement dépouillée de son oxygène. Selon Lavoisier, chaque individu ne consomme guère annuellement que 373 kilogrammes d'oxygène, c'est-à-dire un peu plus d'un kilogramme par jour, ou 24 pieds cubes : 1 pied par heure. Encore cet oxygène n'a-t-il pas pour effet nécessaire d'augmenter le poids du corps qui l'absorbe, mais seulement de former de l'acide carbonique et de l'eau avec le superflu de carbone et d'hydrogène que le sang veineux contient, et que les aliments et le travail nutritif renouvellent sans cesse.

Toujours est-il que l'on peut inférer de ce que nous venons de dire combien il est essentiel de renouveler l'air, d'en proportionner la quantité au nombre des habitants, d'en favoriser l'accès par des ouvertures non calfeutrées, de le faire circuler par des ventilations, comme aussi d'entourer les habitations de végétaux de toute espèce, lesquels sont de vrais laboratoires où l'air appauvri s'épure et s'enrichit par des échanges.

L'air tel que la nature l'a partout prodigué, est le plus convenable à la respiration. Composé, quant au poids, à peu près de trois quarts d'azote et de plus d'un cinquième d'oxygène [1], il ne doit contenir, pour être salubre, ni d'autres gaz en quantité notable, ni beaucoup d'eau. Il doit être plutôt froid que chaud, plutôt sec qu'humide ; et mieux vaut qu'il soit plus pesant

---

[1] Nous nous abstenons d'indiquer des nombres plus précis, parce que ces nombres changent tous les huit ou dix ans.

que trop léger : il devient irrespirable et as-
phyxiant quand il ne contient plus que treize
centièmes d'oxygène.

L'air trop léger, aussi bien que l'air trop
chaud ou trop humide, favorise l'expansion des
gaz intérieurs, l'irruption du sang vers les surfaces, la rupture des vaisseaux, comme aussi il
rend la respiration plus difficile, l'air se préci-
pitant dans les poumons dilatés en proportion
de sa pesanteur et de sa densité. L'air des montagnes, plus léger que l'air des vallées, en raison de la brièveté de sa colonne, occasionne
fréquemment des gonflements et de l'oppression, des hémorragies du nez ou des poumons.

L'humidité de l'air et sa haute température
ont aussi pour effet de le rendre plus léger, et
de donner lieu à des résultats analogues à ceux
que nous venons de mentionner. Il faut remarquer néanmoins qu'il y a des circonstances où
plusieurs des conditions atmosphériques se
compensent l'une l'autre. Ainsi, à mesure qu'on
s'élève dans l'atmosphère, la colonne d'air devient plus courte, plus légère, cela est certain ;
mais graduellement aussi l'air devient plus sec
et plus froid, et cela modifie l'influence de sa
légèreté. Voilà ce qu'attestent les observations
de M. de Humboldt, quant aux montagnes,
ainsi que la mémorable expérience que fit
M. Gay-Lussac en l'an XII. Ce célèbre physicien
s'étant élevé en ballon à sept mille mètres (sept
quarts de lieue) au-dessus de Paris, sa respiration ne fut que médiocrement accélérée et gê-

née, en comparaison de ce qu'elle aurait été si l'air eût conservé à cette grande élévation son humidité et sa température. Mais de vingt-sept degrés que le thermomètre marquait à terre, il s'abaissa progressivement jusqu'à neuf degrés pendant l'ascension. M. Gay-Lussac sentit un froid assez vif, et une si grande sécheresse au gosier, qu'il ne pouvait presque plus rien avaler.

L'air est d'autant plus pur que les lieux sont plus exhaussés, non-seulement parce que les vents l'y renouvellent plus complétement, mais aussi parce qu'à une certaine élévation, l'eau vaporisée se trouvant condensée par le froid, ne conserve plus l'entière fluidité qui la rend l'invisible véhicule des émanations plus ou moins corrompues des lieux habités.

Nous absorbons plus d'oxygène dans les climats froids que dans les climats chauds, et plus l'hiver que l'été, ce qui accroît notre températature propre; comme si la Providence avait voulu par là nous prémunir contre la rigueur des saisons et des climats. L'homme, en hiver, corrompt plus rapidement le même volume d'air, parce qu'il exhale plus d'acide carbonique, phénomène remarquable, qui a pour cause l'augmentation de l'activité digestive dans les temps froids. Plus on consomme d'aliments, et plus la respiration est active. Alors, en effet, il faut bien qu'une plus grande quantité d'oxygène transforme en eau l'excédant d'hydrogène de la nourriture, et en acide carbonique son excédant de carbone.

Cet oxygène, incessamment absorbé dans les poumons, et dont la dose quotidienne s'élève à vingt-quatre pieds cubes, ou à plus d'un kilogramme par individu, ne reste point dans le corps, je le répète. Il est rejeté avec l'haleine, sous forme de vapeurs ou à l'état de gaz invisibles, et partiellement aussi avec la transpiration insensible de la peau. Il sert à composer de l'eau et de l'acide carbonique, qui s'évadent du corps peu après qu'ils se sont formés ; il sert également à produire la chaleur vitale. Loin d'accroître le poids du corps, le kilogramme d'oxygène que nous respirons chaque jour tendrait donc plutôt à diminuer ce poids, puisque l'oxygène sépare de la masse du sang du carbone et de l'hydrogène, qui se dissipent avec lui dans l'atmosphère.

Au reste, les aliments et les boissons n'ont pas toujours, non plus, pour conséquence d'augmenter durablement le poids du corps qu'ils ont nourri. Quelquefois on demeure finalement plus léger après un repas digéré qu'avant. L'exhalation qui s'est faite par les poumons et par la peau, ces combinaisons vaporeuses et gazeuses de l'oxygène de l'air avec le carbone et l'hydrogène des aliments, déperditions auxquelles il faut joindre l'excrétion alors plus abondante de diverses humeurs, ce sont là autant de dépenses par où se disperse la nourriture, et qui quelquefois en excèdent les produits. Aussi a-t-on bien des fois remarqué que ce ne sont pas les individus les moins sobres qui sont le plus sujets à l'embonpoint. L'augmentation du corps est plutôt favorisée par une vie calme et par la tempérance, que par l'abondance même des aliments. Pour engraisser comme pour s'enrichir, le point essentiel est de dépenser moins qu'on ne récolte.

La circulation du sang et la respiration se trouvant sensiblement accélérées en ceux qui marchent ou qui travaillent, il ne faut pas s'étonner si, dans ces circonstances, l'appétit devient plus vif : les combinaisons gazeuses et les vaporisations d'humeurs font perdre davantage. Au contraire, le sommeil ayant pour effet de ralentir la respiration, qu'il rend à la vérité plus profonde, il doit paraître naturel, pour ne parler que de cette seule cause, que le besoin d'aliments se fasse moins sentir après l'assoupissement des sens et de l'esprit : *Qui dort dîne* est un proverbe dont personne ne conteste la vérité. Il est peu de circonstances où l'on ne puisse ainsi, d'après la respiration, augurer des besoins alimentaires des individus, à commencer par les enfants, en qui la respiration est si fréquente et l'appétit si prompt à renaître. Les fiévreux et les malades qui font diète sembleraient, il est vrai, faire exception à la règle; mais ce n'est là qu'une apparente dérogation, dont nous avons déjà apprécié les causes : la respiration et le travail nutritif ne s'accomplissent alors qu'aux dépens de la graisse ou de la substance même des organes. Telle est la corrélation toujours subsistante entre les déperditions respiratoires et la somme des aliments nécessaires, que l'on ressent parfois, le lendemain d'un festin, un appétit plus vif qu'après les jours de calme et d'universelle tempérance.

Dans les climats froids, l'air renferme sous un même volume une plus grande quantité d'oxygène, et c'est également dans ces contrées rigoureuses que les peuples mangent davantage. Le contraire a lieu dans les climats chauds, où d'ailleurs les plantes et les fruits contiennent moins de carbone, de même que l'air renferme moins d'oxygène : nouveaux exemples et nouvelles preuves de la même corrélation entre l'abondance de la nourriture et l'énergie respiratoire.

AIR ALTÉRÉ PAR LA RESPIRATION.

L'air qui sort des poumons est plus chaud qu'il n'était en y entrant ; il contient moins d'oxygène, sensiblement plus d'acide carbonique, tantôt moins et tantôt plus d'azote qu'auparavant, selon le genre de nourriture. De plus, il se trouve mêlé à des vapeurs aqueuses et à quelques émanations ordinairement ammoniacales. Toutes ces modifications de l'air ne tardent point, en se répétant, à le rendre impropre à des respirations subséquentes. Un animal que l'on renferme dans un lieu rigoureusement clos, sous une cloche, par exemple, finit bientôt par épuiser sa petite atmosphère de tout ce qu'elle contenait de respirable, et par mourir. L'animal alors ne meurt pas toujours par privation d'oxygène, mais en raison de l'acide carbonique qui s'est formé, et qui, plus lourd que l'air, occupe les parties basses de sa prison. Alors, en effet, on le voit faire effort pour élever sa tête vers la partie supérieure de sa clôture, à peu près comme fait un animal exposé à l'influence du vide, dans un vase clos d'où une machine pneumatique a aspiré presque tout l'air.

La même chose arrive pour les hommes. Une famille renfermée dans une chambre exactement calfeutrée, dans laquelle l'air du dehors n'aurait nul accès, finirait promptement par y perdre la vie. Des prisonniers, entassés en grand nombre dans un lieu étroit et sans issues perméables, ont été plus que décimés par le manque d'air, non moins que par l'abondance de l'acide carbonique. Et la preuve que ce dernier gaz était pour beaucoup dans ces promptes asphyxies, c'est que ceux de ces malheureux qui avaient réussi à s'élever le long des parois de leur prison, et à s'accrocher à des poutres, étaient au nombre des survivants.

L'air est d'autant plus prompt à s'altérer et à devenir irrespirable, que l'appartement est plus petit proportionnellement au nombre de ceux qui l'habitent, que la température est plus élevée, qu'il se trouve là des corps en combustion, du gaz en feu, des lampes, des bougies ou des chandelles allumées, lesquels éclairages entrent tous en concurrence avec la respiration pour

épuiser l'air de son oxygène, et remplacer
celui-ci par du gaz acide carbonique.

Les lieux publics et d'assemblée, les théâtres
et les salles de bal, les grandes réunions d'affaires ou de plaisirs, sont au nombre des lieux
où l'air est le moins pur et le plus insalubre.
C'est le cas ou jamais de renouveler cet air par
des ventilations, par des feux, en donnant accès
à l'air extérieur. Tous les parfums qu'on pourrait
répandre dans une telle atmosphère ne feraient
qu'en masquer les qualités nuisibles, sans les
modifier le moins du monde.

Le gaz azote ne peut servir à la respiration,
mais il n'est dangereux qu'en raison du défaut
d'oxygène, dont son isolement signale l'absence.
L'hydrogène et le gaz acide carbonique sont directement mortels l'un et l'autre.

On peut, dans la plupart des cas, augurer de
la pureté de l'air et de sa salubrité, à l'éclat
d'une bougie, dont ce même air alimente la
flamme. Tout air dans lequel s'éteint d'elle-
même une chandelle serait promptement mortel, comme ne renfermant point assez ou pas du
tout d'oxygène. Une chandelle s'éteint dans de
l'air qui ne contient plus que moitié de son oxygène, ou moins de 12/0 en poids : or, nous
avons dit que l'air est irrespirable s'il contient
moins de 13/0 d'oxygène. Cette expérience bien
simple sert à assurer les pas de ceux qui s'aven-
turent dans des puits ou souterrains dont l'atmosphère inspire la défiance, de même que de
ceux qui descendent dans des mines ou des égouts

rarement visités. Encore serait-ce se hasarder beaucoup que de descendre dans un de ces bas. lieux où une lumière aurait pénétré sans s'é- teindre, si elle n'avait pas paru y briller de tout son éclat. Les vidangeurs usent du même moyen pour se guider dans les cloaques, en même temps qu'ils ont soin d'attirer et de renouveler l'air intérieur au moyen d'un fourneau d'appel allumé à l'orifice des souterrains ou conduits. Les chaufourniers et les brasseurs en font autant.

Ces fourneaux d'appel, ces feux circonscrits allumés à l'une des issues d'un appartement ou d'un souterrain, tel est le plus sûr et le plus prompt moyen d'en renouveler l'air et de con- jurer le danger d'asphyxie.

L'air déjà respiré est bien plus dangereux par le gaz acide carbonique qu'il contient que par le gaz oxygène qu'il ne contient plus. Celui qui renferme seulement la cinquième partie de son volume d'acide carbonique peut causer en deux ou trois minutes une asphyxie mortelle.

En conséquence, lorsque le renouvellement direct de l'air est impossible, il vaut mieux im- merger le local d'eau de chaux afin d'absorber le gaz acide carbonique, que d'ajouter directe- ment de l'oxygène en faisant brûler dans l'air corrompu un mélange de soufre et de nitre.

Il y a ordinairement beaucoup de gaz acide carbonique, 1° là où l'on brûle du charbon de bois, du charbon de terre et du poussier de charbon ; 2° dans les lieux fermés où beaucoup de personnes se rassemblent ; 3° dans quelques

puits crayeux, dans de certaines grottes ou citernes, comme dans la grotte du·Chien, près de
Naples, et comme à Aigueperse, en Auvergne;
4° aux lieux d'où jaillissent des eaux minérales alcalines, comme à Vichy, au mont
Dore, etc., où il est souvent dangereux de s'as-
seoir par terre, et surtout de s'y endormir;
5° dans les pressoirs, brasseries et caves où fermente
du vin, de la bière ou du cidre; dans les
fours à chaux, et près des fourneaux établis
en plein appartement, loin des cheminées, là
où l'on repasse, etc. On peut constater la présence du gaz acide carbonique en vidant, là où
l'on suppose qu'il en existe, des bouteilles préalablement remplies de sable ou d'eau : le gaz
remplace aussitôt le corps qui tombe ou s'é-
coule, et occupe le vide du vase. Ensuite, si
on laisse évader dans de l'eau de chaux le gaz
ainsi recueilli, il y forme instantanément un
précipité blanc, comme crémeux : ce précipité
est formé de craie ou chaux carbonatée.

Les lieux les plus bas sont alors les plus dangereux, car c'est là que se rencontre le gaz acide
carbonique, naturellement plus lourd que l'air.
On court alors plus de risques si l'on est assis
que si l'on est debout; les personnes de petite
stature et les enfants sont plus exposés que les
individus dont la taille est élevée; et les animaux
domestiques souffrent, en conséquence, avant
les personnes, du mauvais état de l'atmosphère : c'est même à cette particularité que la
grotte de Pouzzol (dite *du Chien*) doit son nom.

Les chiens qui y pénètrent sont aussitôt asphyxiés. Enfin, si l'on est au spectacle, ou dans une salle disposée comme celles des théâtres, on court moins de danger aux loges qu'au parterre ou à l'orchestre.

C'est le contraire quand il s'agit d'un air qui est ou trop chaud, ou altéré par de l'hydrogène : dans ce dernier cas, les régions les plus élevées du local sont celles où l'on est le plus exposé à l'asphyxie et à la mort.

L'habitude ne peut rien contre le danger des gaz délétères. Un chimiste ou un mineur sont aussi promptement asphyxiés par les gaz qui se dégagent du charbon allumé ou d'un souterrain, que pourrait l'être à leur place tout autre individu. L'habitude n'a aucun pouvoir sur l'action des choses qui enrayent soudainement les rouages de la vie ou qui s'attaquent à son essence même.

Au contraire, l'habitude conserve un grand empire quand il s'agit d'un air légèrement altéré soit par le voisinage d'un marais ou d'un étang à eaux croupissantes, soit par l'humidité d'un souterrain, soit par un grand nombre de personnes rassemblées dans un même lieu, soit par la longue persévérance d'une épidémie ou par le retour réitéré d'une endémie. M. Spon, correspondant de Guy Patin, cite une vieille femme, sans doute fort misérable chez elle, qui avait constamment la fièvre partout ailleurs qu'à l'hôpital. Montesquieu observait qu'un prisonnier depuis longtemps plongé dans un cachot

infect et obscur, ne peut pas toujours supporter,
au premier moment de sa délivrance, une lumière vive et un air salubre. Enfin, les habitants de Constantinople sont rarement atteints
de la peste dans le quartier du sérail, ainsi
qu'à Galata et à Scutari, tandis que cette maladie endémique sévit presque constamment contre
les Européens ou Francs du faubourg de Péra,
qui est comme la Chaussée-d'Antin de cette capitale!

L'oxygène que l'homme et les animaux reti-
rent de l'atmosphère, et le gaz acide carbonique
qu'ils y introduisent mêlé à beaucoup d'eau de
formation respiratoire, ces altérations de l'air
se trouvent compensées par l'action inverse des
plantes. Les végétaux, en effet, tant que la lumière du jour les influence et les éclaire, absorbent le gaz acide carbonique dont ils dégagent complétement l'oxygène, et ils décomposent
l'eau dont ils ne gardent et ne fixent que l'hydrogène : quant à l'oxygène, ils l'exhalent dans
l'atmosphère qui, de la sorte, n'a rien perdu.
Si donc les animaux ne s'alimentent qu'aux dépens des végétaux, sans lesquels ils cesseraient
d'exister, à leur tour les végétaux ne respirent
et n'absorbent que les gaz qu'ont respirés les animaux. C'est ainsi que l'équilibre et l'identité de
l'atmosphère se trouvent constamment mainte-
nues. Ce que l'homme et les animaux en ont
soustrait, les végétaux le restituent, et ce que
les animaux y ont ajouté, les plantes l'absorbent et s'en accroissent.

Voilà comment le voisinage des arbres et des plantes sert à renouveler l'air et à le purifier; car les végétaux verts, outre l'air qu'ils exhalent, ont de plus le don d'absorber, du moins pendant le jour, le gaz acide carbonique que les animaux et l'homme introduisent naturellement dans l'atmosphère. Mais à l'ombre, mais dans l'obscurité, mais la nuit, ces mêmes plantes dégagent du gaz acide carbonique comme les animaux, et corrompent l'air comme eux.

Les fleurs exhalent en tout temps du gaz acide carbonique, le jour presque autant que la nuit. Si l'on place le soir des fleurs dans un vase rempli d'eau, et si l'on a soin de recouvrir le tout d'une cloche de verre, on trouvera le lendemain dans cette cloche une grande quantité d'air irrespirable dans lequel une bougie ne pourra se maintenir allumée, ou un animal rester vivant.

On ne doit donc jamais s'endormir à l'ombre des arbres, ni jamais placer dans la chambre où l'on couche une grande quantité de fleurs ou des arbustes. On a calculé que chaque plante et chaque fleur altère dans l'espace de quelques heures, principalement la nuit, dix à douze fois l'équivalent de son volume d'air.... Il suffit, surtout quand on est nerveux, de quelques fleurs conservées le soir près de son chevet, pour éprouver le lendemain une douleur de tête insupportable et une courbature générale.

Puisqu'en hiver les végétaux sont destitués de verdure et demeurent à peu près inertes, on

conçoit qu'à cette époque et jusqu'au printemps
l'atmosphère doit renfermer moins d'oxygène et
plus d'acide carbonique que six mois plus tard.
Les animaux et l'homme, en effet, ne cessent
en aucun temps de respirer : ils produisent même
plus d'acide carbonique l'hiver que l'été, puisque,
ainsi que nous l'avons dit, leur respiration
se trouve toujours dans une exacte corrélation
avec leur dépense alimentaire et l'énergie de la
nutrition. Cependant, et si énorme que soit
l'absorption de l'oxygène dans chaque être
animé, la composition de l'atmosphère paraît
la même en toute saison, comme en toute contrée, que les lieux soient féconds ou stériles,
très-habités ou déserts.

Cette identité permanente de l'air n'a le droit
d'étonner personne. Et en effet, sans même
parler des vents qui font circuler l'air d'un lieu
à l'autre, si l'on réfléchit que le globe terrestre
est de toutes parts entouré d'une couche d'air
dont l'élévation s'étend à quinze ou vingt lieues
du sol, épaisseur telle que, malgré sa grande légèreté, chaque colonne d'air est d'un poids équivalent au poids d'une colonne de trente-deux pieds
d'eau ou de vingt-huit pouces de mercure ; et si
l'on ajoute qu'à lui seul, le gaz oxygène compose, quant au volume, plus des deux tiers de
cette atmosphère totale ; si, de plus, on fait attention que, plus sec et plus froid à proportion
qu'il est plus éloigné de la terre, l'air des couches supérieures de l'atmosphère tend sans
cesse à s'en rapprocher, tandis que les couches

les plus basses, comme plus chaudes et plus
humides, tendent à s'élever comme plus légères,
on concevra comment il se fait qu'en vertu de
ces courants perpétuels et de ces échanges sans
fin entre les couches d'une atmosphère immense,
les petites déperditions des couches les plus inférieures deviennent nécessairement insensibles
dans cet imposant océan d'air, qui a ses flux et re-
flux comme l'autre océan, où tant d'impuretés ter-
restres deviennent également méconnaissables.

Alors donc que les végétaux ne renouvelle-
raient point l'air au fur et à mesure qu'il est
altéré par l'homme et par les animaux, il faudrait des milliers d'années pour que l'altération de l'atmosphère devînt sensible. Il résulterait de quelques curieuses et vaines supputations dont a été l'objet ce grand pro-
blème de la durée de l'univers tel qu'il existe,
qu'il faudrait environ quatre cent mille ans,
pour que les animaux et l'homme se créassent
à eux-mêmes, par l'effet de la respiration, une
cause commençante d'universelle asphyxie.

PRÉCEPTES ET PRINCIPES

CONCERNANT

LA RESPIRATION, LES ALTÉRATIONS DE L'AIR, SA TEMPÉRATURE, ETC.

Le danger qui s'attache à la corruption habituelle de l'air est d'autant plus grand et plus
digne d'attention, qu'il y a plus d'individus réu-

nis dans le même local, et que ces individus sont
plus immobiles, plus sédentaires, que la température est plus élevée et plus uniforme, que
près de là il se rencontre moins de végétaux
feuillés, et qu'enfin il y a moins de propreté,
moins de tempérance et moins de force morale,
c'est-à-dire plus de misère, plus d'incurie, de
préjugés et d'ignorance.

On remédie à l'impureté de l'air, non-seulement par des fumigations de Guyton-Morveau
(oxyde de manganèse, sel commun, et acide
sulfurique), non-seulement par de l'eau chlorurée qu'on répand dans l'air, non-seulement
en brûlant ce mélange de soufre et de nitre dont
j'ai déjà parlé, différents expédients dont chacun a sa destination, ses usages; mais on y porte
remède en s'attachant plus directement à renouveler l'air, soit par des ventilations mécani-
ques, par l'agitation, soit en allumant des feux
dans les cheminées ou aux issues des appartements, en y établissant, d'après le procédé de
M. d'Arcet père, des fourneaux d'appel, ne fût-
ce que de simples lampions. En même temps, on
s'applique à abaisser la température, par tous les
moyens connus, par l'aspersion du sol et des
murs, par des jets d'eau, par des branches d'arbres pourvues de feuilles, au moyen de stores qui
arrêtent les rayons solaires, et quelquefois en mé-
nageant des conduits qui apportent l'air plus frais
des caves dans des appartements trop chauds,
où trop d'individus respirent le même air dont
la somme est insuffisante.

Dès que l'air est devenu insalubre dans un appartement, dans la cale et dans l'entre-pont d'un navire, ou dans un atelier, etc., les maladies que l'air altéré occasionne, ne font que le corrompre de plus en plus, précisément parce qu'un tel air affaiblit, rassemble, rend inertes et sédentaires tous ceux qui lui doivent leurs maux. Il ne faut pas oublier que la respiration corrompt l'air, et qu'une fois extravasé dans les poumons, cet air corrompu par eux les imprègne pour longtemps, sans qu'ils puissent s'en débarrasser entièrement ni se soustraire tout d'un coup à son dangereux contact.

La corruption de l'air est surtout manifeste et dangereuse dans les hôpitaux, dans les prisons, et à bord des navires, mais là principalement où sont réunis, dans un local trop restreint, des malades affectés de fièvres graves, du typhus, etc. En pareil cas, le séjour des lieux ci-dessus indiqués peut devenir aussi nuisible que s'il s'agissait de maladies contagieuses, et il est peut-être plus essentiel d'isoler les individus que pour une véritable contagion, laquelle s'accomplit quoi qu'on fasse. Il faut alors renouveler l'air autant qu'il est possible par la ventilation, au moyen de fourneaux d'appel, de la manche à vent, etc. ; il faut, par des fumigations ou chlorurées ou guytoniennes, purifier l'air qui séjourne. Une autre attention qu'il faut avoir, est de n'aborder de tels foyers d'infection qu'à son corps défendant et avec d'extrêmes précautions : on doit, avant tout, quand on affronte de pa-

reils dangers, se prémunir contre l'atteinte du
mal par une nourriture non-seulement saine,
mais fortifiante. Le péril est moindre pour
ceux qui sont sains, propres, énergiques et destitués de crainte, qui font de l'exercice, dorment
et digèrent bien, et qui enfin n'ont été soumis
à aucune influence affaiblissante. Dans ce qui
précède se trouvent résumées les principales
règles à suivre dans toute épidémie, de même
qu'en toute visite d'établissements insalubres ou
de lieux infectés.

Ce ne serait point assez, dans le cours d'une
épidémie, de séparer l'homme malade ou près
de le devenir, d'avec ses compagnons de faiblesse ou d'infortune. On doit, en outre, soigneusement l'isoler du théâtre du mal, et même,
une fois qu'on l'a éloigné des lieux insalubres et
infectés, on doit encore le séparer de ses vêtements et de tout ce qui entourait sa personne. Il
y a déjà longtemps que j'ai formulé ce précepte,
que suivent sagement quelques médecins, en
particulier dans le traitement de la colique de
plomb. Hildenbrand, il y a environ quarante
ans, répandit la scarlatine dans toute la Podo-
lie, où elle était jusqu'alors inconnue, pour
s'être vêtu dans cette province, d'un habit qu'il
avait mis quelque temps auparavant en allant
visiter une jeune fille de Vienne, atteinte elle-
même de la scarlatine. Isoler les malades, les
transporter dans un air salubre, les séparer de
leurs vêtements, est donc un précepte de rigueur
dans toute épidémie; mais surtout quand cette

épidémie est contagieuse, comme le sont celles de petite-vérole, de scarlatine et de rougeole. Ce sont là à peu près les seules maladies dont la contagion sans contact soit bien démontrée. Quant à la fièvre, quant au choléra, à la phthisie et aux scrofules, il est bien démontré qu'aucune de ces maladies n'est contagieuse, bien que des préjugés établissent le contraire.

Mais la chose la plus essentielle et la plus difficile, est de délivrer les hommes d'eux-mêmes, pour ainsi dire, en renouvelant le vieil air qui est extravasé dans leurs poumons[1]. En vain les astreignez-vous à des quarantaines; en vain les emprisonne-t-on dans d'insipides lazarets : tant de bains et de fumigations seront certainement inefficaces. Vous ne ferez ainsi qu'augmenter par l'ennui et par la faiblesse, les préludes d'un mal dont il eût fallu attaquer la première cause et détruire les premiers germes. Ce n'est pas la peau qui contient ces germes; c'est bien plutôt le poumon, lui qui retient opiniâtrement du vieil air dès longtemps aspiré et corrompu. C'est donc aux poumons par-dessus tout que l'on doit adresser les soins les plus attentifs.

Or ce n'est pas assez, pour exprimer de la poitrine l'air impur qui l'emplit, de rendre les

---

[1] L'autorité ne peut aujourd'hui maintenir rationnellement les quarantaines qu'en s'autorisant de cette masse d'air altéré que le poumon d'un passager conserve encore longtemps après la fin d'une traversée. Quant à la contagion, il est maintenant démontré qu'elle est étrangère à la fièvre jaune et à la peste.

expirations fréquentes et profondes ; bien que cela soit nécessaire. Il faut surtout recourir aux grands exercices du corps ; car c'est par les commotions réitérées que les grands mouvements communiquent aux poumons, que l'air est le plus sûrement renouvelé dans ces organes.

C'est principalement en raison de cette masse de vieil air amassé dans les poumons qu'il est prescrit aux hommes sédentaires et aux commis d'habiter loin des lieux où ils travaillent, loin de leurs bureaux. L'exercice a pour eux l'avantage de maintenir l'action des muscles, d'exciter la transpiration et l'appétit, mais surtout de renouveler en partie l'air qui stagne dans la profondeur des poumons.

Les mêmes règles, quant aux grands exercices du corps et à un régime fortifiant, sont aussi d'une nécessité expresse pour quiconque a traversé des marais, séjourné dans le voisinage de quelque eau stagnante et vaseuse, et principalement si c'est le matin ou le soir, époques du jour où la malfaisante influence en est plus marquée. Plusieurs observateurs, entre autres Vauquelin, Julia, Moscati, MM. de Gasparin et Boussingault, sans pourtant préciser nettement quelle est la nature des exhalaisons des eaux vaseuses et des marais, ont du moins établi que l'essence en paraissait être une substance animale toute spéciale, matière que le comte de Gasparin est parvenu à condenser mieux qu'on ne l'avait fait avant lui.

Il paraît avéré que les effluves des marais ont

moins de dangers quand on les respire à travers
un tissu quelconque, gaze ou soie, n'importe :
c'est comme les gaz des mines qui cessent de
faire explosion à la lumière que voile une fine
toile métallique, par laquelle le gaz malfaisant
se trouve divisé. Mais revenons à des préceptes
hygiéniques plus usuels.

La température moyenne de la France est de
12 degrés centigrades environ. De mai jusqu'à
novembre, cette température dépasse ordinairement 12 degrés ; mais depuis novembre jusqu'en
mai, il est rare qu'elle atteigne ce chiffre. Pour
la température comme pour tout le reste, ce qu'on
appelle le terme moyen ne se réalise presque
jamais : c'est le juste niveau ou l'équilibre fictif
d'une balance qui, en réalité, oscille presque
toujours au-dessous ou au-dessus de ce point
mathématique et idéal. C'est ainsi que les
moyennes, si familières aux théoriciens, ne
sont que de superbes mensonges qui servent
à voiler les causes vraies des variations naturelles.

Rien n'est plus propre à nous préserver du
froid, que l'exercice du corps et une alimentation saine où les chairs animales dominent. Un
individu jouissant de la santé, encore jeune et
bien vêtu, a rarement besoin de la chaleur artificielle s'il dort selon ses fatigues, s'il agit suffisamment, et s'il se nourrit de viandes faites,
humectées d'une boisson fermentée et tonique.
Les personnes sédentaires et âgées, au contraire, celles dont la santé est dérangée, et dont

13.

les forces déclinent, principalement si elles dorment mal et si elles se nourrissent de végétaux, de viandes blanches, de fruits et de poissons, ces personnes-là, qui ordinairement ne boivent que de l'eau, ne sauraient supporter, sans en souffrir, quels que soient leurs vêtements, une température moindre de 12 degrés.

Le feu de cheminée est plus sain et il distrait mieux que le feu de poêle : il renouvelle mieux l'air du dedans; mais, précisément parce qu'il l'attire davantage et qu'il en rend le cours plus rapide, il expose au froid les parties du corps où ne peut atteindre le foyer. Et même on ne profite tout à fait du feu de cheminée, qu'autant qu'on ne s'en approche enfermé dans un fauteuil à dos plein.

Le feu de poêle donne une chaleur plus égale; mais avec lui l'air est moins renouvelé, plus sédentaire, moins salubre. Il exige des ventilations répétées. Il est utile et quelquefois nécessaire de faire évaporer de l'eau en des vases exprès, dans les appartements qu'échauffent des poêles. On sature ainsi l'air de toute l'humidité que l'élévation de la chaleur lui rend indispensable.

Dans quelques vastes établissements qu'échauffent de gros poêles placés loin du centre des appartements, dans des encoignures, à l'Institut en particulier, où sont utilisées, sans attente, les meilleures inventions, on affuble les poêles de fonte d'une chemise en fer-blanc, dont le côté resplendissant regarde le dedans de

la salle. Et comme les surfaces lisses et blanches, comme l'a prouvé Rumford, émettent
beaucoup moins de calorique que celles qui sont
mattes et ternes, cette espèce d'écran métallique préserve d'une trop vive chaleur les pro-
ches voisins du foyer. Il est même fort convenable que le poêle soit placé près de la porte
d'entrée. Dans cette situation, en effet, non-
seulement il reçoit l'air du dehors sans en donner le froid contact à l'assemblée, mais il renouvelle efficacement et ventile l'air du dedans, en
l'attirant vers l'issue principale, où il s'établit
un double courant.

En toute pièce où il y a du feu allumé, et
dans laquelle on tient entr'ouverte une fenêtre,
Schèele a prouvé qu'il entre de l'air froid par le
bas et qu'il en sort de chaud par le haut des
huis, ainsi qu'on peut le constater au moyen
d'une bougie allumée qu'on expose tour à tour
à chacun de ces courants. On conçoit combien
peut être nuisible pour une personne qui transpire, le voisinage et l'influence immédiate de ce
bruyant conflit de deux colonnes d'air d'une
température si contrastante. Voilà même ce qui
fait le danger des vents coulis, lesquels sont
d'autant plus nuisibles qu'ils s'établissent par
des pertuis plus étroits, moins élevés vers le
plafond, et partant plus sifflants et plus froids.
Toutes les fois qu'on veut donner de l'air à
une pièce à feu, il faut l'introduire à larges
fenêtres.

Passé 16 à 18 degrés, la chaleur, surtout si

elle est artificielle, alourdit, porte à la tête, rend plus pénible la respiration et peut même occasionner des palpitations et une congestion cérébrale. L'influence est encore plus sensible sur ceux qui arrivent du dehors avec une chaleur vitalement acquise. Il est utile alors de ventiler les appartements.

Les vases remplis de feu qu'on place au milieu des appartements, les mangales d'Orient et de Provence, ne peuvent convenir que dans de vastes ateliers, ou seulement dans des contrées où les grands froids et les combustibles sont rares. Les chaufferettes, quelle qu'en soit la forme ou la structure, ne peuvent convenir qu'à des vieillards sédentaires. Les jeunes gens doivent s'abstenir d'en faire usage : il en résulterait de mauvaises habitudes, et la santé serait moins bonne, sans même parler des vergetures et autres inconvénients ou accidents que peuvent occasionner ces calorifères des classes infimes. Les moines, les vases remplis d'eau, les chaufferettes excavées pour recevoir de l'eau chaude, les briques et les bassinoires de toute espèce, ne peuvent également convenir qu'à des personnes âgées ou malades, les seules à qui ces artifices dangereux puissent être pardonnés. L'exercice, tel est l'utile calorigène que la nature et la raison prescrivent à la jeunesse.

Chauffer isolément les pieds et les mains dès que l'hiver s'annonce, c'est s'exposer à de hideuses engelures, dont rien ensuite ne peut délivrer avant l'été qui les guérit, mais que la prudence, l'abstention du feu et l'exercice peuvent ordinairement conjurer.

Le froid et le chaud sont d'autant plus sentis que les températures précédentes impliquent un plus grand contraste. C'est ainsi que le même degré de chaleur agit plus sur nous en avril qu'en octobre, et que le même degré de froid nous trouve beaucoup plus sensibles en septembre qu'en mai. Il ne faut, en conséquence de ces impressions, ni reprendre trop tard les habits d'automne, ni déférer trop vite aux premières chaleurs du printemps en quittant ceux de l'hiver.

La respiration s'effectue plus facilement et avec plus de bien-être dans les saisons froides que dans les grandes chaleurs. Toutefois les vents froids ne sont pas sans danger, surtout si l'on marche à leur rencontre, en sens inverse de leur cours, et surtout si l'on est à cheval ou sur le coussin d'honneur d'un carrosse. Beaucoup d'affections pulmonaires n'ont pas eu primitivement d'autres causes.

Les personnes affectées de la poitrine se trouvent bien des climats chauds et à peu près uniformes, en particulier du climat de la Provence et de l'Italie. L'essentiel est de se rendre dans ces contrées avant que la maladie soit entrée dans son dernier période. On assure que la phthisie est une affection presque inconnue à Alger.

Il est des lieux dont l'air est tellement irrespirable, qu'on ne peut en aborder qu'en se précautionnant d'un réservoir d'air salubre qu'on respire à souhait. Ces réservoirs sont construits d'après plusieurs systèmes, dont le meilleur me paraît être celui de M. E. Guillaumet, parce que la densité et la pression de l'air s'y trouvent proportionnées au milieu dans lequel on respire.

On ne doit jamais souffler le charbon ni la braise avec le souffle, surtout au moment où ils commencent à s'allumer, parce que l'inspiration qui succède à l'expiration porterait dans le poumon une grande quantité de gaz acide carbonique très-asphyxiant. Des vertiges suivraient promptement une telle imprudence.

Il faut se défier des lieux très-éclairés artificiellement, quand l'air n'y circule pas avec plénitude. La chandelle, la bougie, les lampes à huile, mais surtout le gaz inflammable, appauvrissent l'air d'oxygène comme le feu, outre qu'ils en élèvent beaucoup la température. La bougie échauffe l'air moins que les lampes, mais plus que la chandelle, parce que la cire a besoin pour fondre d'une température plus élevée que le suif; toutefois elle n'altère pas l'air aussi promptement que la chandelle. La bougie à la stéarine fit pourtant exception à l'époque où, pour lui donner plus d'homogénéité et la rendre moins cristalline, on imagina d'ajouter de l'arsenic à l'acide stéarique. Ce fut alors qu'on fut témoin de tant d'accidents, principalement dans les grandes soirées. Dans un bal qui se donnait vers les Champs-Elysées, la plupart des invités

éprouvèrent des accidents terribles, des vomis-
séments, des syncopes, comme après un em-
poisonnement : la nouvelle bougie en était cause.
Les lampes et la chandelle ont pour effet, en
raison de la fumée qu'elles dégagent, de rendre
noires les mucosités de la gorge, et de causer
quelquefois des inquiétudes très-vives aux personnes qui doutent du bon état de leurs poumons.

L'éclairage par le gaz a de mauvaises influences et de grands dangers. Sans même parler
des détonations, autrefois si fréquentes et toujours si redoutables, il produit une odeur infecte,
il chauffe l'air excessivement, et jusqu'à devenir
une cause de maladie; il peut même asphyxier
dans un lieu fermé hermétiquement, tant il
consomme d'oxygène, ou parce qu'il y a fuite
d'un de ses conduits, ou parce qu'il continue de
brûler quand on dort, qu'enfin parce qu'un bec
s'est éteint sans avoir été fermé, etc.

On ne doit jamais visiter des mines sans d'extrêmes précautions, et mieux vaudrait s'en abstenir, si l'on n'y était conduit que par un motif
de curiosité. Trois gaz, qui s'y dégagent fréquemment, en rendent le séjour fort dangereux.
Ces gaz sont : l'acide carbonique, auquel les
ouvriers donnent différents noms; l'azote, qu'ils
nomment *mouffette;* et le gaz hydrogène car-
bonné ou *feu grisou,* lequel donne lieu à des
détonations terribles. Nous dirons ailleurs
comment on se préserve de pareilles catastrophes.

Les émanations putrides n'ont d'extrêmes dangers que lorsqu'elles proviennent d'un lieu très-rapproché de ceux où l'on habite et où l'on respire. On a pu remarquer pendant de longues années l'excellente santé dont jouissaient les habitants de la Villette et de Pantin, quoique placés sous le vent si infect de la voirie Montfaucon. Si ces odeurs repoussantes produisaient le mal qu'on leur attribue, tout le nord-est de Paris aurait sans cesse des fièvres putrides et le typhus, tant on y transporte d'immondices servant d'engrais, tant on y fabrique de noir animal et de poudrette, et tant il y fut immolé de chevaux pendant trente ans.

Lorsqu'on sort d'une atmosphère insalubre, c'est une précaution utile de préluder par des expirations profondes à l'expulsion de l'air altéré dont les poumons sont remplis.

Si quelqu'un vient à perdre connaissance, à être asphyxié, soit par un gaz délétère, soit même par submersion, il serait dangereux de lui insuffler de l'air dans les poumons. De pareilles tentatives ont souvent rompu le tissu pulmonaire et dilaté les bronches terminales. Mais on doit chercher à exciter naturellement l'aspiration de l'air, soit en chatouillant les narines, ce qui détermine l'éternument; soit en frôlant doucement les flancs, ce qui peut occasionner une expiration tellement profonde, qu'une inspiration mécanique doive nécessairement lui succéder en raison du redressement subit de l'arc des côtes.

On détermine aussi ce dernier effet en exerçant une pression forte sur la base de la poitrine, vers le bas de la voûte des côtes et du
sternum. L'inspiration qui suit nécessairement
ce mouvement forcé suffit pour conduire du nouvel air dans la poitrine, et quelquefois pour réveiller tout à fait l'action vitale et la contraction
du diaphragme.

Quand on éprouve des palpitations de cœur,
et quand on se sent comme oppressé, quelques
inspirations réitérées et profondes à la manière
d'un soupir procurent quelquefois un prompt
soulagement.

DES HABITATIONS,

DE L'AMEUBLEMENT ET DU VOISINAGE.

Il faut, quand cela est possible, aller respirer
l'air pur là où il se trouve naturellement, c'est-
à-dire loin du centre des grandes villes, loin
des marais, des cloaques, des eaux stagnantes
et des étangs fangeux.

Evitons soigneusement l'humidité. Nos maisons doivent être fort exhaussées au-dessus du
niveau du sol, surtout s'il est argileux; car
l'argile est une terre imperméable qui laisse séjourner l'eau qui la baigne. Que votre demeure
soit exposée de préférence au levant, et que les
principales ouvertures reçoivent les premiers
rayons du soleil : c'est en effet du levant, situés
comme nous le sommes, que vient l'air le plus
convenable, le moins humide et le plus salubre.
Au sud, il serait trop chaud durant l'été; l'hiver il serait trop froid, venant du nord; et trop
humide en toute saison, du couchant.

A l'air pur et renouvelé on doit joindre une
douce lumière : multipliez dans vos demeures
ces ouvertures diaphanes qui donnent accès à
l'air, au jour et à la chaleur. L'obscurité étiole
l'homme et l'affaiblit; elle le dispose à la longue
aux affections scrofuleuses et au scorbut, quelle

que soit la nourriture qu'on oppose à sa meur-
trière influence.

Le hâle et le teint bronzé qu'on rapporte des
champs, dénote une santé plus énergique que
la pâleur blafarde que font contracter les cités.
A conditions égales, les premiers étages sont, en
conséquence, moins salubres en toute habitation
de ville non isolée.

Les fenêtres et les issues doivent être proportionnées à l'étendue des appartements, comme
les appartements et l'élévation de leur plafond,
au nombre et à l'âge des personnes qu'ils abritent, et à la durée du séjour qu'elles y font.
Même pour les hôpitaux, Tenon exigeait par personne six mètres cubes d'air, d'un air parfaitement renouvelé, et l'expérience démontre chaque
jour combien cette prescription hygiénique a d'importance. A l'hôpital Beaujon, maison d'ailleurs
si magnifique et bâtie comme un palais, on a
remarqué que la mortalité est moins grande,
de plus d'un tiers, aux premiers étages qu'au
troisième, qui a moins d'espace, moins d'élévation, moins de fenêtres, et des fenêtres plus petites. En toute circonstance, il faut au moins
dix mètres cubes d'air par personne, principalement là où l'on est sédentaire.

Les personnes sédentaires et riches doivent
distribuer leurs appartements de telle sorte
qu'on puisse changer d'air et de local pour manger, pour travailler, pour séjourner et s'assem-
bler, pour dormir. C'est dire qu'on doit rendre
bien distincts la salle à manger, le cabinet d'é-

tudes, le salon de réception, le petit salon d'hiver ou de famille, et les chambres à coucher. Il
est d'ailleurs fort essentiel que les cuisines et les
latrines occupent le côté nord des lieux où l'on
séjourne le plus habituellement.

Pour être moins humides et plus salubres, les
maisons devraient toujours reposer sur des voû-
tes de caves.

L'exposition des maisons exerce une grande
influence sur la santé. Au nord, il faut préférer
le midi, dans les villes principalement et dans
nos climats tempérés. On remarqua à Vienne,
pendant le choléra qui attaqua cette capitale de
l'Autriche en 1831, qu'il était mort plus de malades sur le côté des rues qui regardait le nord,
que du côté opposé. Il est vrai que les maisons
exposées au midi sont presque toujours habitées
par des familles vivant dans l'aisance et à qui
la fortune même confère le droit du choix.

Lorsqu'on peut ainsi choisir, il faut préférer
une rue vaste, les alentours d'une grande place
publique ou des boulevards, ou un quartier peu
populeux, peu bruyant, le voisinage des jardins
ou des champs, puisque la verdure rafraîchit
l'air et le purifie. On a constaté, pour Paris, qu'il
meurt, année moyenne, un habitant sur trente
à la place Maubert et dans tout le quartier Saint-
Marcel, et un seulement sur cinquante-cinq
dans la Chaussée-d'Antin et le faubourg Saint-
Honoré.

Pour ce qui est des ordures infectes ou des
émanations nuisibles, on doit éviter avec le plus

grand soin le voisinage des voiries, des abattoirs, des amphithéâtres d'anatomie, et même des hôpitaux; des fabriques de savon, de chandelles et de noir animal; le voisinage des brasseries, des boyauderies, des fabriques de céruse, des chapelleries, des ateliers de doreurs, et surtout le voisinage des cimetières, lesquels agissent sur le nerf olfactif encore moins défavorablement que sur la vue et sur l'imagination, qu'ils peuvent attrister jusqu'au tourment.

Quant à la tranquillité, il est essentiel d'éloigner sa demeure des forgerons et des serruriers, des menuisiers, des bouchers, des ferblantiers, des charrons, des droguistes, qui pilent et tamisent; des imprimeurs de journaux, qui travaillent la nuit; des routes fréquentées et des auberges, des églises et des horloges publiques, et enfin des théâtres et autres lieux de réunion, à cause du bruit et dans l'intérêt du sommeil.

Le voisinage des droguistes et des pharmaciens peut encore devenir nuisible par des causes distinctes du bruit. Les molécules atténuées de jalap, et surtout celles d'ipécacuanha, quand on pulvérise ces substances ou qu'on les tamise, peuvent occasionner des oppressions qui vont jusqu'à l'anxiété et des quintes de toux qui imitent des accès d'asthme; la poudre de cantharides peut causer d'autres dangers tout aussi graves; les distillations de mercure peuvent déterminer des tremblements et la salivation; les préparations de plomb, des coliques et la paralysie. A cause de cela, les marchands de

couleurs, de même que les peintres chez qui on
broie ces couleurs, doivent être mis au rang de
ceux dont il faut fuir le contact.

Les personnes disposées aux affections nerveuses doivent aussi éviter le voisinage des parfumeurs, des fleuristes, des fabricants de produits chimiques, des peintres en bâtiments et des
vitriers : elles éviteront ainsi des causes de migraine et d'autres souffrances.

Dans plusieurs villes, il faut préférer les hauts
quartiers à l'habitation des quais, ou, sur les
quais, les étages supérieurs, à cause des inondations fréquentes.

Jamais il ne faut fixer sa demeure au nord
ni même au levant d'un cimetière peu éloigné.
Je connais en France une belle ville dont la
promenade principale est abandonnée, surtout
dans la saison où l'on se promène, par la raison
qu'un vaste cimetière, entouré de murs très-
bas, et voisin d'un grand fleuve qui l'expose aux
brouillards et qui reflète vers lui de vives réver-
bérations, se trouve placé au sud de cette promenade dont l'air en est désagréablement altéré.

Quand on projette de bâtir dans un lieu quelconque, on doit avant tout s'assurer de la nature
du sol, des qualités de l'air et des eaux. Si le
sol est trop argileux, on sera entouré de boue
et d'eau dans les saisons humides ; s'il est sélé-
niteux, les eaux seront lourdes et insalubres,
elles ne dissoudront point suffisamment le savon et cuiront mal les légumes. Il faut se défier
des lieux dont les excavations, les puits ou les

souterrains affaiblissent ou éteignent les lumières qu'on y fait descendre et de ceux où l'air précipite l'eau de chaux. On ne doit bâtir qu'en des lieux fertiles qu'arrosent des eaux salubres, et qu'on puisse aménager d'herbes et d'arbres utiles. Le voisinage des étangs et des marais est plus à redouter que celui des forêts, et il vaut mieux rechercher la pente méridionale d'une colline, qu'une vallée profonde où les eaux débordent ou croupissent.

Les Romains et plusieurs peuples anciens avaient une excellente coutume pour juger de la salubrité du sol : avant de fonder une ville, une colonie, un village, avant même de bâtir une maison isolée, en quelque lieu que ce fût, ils ouvraient les animaux qu'on y rencontrait et qui s'y étaient nourris, et ils examinaient avec soin si leurs entrailles étaient saines ou malades. Dans ce dernier cas, ils s'abstenaient.

L'ameublement des maisons mérite aussi une très-grande attention dans l'intérêt de la santé. Une pendule bruyante rompt le sommeil ; des lits trop doux amollissent et rendent paresseux, affaiblissent en augmentant la transpiration, et peuvent engendrer des calculs ; de trop flexibles bergères ont souvent disposé aux hémorroïdes et à d'autres hémorragies. Les tapis permanents retiennent des exhalaisons nuisibles et corrompent l'air des appartements ; ils sont funestes principalement dans les temps d'épidémie et quand règnent des maladies contagieuses. Des difformités de la taille ont eu plus d'une fois

pour première cause des oreillers épais et re-
bondis, qui déjettent la tête trop loin de l'axe
de son support. Des rideaux opaques et de profondes alcôves concourent à détériorer l'air
qu'on respire en dormant. Tant de citadins désœuvrés n'ont une pâleur maladive que parce
qu'ils passent près de moitié de leur existence
comme emprisonnés dans des alcôves plus obs-
cures que des cachots pénitenciers. Les tableaux
récréent la vue et reposent l'esprit en le dis-
trayant ; mais ils favorisent quelquefois l'illusion
au détriment de la réalité dont ils désenchan-
tent. Les vases poreux d'Egypte rafraîchissent
doucement les appartements dans les saisons
chaudes de l'année; les jets d'eau intérieurs ont
le même objet.

Les bonnes cheminées renouvellent l'air et
sont les meilleurs ventilateurs qui soient; mais
il est essentiel qu'elles attirent l'air avec énergie, et qu'elles ne fument jamais, quelle que
soit la direction des vents; il faut qu'elles soient
excavées à la Vauquelin, ce qui dispense de
l'emploi de ces diaphragmes mobiles, prodi-
gues en fait de combustibles, et si prompts
à se déjeter ou à s'enrayer; il faut encore
que les côtés en soient garnis de plaques bril-
lantes de cuivre, de faïence ou de porcelaine,
par qui le calorique des foyers se trouve reflété
vers les appartements. Une bibliothèque diversifiée avec goût nourrit l'esprit, préserve de
l'ennui et dissipe les chagrins. Il n'y a pas jusqu'au billard, qui n'intéresse les forces et l'ap-

pétit. Les femmes ont la jointure des bras trop éloignée de l'axe de la poitrine, à cause de l'arc-boutant moins courbe des clavicules, pour qu'elles jouent au billard avec élégance et sans fatigue; et cependant, dans de longs séjours à la campagne, elles finissent par lancer des billes avec assez de facilité, sinon avec précision. Au reste, ce n'est là pour les dames qu'un exercice tout à fait exceptionnel.

Ce sont les personnes sédentaires qui doivent habiter les appartements les plus spacieux, les plus aérés. Puisqu'elles ne changent pas d'air, il faut, en quelque sorte, que l'air pur vienne les chercher et ne les quitte jamais.

C'est dans les grands ateliers qu'on devrait surtout éviter l'humidité, l'obscurité, les extrêmes de température et la malpropreté; c'est là principalement qu'il serait essentiel que l'air fût le plus renouvelé, le plus salubre, et c'est là précisément qu'il est presque toujours corrompu par toutes sortes de causes.

Les femmes ont plus à souffrir que les hommes de l'insalubrité de l'air et de l'incommodité du logis, car elles sont ordinairement plus sédentaires. Le choix d'une habitation les intéresse donc toujours plus que les hommes.

En quelque lieu qu'on fixe sa résidence, il faut prendre souci de l'emplacement et de la disposition des latrines. Mal situées et mal organisées, elles peuvent rendre intolérable la plus délicieuse habitation. En général, on doit préférer le nouveau système des fosses mobiles.

14

Elles ont le très-grand avantage d'être à peu près inodores, comme aussi de dispenser de ces vidanges périodiques qui forcent les habitants d'une maison à déserter leur toit, qui blessent l'odorat et les yeux, et peuvent même occasionner une espèce d'ophthalmie fort tenace, sans compter qu'elles noircissent l'argenterie et le plaqué, et qu'elles ont plus d'une fois causé de mortelles asphyxies, quoi qu'on fît, par des immersions d'eau de chaux, des grands feux, des fournaux d'appel, etc.

On doit éloigner de sa demeure tout corps en fermentation, en putréfaction, tout amas d'ordures, de débris organiques ou d'engrais. Les fièvres intermittentes ne sont périodiquement endémiques en beaucoup de contrées qu'en raison des fumiers qui avoisinent les habitations des campagnards. Telle aussi paraît être la principale cause de l'effrayante mortalité qui pèse sur les jeunes enfants placés en nourrice loin des grandes villes. Les pressoirs, les brasseries, les égouts et cloaques, les meules d'un foin mal fané ou entassé mouillé ; les eaux dormantes, les fossés bourbeux et les marais, sont d'un voisinage non moins insalubre que celui des dépôts d'engrais. Ces derniers même n'occasionnent tant de dangers, que parce qu'on ne les enlève que vers la fin du mois de juillet, à l'occasion du binage, époque de leur plus grande fermentation et des chaleurs les plus ardentes. Déplacés dès le commencement du printemps, les effets nuisibles en seraient fort affaiblis. Quant aux marais, ils en-

gendrent des fièvres intermittentes, des engorgements d'entrailles et des fièvres pernicieuses
promptes à causer la mort, quand on néglige
ou qu'on hésite à les combattre, dès les premiers accès, du seul remède qui les guérisse,
je veux dire par le quinquina.

Il faut aussi se défier des rues dépavées et des
ruisseaux dont le limon est répandu avec imprudence sur des talus exhaussés. La terre
même, quand on la remue pour la féconder, et
lorsqu'on l'arrose, devient dangereuse, principalement si elle est chargée d'engrais. Voilà
pourquoi il n'est pas toujours sans danger d'habiter trop près des jardins potagers. On a vu la
fièvre jaune ne se déclarer chaque année dans
les climats chauds, qu'au moment où on labou-
rait la terre (Bally).

Les étangs et les fossés bourbeux ne doivent
être vidés et curés que pendant l'hiver, et de
préférence durant la gelée, principalement s'ils
sont situés près d'une ville ou d'une métairie
habitée. A la vérité, la corvée serait moins pénible dans le cours de la belle saison, alors que
les eaux sont basses et que les sources tarissent;
mais les risques en seraient plus grands.

Habiter une maison nouvellement bâtie et
dont les murs plâtreux sont encore humides,
c'est s'exposer à des rhumatismes et à des affections de poitrine; ne pas attendre que les pein-
tures soient desséchées, c'est affronter des accidents graves, des coliques de plomb, des maladies nerveuses, des tremblements et même des

affections mentales. On est averti de ce danger par l'odeur de violette qu'exhalent alors certaines humeurs.

Quant aux paratonnerres, il est d'autant plus nécessaire d'en surmonter les édifices, que ceux-ci sont plus élevés, plus élancés dans l'air. La condition essentielle de leur structure et pose, c'est qu'ils communiquent sans aucune interruption avec le sol, et que la pointe saillante qui regarde le ciel soit composée de platine ou de laiton doré. Leur action préservatrice, leur puissance soutirante paraît s'étendre à vingt-cinq pieds, ou un peu plus de huit mètres, c'est-à-dire au double de leur tige saillante, qui n'a pas ordinairement plus de douze pieds. On ne préserve donc un grand bâtiment de la foudre, que si cet édifice supporte autant de paratonnerres que son entablement compte de fois cinquante pieds, soit en longueur, soit en largeur. Voilà au moins sur quelles données l'Institut répondit il y a quatorze ans, au maire de Carentan, qui demandait au docte aréopage à quelle distance il devait faire placer des paratonnerres sur l'église de sa ville [1].

(1) On peut regarder comme un excellent modèle le système de paratonnerres que M. Benjamin Delessert a fait placer sur sa grande usine de Passy. Nous sommes d'autant plus porté à l'indiquer, que Passy est comme le berceau des paratonnerres, à raison du long séjour qu'y fit l'illustre B. Franklin, leur inventeur.

DES VÊTEMENTS.

DU VÊTEMENT EN GÉNÉRAL.

La nature ayant donné à l'homme une enveloppe plus légère, moins résistante et moins chaude qu'aux autres animaux, ses compagnons ou ses esclaves, avait ainsi laissé à sa sagacité industrieuse le soin d'inventer pour lui-même des vêtements, comme d'en approprier la forme et la substance aux climats et aux saisons. A cela, l'homme a dû l'aptitude d'habiter presque indifféremment tous les lieux, de voyager sous toutes les latitudes, de peupler toutes les contrées du globe, d'affronter toutes les intempéries. Devant être cosmopolite, il devait naître nu mais industrieux.

Chaque animal a dans son enveloppe invariable la raison qui précise et qui délimite sa patrie; tandis que l'homme, lui dont les migrations n'ont de bornes que celles du globe, devait pouvoir modifier ses vêtements selon les temps et selon les lieux, suivant les saisons et les climats.

L'homme a fait plus. Par vanité, il a fait intervenir le luxe dans la satisfaction d'un besoin réel : ses vêtements sont devenus des parures. Il a, de plus, obéi à ses caprices et déféré à l'opi-

nion, toujours si changeante; et son incon-
stance même a créé des modes. Ne pouvant à
son gré modifier le fond de sa structure, il
s'est attaché à en diversifier la surface et surtout à l'embellir. Il a de la sorte souvent excédé
le vœu de la nature, accru le nombre de ses besoins et de ses maux, et suscité au détriment de
son bonheur une nouvelle source de privations.

Il est vrai que la nécessité de se vêtir, comme
aussi le goût immodéré de la parure, a dû porter
l'homme au travail et le rendre plus inventif.
Telle est la commune origine d'industries innombrables.

Pour accroître ou pour modérer la température, on a mis à contribution les productions les
plus diverses. Deux plantes, le lin et le chanvre,
ont fourni les vêtements de fil pour les pays
chauds; un arbre a donné le coton pour les climats tempérés; des animaux dociles ont fourni
la laine, et d'autres animaux plus indomptés,
plus sauvages, des fourrures ou pelleteries pour
les peuples actifs et courageux du Nord; un in-
secte nourri de mûrier, a donné la soie, tissu
précieux et brillant, qui préserve du froid sans
exciter la peau ni peser sur elle.

La nature elle-même semble avoir indiqué à
l'homme à quelle époque il doit changer de vêtements : les animaux, en effet, muent naturellement chaque année.

Mais comme les tissus qui nous abritent contre
les intempéries de l'air, sont formés de débris
alors inertes et promptement décomposables;

comme ces tissus sont ordinairement configurés
en tuniques qui ne laissent à l'air que peu d'accès, et maintenus fermés par des motifs de santé
et de décence, les vêtements, à raison de ces circonstances, doivent être renouvelés fréquemment.

Chacun de nous aurait assez de ses trente-sept
à trente-huit degrés centigrades de chaleur vitale,
tant que l'exercice développe cette chaleur et que
la respiration et de bons aliments l'entretiennent.
Nous n'avons froid, que parce que le calorique
irradie d'un corps à l'autre, et que des corps
moins chauds que nos organes enlèvent à ceux-
ci leur propre chaleur. On doit donc soigneusement couvrir le corps d'enveloppes qui retiennent en lui cette chaleur que la vie engendre
et renouvelle incessamment. Les tissus de fil
comme vêtements immédiats, les tissus plus
moelleux et plus poreux de laine et de coton
comme seconde enveloppe, les pelleteries comme
garnitures, les étoffes cirées et vernies, ou la
soie comme cuirasse, c'est-à-dire comme une
dernière enveloppe peu perméable qui s'oppose
à la dispersion de la chaleur intrinsèque, tels
sont les meilleurs préservatifs contre le froid.

COULEUR DES VÊTEMENTS.

L'essentiel pour l'homme étant de conserver
sa propre chaleur, les vêtements blancs, quand
le tissu en est souple et moelleux, sont les plus
propices contre le froid. La couleur blanche, en

effet, et Rumford l'a prouvé par son vase cubique à faces disparates et plein d'eau chaude, est
la couleur qui résiste le plus efficacement à la
dissémination du calorique.

Il est même vraisemblable que telle est la raison pour laquelle la nature a fait que presque
tous les animaux du Nord, tels que la marte,
l'hermine, l'écureuil, plusieurs variétés de re-
nards, deviennent ou entièrement blancs, ou
gris, à l'époque des plus grands froids. L'été,
ils redeviennent bruns, fauves, ou noirs. Je sais
bien que personne n'en avait fait la remarque
avant moi, mais le fait n'en est pas moins frap-
pant. On peut même remarquer que ceux de ces
animaux qui ne changent point de couleur, ont
du moins de couleur blanche, et avec permanence,
cette partie du corps qui regarde la terre, cette
terre d'où provient une froide humidité.

Ainsi, même en hiver, toute personne saine,
jeune et robuste, doit préférer les vêtements
blancs, comme ceux qui retiennent le mieux la
chaleur du corps. Cette opinion, qui paraît
opposée au préjugé universel, je la publiai
dans un journal, en 1834, et je dois dire que
pendant les hivers de 1835 et de 1836, la plupart des pardessus d'hommes, à Paris, furent
composés de lainages blancs. On s'en trouva
bien; on a changé depuis, par la raison que tout
change.

Si cependant il s'agissait d'êtres faibles, de
vieillards énervés, d'individus infirmes, de convalescents encore débiles, qui éprouvassent le

....

besoin d'appeler la chaleur artificielle au secours
de la chaleur intrinsèque ou vitale, alors seulement les vêtements noirs auraient l'avantage,
et devraient être préférés. On a effectivement
expérimenté, en Égypte, au temps de notre
glorieuse expédition, qu'un thermomètre s'élève
plus haut, par le même soleil, sous un schako
noir que sous un schako blanc. Déjà Franklin
avait expérimenté que la neige fond moins vite,
à une même chaleur, sous une étoffe blanche
que sous une noire d'un tissu en tout pareil. Et
d'ailleurs les expériences dont j'ai déjà parlé,
celles du comte de Rumford et celles de Strack,
sur le thermomètre, sont unanimes et décisives
sur ce point. Si le noir dissipe plus promptement
la chaleur, il l'absorbe aussi davantage et avec
plus de rapidité.

La couleur des vêtements n'a toutefois une
influence bien marquée sur la chaleur, qu'autant que ces vêtements sont très-minces. La
substance dont ils sont formés, leur épaisseur
et leur contexture, ont beaucoup d'effet sous le
même rapport.

MATIÈRE DES VÊTEMENTS.

Le chanvre, le lin, le coton, la laine, la soie,
les poils de quelques animaux, les pelleteries,
telles sont les principales substances dont les
peuples civilisés composent leurs vêtements. Les
plumes de quelques oiseaux, le cuir préparé de
quelques mammifères entrent aussi dans la liste

des choses dont l'homme peut abriter ses membres.

Chanvre et lin. Le chanvre est la fibre textile d'une plante dioïque qui croît abondamment dans nos climats, mais qui est originaire de la Perse. On cueille cette plante en deux fois, en se conformant à la maturité non concordante des deux sexes : le mâle, que les villageois nomment femelle, est cueilli le premier ; il est le plus tôt mûr et jaunissant. Le chanvre réellement femelle, celui qui porte les graines, est mûr et arraché le dernier. Après qu'il est cueilli, effeuillé, séché, on le fait rouir, c'est-à-dire qu'on le trempe quelque temps dans l'eau, afin de favoriser la séparation de la partie filandreuse et textile d'avec la partie ligneuse. Roui et desséché, on le broie ou on le *teille* à la main ; puis on le bat, on l'assouplit, on le roule en poupées ; le fil qu'on en obtient, on le met en pièces ou en écheveaux ; on en fait des chaînes ou des trames qu'ourdit l'amidon et qu'unit la navette ; on le tisse en toiles qu'on blanchit à la rosée ou par le chlore, et cette toile découpée compose enfin des draps, des chemises, etc. Il se consomme en Europe des quantités énormes de chanvre. En France, chaque campagnard cultive cette plante pour son usage et en proportion des besoins de sa famille ; mais l'Angleterre en a reçu dans une des dernières années, indépendamment de ce qu'elle en récolte, jusqu'à vingt-cinq millions de livres venant de l'étranger.

Quant au lin, dont la fibre a plus de finesse

et plus de douceur, il fut longtemps consacré aux cérémonies religieuses et à la vanité des puissants. La reine Clotilde n'avait qu'une chemise de lin quand elle épousa Clovis, tant le lin alors était rare.

Les tissus de chanvre et de lin sont de bons conducteurs du calorique, ils rafraîchissent la peau; mais comme ils sont avides d'humidité, ils ne peuvent convenir dans les climats brumeux comme est celui de la Hollande. Ils sont particulièrement utiles aux personnes qui ont la peau susceptible, atteinte d'éruptions ou de prurit. Ils sont, au contraire, d'un contact trop frais pour ceux qui sont disposés aux rhumes, aux affections de la poitrine et aux rhumatismes. Le coton et la laine conviennent beaucoup mieux dans ces derniers cas. Moins hérissés d'aspérités que ceux de coton, ces tissus de fil irritent beaucoup moins les plaies et les entamures de la peau : ils sont plus cicatrisants, ainsi que le vulgaire a raison de le penser, et composent la meilleure charpie. Le lin se prépare et se transforme comme le chanvre.

Coton. Cette substance provient d'un arbuste qui est de la même famille que la mauve; mais, au lieu d'être confondu avec la tige ligneuse comme le lin et le chanvre, le coton entoure simplement les graines de l'arbre qui le produit. Le cotonnier est originaire de l'Afrique et de l'Amérique. On a pu aussi le cultiver en Sicile, en Espagne, en Italie, et même en Provence; mais il est peu productif dans ces contrées d'Europe. Un cotonnier produit déjà au bout de huit ou dix mois de son âge, et chaque pied, selon l'espèce et le climat, donne de deux à quatre onces de coton ; et comme on sème ces arbustes à une distance respective d'environ trois pieds, un arpent de cotonniers peut donner de trois à quatre cents livres de coton par an. La difficulté est de le récolter: On attend que le soleil entr'ouvre la capsule de chaque fruit, et c'est alors qu'on cueille les graines entourées de ce fin duvet blanc. Il est surtout fort difficile de séparer ces graines de leur coton. Dans les pays où l'on n'a pas recours aux machines, chaque personne ne peut guère éplucher qu'une livre de coton par jour; mais avec les cylindres de la Guyane ou les moulins des Etats-Unis, cette opération est infiniment plus expéditive. On pense que ces moyens artificiels détériorent le coton, et que tel est le motif qui rend supérieur celui de l'Inde, contrée où les machines en question n'ont pas encore pénétré. Le coton doit être très-sec si l'on veut éviter qu'il ne pourrisse ou ne s'enflamme. Autrefois c'était une matière rare et précieuse que le coton; tandis qu'aujourd'hui il en est importé en Europe six à sept cents millions de livres chaque année, et ce duvet végétal, cardé, filé, dévidé par les machines inventées en Europe, mieux que ne le faisaient jadis les Phéniciens, teint sous mille dessins qu'ils ignoraient, se trouve façonné avec tant d'économie que, reporté sous forme de toiles peintes aux mêmes lieux où il fut ré-

colté, il s'y vend, après avoir deux fois traversé
les mers, à un prix moins élevé que s'il sortait
des fabriques indigènes, infiniment moins expé-
ditives et moins économiques.

L'usage du coton, comme ouate ou comme
tissu, convient dans les pays froids et humides.
Il conserve mieux la chaleur que le fil de lin.
L'été même il est utile, car il rend moins subit
le refroidissement du corps. Il tient le milieu,
comme abri, entre la toile de fil et les étoffes de
laine et de soie.

Soie. Une espèce de papillon, sous sa première forme de ver ou de larve (le ver à soie),
produit cette substance précieuse, qui est originaire de l'Asie, et plus particulièrement de la
Chine. Elle fut introduite sous le règne de Jus-
tinien à Constantinople. Elle passa en Grèce,
en Italie, en Espagne, et enfin dans le midi de
la France, dont elle est une des principales ri-
chesses. Les vers à soie, vingt-cinq à trente
jours après s'être nourris de feuilles de mûrier
blanc, s'enferment pour s'y transformer en
chrysalides, dans de petits coffres formés de la
soie qu'ils ont filée. Ces coffres ou cocons, composés de fils entrelacés, se dévident dès qu'on a
fait périr par l'eau bouillante les chrysalides qui
les habitent. Telle est la soie dont se composent
ces innombrables et riches tissus qui sont la
gloire de Lyon et l'orgueil des castes riches. On
peut récolter de la soie partout où l'on peut cultiver le mûrier blanc, qui s'arrête à une certaine la-
titude, que M. de Gasparin a cherché à préciser.

15

La soie est un mauvais conducteur du calorique et de l'électricité ; elle conserve, en conséquence, la chaleur inhérente aux organes, de même qu'elle les préserve de la température du dehors et, jusqu'à un certain point, de la foudre. Débarrassée du vernis comme résineux qui la rend si brillante, elle se divise en fibres d'une ténuité quasi-impalpable, et pourtant fort résistantes. Ces fibres si souples et si minces, on les file pour en composer des tissus qu'on teint des couleurs les plus diverses, pour des usages infinis : robes, rubans, foulards, rideaux, tentures, velours, brocards, gants et bas ; ce n'est là encore qu'une partie de ses formes et de ses destinations.

Laine. Simple dépouille des troupeaux et proportionnée à la fertilité du sol, la laine est le plus simple des vêtements, en ce sens que c'est une production naturelle dont la mise en œuvre demande peu d'industrie ; toutefois elle varie en finesse suivant le climat, et le luxe européen a fait un grand pas du jour où la laine de Cachemire a pu être substituée à la laine grossière de nos régions tempérées. L'acclimatement ou l'infusion en France de la race mérinos a de même profité au bien-être des classes mitoyennes. Débarrassée de son suint, espèce d'enduit graisseux qui forme environ le tiers de son poids, la laine devient une matière douce, à peu près blanche, souple, légèrement élastique, facile à carder, à filer, et qu'on peut ensuite tisser, tricoter ou employer en ouvrages de tapisseries. Cette laine résulte de la réunion de poils très-fins, très-contournés sur eux-mêmes, et hérissés d'une infinité de petites pointes microscopiques. C'est un mauvais conducteur du calorique et, comme tel, un bon abri, non-seulement envers le froid extérieur, mais contre l'extrême ardeur des rayons solaires dans les régions équatoriales. Un bonnet de laine préserve plus efficacement des coups de soleil qu'un bonnet de fil de lin ou de coton. Il est vrai que cet avantage tient en partie à l'épaisseur plus grande du tissu.

La laine est une production importante pour toutes les fortunes, et dont la consommation suit les progrès de la population et de l'aisance publique, comme aussi le progrès des soins hygiéniques. C'est ainsi qu'il se dépense annuellement en Angleterre près de quatre livres de laine par individu, tandis qu'en France et en Allemagne cette consommation annuelle monte à peine à deux livres par individu. Il est beaucoup de personnes délicates que le contact de la laine incommode par les picotements et les démangeaisons qu'elle provoque.

Poils d'animaux. La chèvre, la vigogne et le lama, le chameau et le dromadaire, le lièvre et le lapin, etc., fournissent des poils qui peuvent être employés à peu près comme la laine. Ils sont comme elle de mauvais conducteurs du calorique et de chauds abris. On peut en composer différents tissus : des manteaux, des tapis, des draps feutrés, des chapeaux, etc.

Pelleteries. C'est là probablement le premier vêtement des peuples originaires. Les plus
employées des fourrures sont celles d'écureuil
(le petit-gris), de martre, de zibeline, de chin-
chilla, de loutre, de renard, d'hermine, etc. Les
pelleteries étrangères sont, en général, d'un
prix très-élevé, et cela devait être, du moment
que le costume natif des peuples sauvages de-
venait une des superfluités du luxe chez les
peuples civilisés.

Plumes et duvet. Ces substances ne sont
guère employées que pour la confection des lits,
bergères, canapés, oreillers, couvertures mobiles, etc. Toutefois le duvet, et surtout celui qu'on dérobe au nid de l'eider, autrement
dit l'édredon, compose une ouate plus chaude
que la ouate même. Inutile de dire que les cou-
turières et les tailleurs ont souvent donné à ce
duvet des destinations fort capricieuses et men-
songères.

Cuir. C'est une peau tannée ou endurcie
avec l'écorce de chêne, qui sert à confectionner
des bottes, des gants, diverses chaussures et
même divers vêtements. Les cuirs les plus employés sont ceux des animaux ruminants de
l'espèce du bœuf, ceux de cheval, de daim, de
castor, de bouc et de mouton; ces deux derniers
sont à peu près les seuls qu'on maroquine.

A l'exception de l'édredon et des pelleteries,
qui viennent exclusivement du Nord, presque
toutes les matières à vêtement sont originaires
du Midi : la soie, le coton, et même le lin et le

chanvre. A la vérité, ces dernières substances se sont, dans les temps modernes, principalement acclimatées et cantonnées dans le nord de l'Europe, mais c'est là un effet de l'énergie vigilante des peuples de ces contrées, lesquels excellent à féconder le sol jusqu'à le rendre hospitalier aux plantes mêmes qui seraient nées sous de plus doux climats. Il n'y a donc que la laine qui soit naturellement abondante partout où se rencontrent de riches pâturages ; d'où l'on peut conclure que Bernardin de Saint-Pierre lui-même aurait rencontré peu d'harmonies satisfaisantes dans la primitive répartition sur le globe des matières dont l'homme se crée des abris.

REMARQUES SUR CE QUI PRÉCÈDE.

Un physicien du siècle précédent a expérimenté que l'édredon est moins chaud que le poil angora, et plus chaud que le castor, le castor plus que la soie, la soie plus que la laine, la laine plus que le coton, et celui-ci plus que le lin et le chanvre. Le lin est donc le meilleur conducteur du calorique, comme le poil de lapin en est le plus mauvais : c'est-à-dire que les vêtements de lin sont les plus frais, et ceux d'angora les plus chauds. Mais ce serait l'inverse si le corps humain, ainsi vêtu, se trouvait exposé à une chaleur supérieure à la sienne.

Pour ce qui est des couleurs, le blanc, comme je l'ai dit, est plus chaud, c'est-à-dire plus mauvais conducteur que le jaune ; le jaune est plus

chaud que le rouge, le rouge plus que le bleu,
le bleu plus que le violet, le violet plus que le
noir : c'est le contraire lorsque la plus forte
chaleur vient du dehors.

Quant à l'épaisseur du tissu et à sa contexture,
le tissu le plus lâche, c'est-à-dire celui qui retient captif le plus d'air, est toujours le plus
chaud, la couleur et la substance étant semblables des deux côtés. Cette propriété inhérente
aux tissus lâches provient de ce que l'air, em-
prisonné ou immobile, est un mauvais conducteur du calorique. Aussi remarque-t-on que les
matières les plus aptes à composer des vêtements chauds, le coton, la laine, la soie, la
plume, le duvet, les pelleteries, etc., retiennent
à eux une certaine quantité d'air qu'on n'en
saurait entièrement distraire, et qui permet à
chacune de ces substances d'avoir une atmosphère à part.

Si nous comparons les vêtements sous le rapport de leur ampleur, nous verrons que ceux qui
sont très-larges sont plus frais que ceux qui ne
sont que médiocrement serrés. L'air, dont les
premiers favorisent la circulation, peut alors
s'imprégner, uniquement par contact, de la
chaleur du corps. La couche d'air qui touche à
la peau ne tarde pas à se pénétrer d'humidité et
de chaleur, en sorte que du nouvel air moins
léger prend successivement la place de l'ancien
air, ce qui multiplie les soustractions de la chaleur. Encore ce que nous disons là n'a-t-il trait
qu'à l'état d'immobilité des organes. Le refroi-

dissement est bien plus rapide quand le mouvement des membres accélère les courants d'air.
Cependant, dira-t-on, les mouvements du corps
en accroissent la chaleur ! Sans doute; mais
c'est à la condition que l'exercice corporel soit
assez actif et assez prolongé pour hâter les battements du cœur et la respiration.

Disons toutefois qu'un tissu très-mince, fût-il
presque immédiatement collé sur la peau, est
beaucoup plus froid qu'un tissu lâche qui en serait tenu à distance. Des gants glacés et collants
refroidissent les mains plutôt qu'ils ne les échauffent. Il ne faut pas voir en cela une contradiction : cette disposition tient à ce que l'air, em-
prisonné soit entre les vêtements et la peau,
soit dans le tissu même de vêtements moelleux,
sert à maintenir la chaleur, tandis que l'air qui
circule s'en imprègne et la dissipe.

Pour résumer ce qui concerne la matière des
vêtements, on peut affirmer que la soie, la
laine, le coton, mais surtout l'édredon, la
bourre de soie, la laine non cardée et le poil angora, composent les tissus les plus chauds et
les meilleures garnitures, les plus imperméables
au calorique, les plus convenables pour les
vieillards, pour les convalescents et les valétudinaires, surtout si ces tissus sont épais et souples, s'ils ne sont pas trop serrés dans leur contexture, et ni très-larges ni très-étroits dans leur
application sur le corps qu'on les destine à
abriter.

OBJET, FORMES ET DIVERSITÉ DES VÊTEMENTS.

Le respect de la décence et la judicieuse
crainte du froid, tel est le principal et double motif
de l'adoption à peu près universelle des vêtements. Même dans les climats les plus ardents
et parmi les peuples les moins civilisés, il y a
toujours quelques régions du corps qu'on voile
par pudeur, un des sentiments les plus instinctifs
de l'espèce humaine, et, comme tel, un des plus
universels et des plus irrésistibles. Seulement,
c'est un sentiment dont les susceptibilités se di-
versifient suivant les nations et les mœurs publiques. Quand même le climat de l'Europe
serait aussi ardent que celui de l'Ethiopie, la
décence de nos mœurs ne serait point satisfaite
par le simple pagne des nègres. Au contraire,
les Européens ne trouvent point indécent que
les femmes mettent au grand jour une partie de
leur cou et la totalité de leur figure, mode qui
paraîtrait souverainement condamnable à Constantinople et dans d'autres contrées d'Orient,
où les femmes cachent strictement leur visage :
leur iachmack est même la partie de leur vêtement qu'elles regardent comme la plus indispensable en public. C'est un voile épais et opaque, qui ne ressemble guère aux voiles des
Européennes d'Occident, lesquels sont plutôt
faits pour exciter la curiosité que pour la décon-
certer. Cette remarque est tellement vraie chez
nous, qu'une femme voilée s'y attire plus d'attention que celle qui ne l'est pas. Le voile n'en

est pas moins en France de prescription à peu
près rigoureuse, tout autant que le chapeau
qu'il accompagne. Nous n'entendons parler,
bien évidemment, ni des toilettes parées, ni de
la promenade en équipage. Une femme, dans sa
propre voiture, est, pour ainsi dire, encore dans
sa maison ; à peu près comme un ambassadeur
étranger, dans son hôtel de Paris ou de Londres,
est censé être dans le royaume du souverain
qu'il représente.

Quant à ce qui regarde l'homme plus particulièrement, il s'est bien plus attaché à garantir sa
tête contre l'ardeur du soleil qu'à la préserver du
froid. Excepté les nègres, eux dont la chevelure
crépue fait une classe à part, les peuples du
Nord sont presque les seuls qui portent impunément la tête nue ; à la vérité des cheveux
épais la protégent. Le Méridional abrite diversement la sienne : le Chinois et l'Indien se servent pour cet objet d'un parasol ; le Turc d'un
turban ou d'un kalpack ; l'Espagnol d'un vaste
chapeau à larges bords, nommé sombrero ; le
Grec de la calotte nationale ou du bonnet phry-
gien ; l'Arabe a pour le même usage sa tente et
son burnou ; le Mède sa tiare, et beaucoup
d'autres peuples de simples chapeaux diversement configurés, ou des casques guerriers s'ils
sont sous les armes.

Aux femmes, plus sédentaires, il suffit presque toujours, ailleurs qu'en public, de leur
chevelure, d'une ombrelle ou d'un voile. Quant
aux chapeaux et aux bonnets, la forme en

15.

est diversifiée dans chaque contrée, si ce n'est pourtant pour les classes élégantes et riches, qui, en quelque pays de l'Europe qu'elles habitent, prennent exemple sur Paris ou sur Londres, les deux capitales de la mode pour l'Europe entière, Paris principalement. Mais pour la classe commune, la coiffure des femmes est extrêmement diversifiée. Si l'on faisait le dénombrement de toutes les formes de coiffures que les femmes de la France portent le dimanche et les jours de foire ou de marché, on trouverait certainement plus de modèles qu'on ne compte d'arrondissements ou de sous-préfectures dans le royaume, qui effectivement n'en a que 362. Je dis le dimanche, car il y a des provinces entières, par exemple la Normandie, où toutes les paysanes sont uniformément coiffées toute la semaine d'un lourd et indécent bonnet de coton.

Le premier objet des vêtements est, comme je l'ai déjà dit, de déférer aux lois de la décence, de venir en aide à la pudeur. Cette première intention apparaît diversement, mais avec constance, dans la mise ostensible de tous les peuples, quelles que soient leurs mœurs, leurs croyances, et par quelques préjugés qu'ils se laissent gouverner.

La seconde destination des vêtements, au moins dans les climats froids ou tempérés, est de conserver au corps humain, à peu de chose près, sa température naturelle, qui est de 37 degrés centigrades. Dans des climats qui, comme

le nôtre, ont à peine 12 degrés centigrades de
température moyenne, on conçoit qu'il serait
impossible, quelle que fût la nourriture et la
respiration, et quel que fût l'exercice des membres et le travail, de préserver longtemps le corps
d'une déperdition de chaleur qui lui serait préjudiciable. Aussi avons-nous pris la peine de dire
comment on assortit au climat les vêtements,
leur matière, leur couleur et leur disposition.

Une autre condition des vêtements qui doit en
influencer la contexture et la forme, c'est qu'ils
facilitent la transpiration sans la provoquer ni l'interrompre. Sans même parler de la sueur, qui en
accroît la quantité, il ne faut pas oublier qu'il se
dissipe journellement par la peau environ un
kilogramme de fluides vaporeux et ordinairement invisibles, insensibles, au moins quand il
fait chaud. Voilà même pourquoi ceux qui transpirent beaucoup, ou dont la transpiration va
jusqu'à la sueur, doivent préférer le linge de
coton au linge de fil, dont le tissu est trop hy-
grométrique et trop refroidissant. On doit même
aller jusqu'à la laine, lorsqu'on habite dans des
contrées humides, comme la Hollande, ou quand
il s'agit d'individus sensibles au froid ou sujets
aux rhumes et aux douleurs.

C'est encore une nécessité de conformer le
costume à la mode régnante, aux préjugés de la
contrée, à la situation de rang et de fortune, et
principalement dans les petits endroits, si l'on
prend pour guide le respect humain; principalement, au contraire, dans les villes capitales,

si l'on se laisse mouvoir par cette vanité vulgaire qui aspire à fixer l'attention d'une foule d'inconnus, indifférents ou indiscrets.

En outre, les vêtements doivent épargner la sensibilité de la peau, ne point la stimuler, la blaser, la fatiguer ni la blesser. Il est des personnes qui ne peuvent supporter le moindre vêtement de laine sans en être agacées, sans ressentir des démangeaisons impatientes, et quelquefois même une éruption ou un érésipèle. Il faut bien alors renoncer à de pareils vêtements. Cette susceptibilité atteint presque toujours des gens bilieux ou nerveux, auxquels, en effet, conviennent mieux des tissus plus légers et moins irritants.

Mais si le costume doit être adapté soigneusement aux tempéraments, il doit l'être, à plus forte raison, à l'âge, au sexe, à l'état de maladie ou d'infirmité, de même qu'au climat et à la saison, comme aussi à la profession, et à une multitude de circonstances relatives, tantôt à la société même et au coutumes, tantôt aux maladies régnantes, et tantôt au bien-être individuel.

Quant aux maladies régnantes, qu'il s'agisse de simples épidémies ou de contagions véritables, il faut avoir soin de se dépouiller des vêtements qui auraient pu s'imprégner de l'air que respirent les malades, ou des émanations qui proviennent d'eux. Il est prudent ensuite de ne reprendre ces vêtements qu'après qu'ils ont été nettoyés ou du moins aérés. Ces précautions sont de rigueur pour les maladies qui, sans être contagieuses, soit par le contact de la peau ou des vêtements, soit par l'air respiré en communauté, ont du moins l'inconvénient d'altérer la pureté de l'air et de le rendre insalubre et quelquefois dangereux. Pour ce qui est des maladies exotiques, que la loi déclare contagieuses par le contact ou par les vêtements, je veux dire la peste, la fièvre jaune, la lèpre et le choléra-morbus, il nous est démontré que ces maladies ne se communiquent et ne se propagent point comme le législateur l'avait appréhendé; et, cependant, nous trouvons raisonnables et prudentes, ne fût-ce que pour la sécurité publique, les règles hygiéniques que le gouvernement fait observer rigoureusement dans plusieurs de nos ports. Disons toutefois que nous ne connaissons qu'une maladie qui se transmette bien évidemment par la peau, par le contact immédiat, sans l'intervention des poumons.

La forme des vêtements est naturellement modifiée par les circonstances ou influences dont nous venons de parler, surtout par l'âge, le sexe, la fortune et le climat. C'est principalement à ces deux dernières influences que doit être attribuée l'extrême diversité du costume de peuple à peuple. Il est difficile de trouver quelque analogie entre la toge des anciens Romains, la pelisse des Musulmans, la chlamyde des Perses, l'éphod des Juifs, la jaquette des Ecossais, et l'habit européen ou français. Toutefois, le motif qui paraît le plus universellement diriger les peuples dans la conformation des

vêtements des deux sexes, c'est la division
naturelle du corps en plusieurs régions et plusieurs compartiments. C'est ainsi qu'on peut
remarquer qu'à peu près en tous lieux, mais
surtout dans les contrées septentrionales, où
des costumes libres et flottants exposeraient à
une trop grande déperdition de calorique, on
destine des vêtements spéciaux pour la poitrine,
pour l'abdomen et pour les membres, pour le
cou et pour la tête, de même que pour les pieds
et les mains. Il y a, de plus, des parties de vêtement qui s'appliquent à tout le corps à la fois.
Sans entrer à ce sujet dans des détails qui seraient superflus, nous allons, du moins, passer
en revue ceux des vêtements qui peuvent plus
particulièrement exercer une influence nuisible
sur la santé ou même sur la configuration de
certaines régions du corps, mais surtout sur la
taille, sur la poitrine, la tête et les pieds.

REMARQUES SUR QUELQUES PARTIES
DU VÊTEMENT.

Ce qui importe le plus dans la forme et l'application des vêtements, c'est qu'ils ne laissent
pas circuler trop d'air entre eux et la peau durant l'hiver, et qu'il n'en séjourne pas trop dans
les mailles de leur tissu durant les saisons chaudes. Dans ce dernier cas, ils deviendraient la
cause d'une chaleur trop vive et incommode, et,
dans l'autre cas, ils refroidiraient la peau et exposeraient à des inflammations et à des rhumes.

Il importe beaucoup aussi qu'ils soutiennent les organes sans les comprimer; ils ne doivent ni altérer la régularité des formes, ni entraver la liberté des mouvements et le cours du sang dans ses vaisseaux. Il a quelquefois suffi de la constriction exercée, soit par un col de chemise trop étroit, soit par des cravates ou des jarretières, soit par des manches ou même des bracelets trop justes, pour occasionner des engorgements et des œdèmes superficiels, la tuméfaction douloureuse de quelques glandes, la rougeur des mains (quant aux bracelets et aux entournures sans ampleur), et même des varices, ou des marbrures prurigineuses aux membres, et quelquefois des engelures. D'autres ajustements trop étroits peuvent donner lieu à des coups de sang, à des hernies et à divers déplacements. Il est même plusieurs de ces causes qui peuvent entraver la respiration et les battements du cœur, entraîner la claudication ou déformer la taille. Essayons de préciser quelques-uns des faits de cette espèce et quelques-unes de ces influences.

Liens du cou, cols de chemise, cravates, etc.

Tout ce qui comprime le cou expose à des accidents du côté du cerveau. Le cours du sang veineux se trouvant entravé par la compression des veines jugulaires, et l'impulsion vive du cœur continuant d'envoyer au cerveau du sang artériel, de ce conflit peuvent résulter l'engor-

gement des vaisseaux, des maux de tête, des
étourdissements, et quelquefois une attaque
d'apoplexie. Les personnes qui portent habituellement un col baleiné, à la manière des mili-
taires, ont la figure plus colorée que celles qui
s'abstiennnent de cet ajustement, qui ne fut
connu en France que vers 1660, dans la jeunesse de Louis XIV. La même constriction,
quelle qu'en soit la cause, peut occasionner des
douleurs au cœur et des palpitations, en raison
des obstacles qui sont mis au cours du sang. La
voix peut être ainsi altérée, voilée momentanément. Les cravates de toute espèce et les boas
ont aussi l'inconvénient de rendre le cou trop
sensible au froid, et d'exposer à des rhumes et
à des maux de gorge. Feu le baron Percy,
chirurgien en chef de l'armée impériale, citait
un régiment dont trois cent soixante-douze soldats devinrent malades pour avoir ôté leur
grosse cravate en traversant les Vosges. Il est
donc prudent de ne pas couvrir le cou de tissus
trop chauds, et de ne jamais l'envelopper de
carcans rigides, soit col, soit cravate ou vêtement à haute encolure. Une chemise, une robe
ou veste montante, dans lesquelles les épaules
seraient à la gêne, auraient sur le cou, quand
les bras agissent, les mêmes inconvénients
qu'une cravate trop rigide. Un savant médecin
a beaucoup insisté sur ce point, en signalant la
dangereuse étroitesse des chemises qu'on achète
toutes confectionnées. Il est certain que la nouvelle industrie des Lami-Housset et des Lon-

gueville a déjà occasionné bien des coups de
sang. La compression du cou est principalement à craindre, quand elle coïncide avec un
effort quelconque, soit pendant le chant, pendant la course, la danse ou la lutte, soit au
moment où s'effectue tout autre effort, quel
qu'en soit le but. .

Du corset et de ses effets.

Les avantages du corset sont insignifiants en
comparaison de ses dangers. La prudence et la
mode sont, en ce point, dans un désaccord qui
menace de durer longtemps. Sans doute, cet
ajustement serait tolérable, s'il s'adaptait sans
compression sur la taille, et maintenait simplement la poitrine sans en changer les dimensions
ni en gêner le jeu; mais il est bien rare qu'on ne
fasse pas du corset une vraie prison, un *carcere
duro,* comme disent les Italiens. C'était un
moyen de protection décente; mais on en fait une
violence, et presque un supplice en beaucoup
de cas. Ce n'est plus le vêtement qui s'adapte à
la taille, c'est la taille qui doit se conformer sur
lui : si étroit que le veuille la mode, la poitrine
doit s'y renfermer sans laisser voir ses souffrances. Procuste était plus raisonnable que
nous.

J'ai dit que la poitrine, elle qu'incarcère le
corset, est une vaste cavité ayant la forme d'une
pyramide. Cette pyramide a naturellement sa
base en bas, vers le ventre; mais le corset

change cette disposition, et la rend inverse. La
compression qu'il exerce a pour effet d'infléchir
celles des côtes qui sont incomplètes et flottan-
tes, ce qui rétrécit la base de la poitrine : il
s'ensuit que le foie et la rate sont comprimés,
que l'estomac a moins d'espace pour s'étendre,
et le cœur pour se mouvoir et battre. Ces premiers effets sont quelquefois si prononcés, que
le foie est tout sillonné par les côtes, dont il
conserve les empreintes. La digestion peut en
être troublée, et voilà même pourquoi les femmes prudentes ne satisfont leur appétit qu'en
toilette négligée, tant le corset exige de sacrifices. Il gêne la respiration et la circulation, il
engorge et dilate les vaisseaux, et fait rougir
la face : et comme la circulation normale et
calme ne suffit plus à emplir tant de vaisseaux
dilatés, quant surtout l'absence du corset a
rendu au bas de la poitrine son ampleur naturelle, telle est la véritable cause qui rend les
femmes si pâles chez elles, c'est-à-dire délivrées
de ces toilettes, de ces entraves qui portent le
sang aux joues et à la tête. C'est à ces mêmes
effets d'un corset rigide qu'il faut attribuer ces
abattements vaporeux, ces faiblesses nerveuses
qui remplissent de sourdes souffrances cette
longue portion de la vie qu'on passe ailleurs que
dans les fêtes. Si encore c'étaient là les seuls inconvénients du corset! Mais il engendre des infirmités réelles, des varices, des hernies, des
digestions laborieuses, des crachements de
sang, et bien d'autres maux. Cette compression

de la poitrine qu'entraîne l'usage des corsets,
a pour effet de hâter les progrès de la phthisie,
quand déjà les poumons renferment des turber-
cules. Il en résulte aussi plus de propension à
transpirer, et partant plus de risques pour les
poitrines faibles, si promptes à s'enrhumer.

Le corset peut aussi concourir aux déviations
de la taille. Voici, quant à ce dernier résultat,
de quelle manière il agit.

La colonne vertébrale, cette base du tronc et
son support, a naturellement trois courbures
alternatives. Elle est convexe au-devant du
cou, antérieurement concave au dos, et convexe aux lombes comme au cou, c'est-à-dire en
devant. Ces trois courbures inverses se compensent l'une l'autre, et servent ainsi à l'équilibre général du corps; une courbure unique
aurait dérangé cet équilibre. La colonne vertébrale a de plus une légère inclinaison, aussi
constante que les trois autres; celle-ci est laté-
rale, elle correspond aux premières vertèbres
du dos, et la convexité en est tournée à droite.
C'est cette dernière courbure qui fait que l'é-
paule droite est presque toujours plus proéminente que la gauche. À quoi tient cette disposition? L'enfant qui naît en offre déjà les traces;
mais l'exercice du bras droit augmente cette
incurvation héréditaire, et l'on doit penser que
l'origine première en est due à des actes analogues à ceux qui l'augmentent. Quand le bras
droit supporte un poids, la tête s'incline à gauche,
l'épaule gauche s'abaisse, et la colonne verté-

brale se courbe en faisant une saillie au côté droit.
Or, comme la majorité des hommes se sert avec
préférence du bras droit, il semble naturel d'attribuer cette inclinaison des vertèbres à ce mouvement réitéré qui, chaque fois qu'il se répète,
a pour effet de la produire en vertu d'un instinc-
tif besoin d'équilibre.

Ainsi, l'habitude de faire agir la main droite
entraîne à sa suite une légère saillie de l'épaule
droite, et comme un commencement tout naturel de déviation de la taille.

Un anatomiste du dix-septième siècle, le célèbre Riolan, professeur dans la Faculté de Paris,
et un des adversaires les plus obstinés de la circulation du sang; Riolan remarquait, il y a deux
siècles, que sur dix jeunes filles il était bien rare
qu'on en rencontrât une dont les deux épaules
fussent exactement semblables, surtout, ajou-
tait-il, parmi les demoiselles nobles. Après avoir
fait la part de l'exagération inhérente à de telles
affirmations toujours trop absolues, on peut dire
que les faits ont peu changé depuis Riolan jusqu'à nous; mais il n'existe plus de priviléges
de caste, même en ce qui regarde les difformités.

Comme les femmes de nos cités modernes se
vêtissent toutes à peu près de la même manière,
se résignant toutes aux mêmes entraves dans
l'espoir d'en recueillir les mêmes agréments, ou
seulement par déférence pour les assujettissantes
lois de la mode, il en résulte au moins pour
toutes des défauts analogues.

Les épaules et la poitrine étant strictement

incarcérées, dans la jeunesse, dans des vêtements irrésistibles, il faut bien alors ou ne point
agir, et rester sans force et sans grâce, ou
bien, si l'on agit, il faut qu'une des épaules
sorte de sa prison habituelle pour n'y plus rentrer de vingt-quatre heures. Cette épaule, momentanément délivrée de ses liens, devra se
maintenir au-dessus d'eux pour en éluder l'é-
treinte : elle restera, par conséquent, plus
haute que l'autre, et deviendra insensiblement
plus proéminente. Or, comme le bras le plus
fort et le plus exercé est le plus apte à s'évader
de la sorte, il est évident que ce devra presque
toujours être le bras droit. Cette nouvelle cause
de proéminence se joignant aux dispositions naturelles que j'ai exposées plus haut, devra donc
rendre les déviations plus fréquentes du côté
droit, et c'est en effet ce qu'on observe.

Après que Winslow et P. Camper eurent
décrit les effets nuisibles des corsets, l'empe-
reur Joseph II osa en prohiber l'usage dans les
pensions de son empire. Sœmmerring, célèbre
anatomiste allemand, fit peut-être davantage :
il eut l'idée de faire représenter dans un ouvrage
populaire, la taille en partie déformée d'une
femme vêtue à la moderne, en regard d'une
taille normale qu'aucun artifice n'avait encore
détériorée. Dans le but de corriger les abus de
la mode, il était ingénieux d'en montrer les
inconvénients et les périls.

Au surplus, il y a déjà longtemps qu'on aurait vraisemblablement abandonné l'usage des

corsets, ou au moins des corsets à corps métallique ou à baleine, si ces ajustements rigoureux
et nuisibles n'avaient pas pour avantages de dis-
simuler en partie l'embonpoint, de colorer momentanément les visages dont la pâleur est extrême, et enfin de voiler presque entièrement les
rides qui ne sont que commençantes. Les corsets
ont, quant à ce dernier objet, les mêmes effets
que l'exercice ou les bains de vapeurs.

Autres vêtements ou ajustements.

Quant aux vêtements en général, on doit surtout veiller à ce qu'ils ne compriment jamais ni
les aisselles, ni le ventre, ni les jarrets, ni les
poignets, ni la saignée du bras, afin qu'il ne
survienne ni œdème, ni engorgement des extrémités, ni hernies, ni douleurs. La compression
des nerfs à l'aisselle peut donner lieu à l'engour-
dissement du bras ; celle du nerf cubital, au bas
et au dedans du poignet, peut paralyser le petit
doigt et le côté contigu du doigt annulaire ; une
coiffure de jour ou de nuit, trop serrée, a quelquefois causé des maux de tête et engourdi le
front. Les bandeaux et certains bonnets en usage
dans quelques provinces, ont été accusés de déformer la tête, surtout chez les jeunes enfants, au
point de paralyser les manifestations de l'intelligence. Il y a telles de ces coiffures qu'on emploie
dans la première enfance, qui, en entravant le
développement naturel du crâne, ont pu engendrer l'imbécillité. Il est effectivement prouvé

qu'un crâne qui a moins de 48 centimètres de
circonférence, n'a pas une capacité suffisante
pour abriter un cerveau compatible avec les
manifestations de l'âme. Les individus dont le
crâne n'a que 44 ou 45 centimètres de circonférence, sont tous imbéciles : ceci est un fait em-
pirique qu'aucune interprétation ne peut détruire ou changer.

En fait de gilets immédiats, de caleçons, de
gants ou de bas, de cravates, coiffures ou cache-
nez, on ne doit pas, sans motif, contracter
l'habitude des tissus de laine, de la flanelle ou
du tricot; mais une fois que de pareilles habitudes sont prises, il ne faut jamais y faire infraction ni chercher à s'en affranchir. Il serait
de même dangereux de faire succéder des gilets
ouverts à des gilets croisés, des robes décolle-
tées à des robes fermées et montantes, etc.

On a généralement pensé que le costume
moderne des femmes du monde est nuisible
à leur santé. La nudité des bras, des épaules et
du cou, quelque soin qu'on prenne d'éviter le
froid du dehors, sans contredit expose à des
rhumes fréquents, et des rhumes réitérés con-
duisent presque inévitablement à la phthisie.
La nudité du cou chez les jeunes enfants augmente très-certainement la fréquence du croup,
et accroît ainsi la mortalité si effrayante des premiers âges. Et cependant, il ne serait pas prudent d'accoutumer les petits enfants, les gar-
çons surtout, à des vêtements exacts et chauds;
ce serait mal préluder à l'apprentissage de la vie.

Toute nudité a ses dangers. Les peuples anciens qui marchaient jambes nues, avaient fréquemment ces parties atteintes d'érésipèles; et si les Anglais sont si sujets aux attaques de goutte, peut-être doit-on en partie l'attribuer à l'habitude que beaucoup d'entre eux imposent à leurs enfants de marcher pieds nus, sans brodequins comme sans prudence, jusqu'à l'âge de quatre ans.

Des chaussures.

Les chaussures, comme les vêtements, doivent être soigneusement assortis à la saison et au climat, au pays qu'on habite, à l'exercice que l'on fait, etc. Les bottes et les bottines, les brodequins, les souliers couverts et les guêtres conviennent en hiver, dans les mauvais temps et les temps de pluie, à la chasse et à la pêche, en voyage; mais ces chaussures résistantes causent beaucoup de fatigue et quelquefois des excoriations, des blessures et des phlyctènes. Souvent même, en conséquence de ces écorchures ou foulures, les glandes de la partie supérieure du membre s'engorgent, et il peut survenir de la claudication : on boite, parce que le membre douloureux faiblit sous le poids du corps. Afin de lui épargner ce faix, le tronc modifie instinctivement son centre de gravité en le faisant passer par plusieurs nouvelles courbures qui le décomposent pour le concentrer sur le membre resté valide. Si c'est le pied droit qui souffre, le corps incline du côté gauche et s'appuie presque entièrement sur le pied de ce côté. Alors la colonne vertébrale forme trois courbures latérales ; la courbure des lombes et celle du cou sont convexes à gauche, et celle du dos l'est à droite. En conséquence, la hanche droite et l'épaule droite sont plus relevées et plus saillantes que les mêmes parties du côté opposé, et la tête incline un peu à droite, en vertu de cet instinct d'équilibre dont j'ai parlé. Si la douleur persévère quelques semaines, ces premiers effets de la claudication peuvent devenir permanents et compromettre la rectitude de la taille, ainsi que la santé. Il a quelquefois suffi d'une chaussure trop étroite ou blessante pour occasionner une déviation durable, principalement quand il s'agit de personnes faibles, lymphatiques ou valétudinaires. Je dois ajouter que les foulures et les entorses du pied gauche sont plus dangereuses encore que celles du pied droit, parce qu'alors c'est l'épaule gauche qui est proéminente, et le côté gauche de la poitrine qui est rétréci. Or, c'est de ce côté que se trouvent placés le cœur et les gros vaisseaux, organes qui ne peuvent supporter aucune entrave de quelque durée, sans détriment pour la vie.

Les femmes, fort heureusement, savent approprier leurs chaussures à la délicatesse de leur constitution et à leurs exercices ordinairement peu diversifiés et peu fatigants. Elles font choix, avec raison, de tissus souples et minces. Le seul défaut qu'on puisse reprocher à leurs chaus-

sures, souliers ou brodequins, c'est d'être quelquefois trop exiguës. Il règne en Europe une
prétention malheureuse à la petitesse des
pieds et des mains. On se résoudrait presque à
imiter les cruelles coutumes des Chinois, dans
l'unique espoir d'avoir un trait de ressemblance
avec les Espagnoles. S'il est une circonstance où
les chaussures aisées et flexibles soient de rigueur, c'est la danse, c'est la promenade. Mais
les conseils qu'on adresse à ce sujet sont presque toujours inutiles : les chaussures étroites
qui déforment les pieds prévalent ordinairement
sur celles qui, les mettant à l'aise, auraient cependant pour effet de rendre la marche plus
gracieuse.

Quant aux chaussures en bois, quelle qu'en
soit la forme et quelque nom qu'on leur donne,
claques ou socles, sabots ou galoches, l'usage en
est incommode ; il est vrai qu'elles ont pour
avantage de garantir de l'humidité et de tout ce
qui s'ensuit. Mais de pareilles chaussures ne
sont guère de mise qu'à la campagne et dans les
mauvais jours; elles exposent d'ailleurs aux
entorses, de même que les bottes et les souliers dont le talon a plus d'élévation que de largeur.

Un soin qu'on devrait toujours prendre, c'est
de repousser toute chaussure qui n'aurait pas
été confectionnée expressément pour la personne
qui doit s'en servir. Il est même essentiel de
n'abriter chaque pied que d'un soulier fait pour
lui, car les deux pieds sont quelquefois fort dif-

férents, soit pour la longueur, soit pour le diamètre et la forme.

A l'égard de la coiffure, nous en avons assez
parlé pour qu'il soit superflu d'y revenir ici.

PRÉCEPTES

CONCERNANT

LES VÊTEMENTS ET LES SOINS CORPORELS.

Chacun doit prendre ses habits d'hiver dès
l'automne, et attendre que le soleil de mai les
fasse quitter.

Tout homme sain et jeune doit donner la préférence aux vêtements blancs en toute saison :
l'été, parce que ce sont eux qui reflètent le
mieux la chaleur du dehors et la lumière ; et
l'hiver, parce qu'ils retiennent efficacement la
chaleur intrinsèque. Mais, pour se vêtir ainsi, il
faut s'affranchir des prescriptions de la mode et
pouvoir dédaigner les calculs de l'économie.

Les tissus de fil et de coton conviennent en
été, et ceux de laine et de soie en hiver. La
texture en doit être plus serrée dans la première
saison, et plus lâche dans la dernière.

Les vêtements d'été doivent être plus amples
que ceux d'hiver.

On ne doit laisser subsister sur le corps ou sur
les membres, surtout en été, ni liens serrés, ni
entraves d'aucune sorte. Des jarretières étroites

engendrent souvent des varices ; des cravates roides ont quelquefois occasionné des douleurs à la poitrine et au cœur, et peuvent même causer une attaque d'apoplexie ; elles peuvent altérer la voix des chanteurs et des orateurs, à raison du nerf récurrent gauche que le cœur opprimé froisse de sa pointe. Une cravate trop rigide entrave, en effet, le cours du sang dans les veines jugulaires, au point de mettre empêchement à la distribution du sang artériel des carotides.

Un luxe permis aux campagnards, une nécessité pour les citadins sédentaires, un devoir prescrit aux femmes aisées, ce sont les bains.

Le défaut de propreté engendre, entretient, puis exaspère différentes maladies ou infirmités : le prurigo, des lichens, les dartres, etc.

On doit étendre les soins de propreté à tout ce qui est d'usage journalier pour le corps, à tout ce qui le pénètre ou l'approche : aux aliments et aux boissons, au linge et aux vêtements, au logis, au voisinage.

Ces pratiques de propreté sont également de rigueur pour tous les organes accessibles : pour la peau, pour la bouche et les dents, pour les oreilles, les yeux, la tête, etc. Chacune de ces parties, chacun de ces organes a son hygiène à part, et les préceptes en sont si vulgaires, qu'il serait oiseux de nous livrer à de longs commentaires à ce sujet. Cependant il est de certaines règles qu'il peut être utile de généraliser.

C'est ainsi qu'on doit dire en ce qui concerne la tête, que rien ne la nettoie plus convenablement que le jaune d'œuf, lequel forme une émulsion douce et détersive avec l'eau tiède, sans irriter la peau comme le savon, sans embarrasser les cheveux d'un sédiment désagréable comme la pâte d'amandes, et sans excorier et enflammer le cuir chevelu comme y exposerait l'emploi trop réitéré des peignes ou des brosses.

Quelle que soit la nuance des cheveux, il est sage de n'y rien changer par artifice. Il est peu de pratiques de ce genre qui ne causent des repentirs, et il en est qui occasionnent des douleurs, des maux de tête, des fluxions, et même de plus graves accidents. Les topiques qui dénaturent ainsi la teinte des cheveux renferment ordinairement des corps métalliques, des oxydes de plomb, etc.; et il peut résulter de leur emploi des tremblements, des paralysies, des affections de l'esprit, la folie même, nous ne devons pas le cacher.

Et d'ailleurs, si l'on songe que la nature assortit tous ses ouvrages de telle sorte qu'il n'est pas un des traits de la figure humaine qui ne s'harmonise avec le reste du visage, on en inférera qu'aucun d'eux ne saurait être arbitrairement changé sans nuire à l'aspect total de la physionomie. Des cheveux de telle nuance se trouvent naturellement associés à une certaine coloration des yeux, ou plutôt de l'iris, à un certain ton mat ou brillant de la peau, à une carnation vive ou terne, diverses parties d'un même ensemble dont aucun trait ne peut être modifié sans produire un disgracieux contraste.

16.

Feu M. Vauquelin me racontait qu'une jeune femme aux commencements de l'Empire, alla lui demander une recette pour changer la couleur de ses cheveux. Quoique belle, cette dame avait des cheveux roux, c'est-à-dire d'un jaune foncé, et elle désirait les rendre noirs : tel était d'ailleurs l'avis de sa mère, qui l'accompagnait chez le célèbre chimiste. Après quelques observations, qui avaient pour but de dissuader ces dames d'un projet irréfléchi, M. Vauquelin indiqua par quelle pommade, maintenant vulgaire, la chevelure serait rendue noire.... Quelques semaines après, ces dames revinrent, et cette fois elles demandaient en grâce qu'on voulût bien leur dire au moyen de quelle composition on restituerait aux cheveux leur couleur primitive. C'est qu'en effet le topique employé n'avait changé que la teinte des cheveux, et une chevelure noire s'alliait désagréablement, sans même parler des yeux, avec une peau doucement tachetée d'éphélides. Ajoutons d'ailleurs que les cheveux teints repoussent vers la racine avec leur couleur naturelle, rousse ou blanche, ce qui exige des soins journaliers et extrêmes. Il est un autre inconvénient attaché aux composés de plomb ou d'argent qui servent à teindre les cheveux ou les sourcils : ils déteignent sur la peau, outre que l'absorption de ces substances peut être dangereuse.

Les cheveux postiches ont de même des inconvénients : ils étiolent les cheveux naturels qu'ils recouvrent, et ils finiraient par les faire blanchir, mourir et tomber. Il est utile de couper de temps en temps l'extrémité des cheveux, sans quoi ils se bifurquent et se fendillent. Les couper tout près du cuir chevelu serait nuisible, car la peau peut en être irritée et la tête se fluxionner. Le peigne et la brosse sont les seuls instruments dont une jeune chevelure réclame l'usage, encore l'emploi n'en doit-il pas être trop fréquent. On peut les nettoyer avec de l'eau pure, les oindre avec quelque huile douce, comme celle d'amandes, sans qu'il s'y mêle beaucoup d'aromates. L'eau de Cologne et tous les liquides alcooliques les dessèchent et les font tomber.

Les soins excessifs dont la chevelure est l'objet font perdre beaucoup de temps aux femmes, et quelquefois la santé. Beaucoup de rhumes, et même la phthisie, sont occasionnés par les longs raffinements d'une toilette trop étudiée. Les cheveux, toutefois, veulent être soigneusement cultivés, car une fois tombés, si aucune maladie aiguë n'en a causé la chute, ils ne repoussent jamais, de quelque cosmétique qu'on fasse usage. Dans ces derniers temps encore, un médecin enthousiaste croyait avoir inventé une composition au moyen de laquelle les cheveux devaient renaître. Ce docteur trouva à l'Institut et à l'Académie de médecine quelques crânes chauves qui se résignèrent à se laisser raser et à faire essai du spécifique : complaisance stérile! pas un seul cheveu ne repoussa après six grands mois de patientes épreuves.

Ni les pommades diverses, ni les nombreux cosmétiques ne peuvent redonner à la chevelure ce qu'elle a une fois perdu. Les cheveux participent toujours de l'état calme ou agité des organes : ils ont une vie de parasites ou de proscrits. On ne peut agir favorablement sur eux qu'en procurant à tout le corps du bien-être, qu'en rendant à l'âme sa tranquillité.

Les cheveux blanchissent et tombent par l'effet des maladies, des excès, des privations ou de certains remèdes : eux et les dents sont des premiers à ressentir les conséquences des passions, le contre-coup des imprudences ou des malheurs. Comme ils ont très-peu de vie, ils en ont peu à perdre pour changer ou mourir.

On peut remarquer que les femmes conservent d'autant mieux leur chevelure, qu'elles ont une beauté plus contestable ; il en est de même pour les dents.

Les dents réclament aussi beaucoup de soins. Et d'abord, il faut les dépouiller du tartre qui quelquefois en recouvre la base, en les frottant doucement avec une brosse mouillée peu résistante, et plutôt étroite que large. Une brosse trop dure et trop évasée déchausserait les dents et en mettrait à nu la portion non couverte d'émail, qui alors pourrait se gâter, se carier. On doit aussi les préserver du contact de tout corps métallique et de toute poudre minérale, tels que la crème de tartre, la terre sigillée, les sels calcaires, etc., différentes substances qui ont pour

effet d'en corroder l'émail et de rendre l'haleine
moins pure. L'eau simple, les poudres de quinquina et de charbon, avec ou sans aromates,
tels sont les dentifrices qu'il faut préférer à tous
les opiats en vogue. Si parfois les gencives paraissent gonflées ou saignantes, sans douleurs,
on peut remédier à cet état de faiblesse en mâ-
chant du cresson ou du cochléaria, ou en jetant
dans une infusion de ronces ou de gentiane
quelques gouttes d'eau de Cologne ou de teinture
de quinquina. Les alternatives de chaud et de
froid exposent les dents à se fendiller et à devenir douloureuses. Si une larme de vin froid
après un potage chaud, « ôte, comme dit le proverbe, cinq francs de la poche du médecin, »
c'est presque toujours pour jeter un écu dans
celle du dentiste. Rien ne calme plus sûrement
les douleurs de dents que le régime maigre,
l'abstinence et les bains tièdes. Il faut alors se
défier des essences de cannelle, de girofle, du
paraguay-roux, de la créosote, et des autres
topiques qu'on a coutume d'opposer à ces douleurs et à la carie : ces substances ne guérissent
jamais sans détruire. Il ne subsiste plus ordinairement après leur action, que le squelette
inerte de la dent, laquelle se brise ensuite à la
première occasion.

Quand les dents sont agacées par de l'oseille,
par divers acides, par des fruits sans maturité,
ordinairement l'eau de Seltz ou tout autre liquide chargé d'acide carbonique remédie à cet
agacement. Le vinaigre, le citron et le verjus

pâlissent les lèvres, et différents fruits les rendent violacées.

A l'égard des oreilles, il faut soigneusement
se garder, quand on les nettoie, d'enfoncer des
corps durs vers la membrane du tympan : de
pareilles imprudences ont plus d'une fois rompu
cette membrane et causé la surdité. Il suffit
même d'irriter le conduit auditif pour occasionner des bruissements d'oreilles, insupportable
effet de l'état convulsif des muscles internes.
Ces bruissements monotones finissent par couvrir les bruits du dehors et par rendre sourd.

Les yeux ne supportent que le contact des
liquides froids. L'eau pure aiguisée d'eau de Cologne, les infusions et les eaux distillées de roses,
de plantain, de fenouil et de mélilot, tels sont
les liquides qui sont le plus compatibles avec la
sensibilité de l'œil, ou plutôt de la conjonctive.

Comme vêtement *immédiat*, le coton convient
dans toutes les saisons et dans tous les climats ;
le lin et le chanvre, dans les climats chauds et
en été ; la laine, à ceux qui ont une santé faible
et une poitrine délicate ; la soie, nulle part et à
personne. Les tissus de lin et de chanvre, lorsqu'ils sont seuls et immédiatement appliqués sur
la peau, dissipent trop la chaleur du dedans si
l'air extérieur est froid, et en reçoivent trop du
dehors s'il est chaud. Les chemises de laine ne
conviennent réellement que dans les contrées
humides, là où le lin et le chanvre, comme hy-
grométriques, pourraient exposer aux rhumatismes et aux catarrhes.

Les manteaux ne préservent pas seulement du froid, ils servent également d'égide contre l'ardente température des tropiques ou de la canicule. Qu'ils soient composés de lainages absorbants ou de tuniques vernies, les manteaux servent à isoler le corps qu'ils recouvrent, soit du froid soit de l'extrême chaleur. Ils produisent ce dernier effet en concentrant dans leur tissu, mauvais conducteur, la chaleur rayonnante du soleil ou du sol, ou en réfléchissant le calorique. Voilà d'où vient que, parmi nous, beaucoup de vieillards portent des manteaux au cœur même de l'été, ce qui cause quelque étonnement au premier abord. De pareilles coutumes conviennent principalement aux personnes âgées qui font peu d'exercice, et on les remarque surtout en celles qui ont voyagé en Orient.

Les vêtements les plus chauds sont nécessaires aux deux extrémités de la vie, chez le nouveau-né, moins chaud de deux à trois degrés que l'homme fait, et chez le vieillard qui respire mal, qui agit peu, et à qui l'usage des excitants n'est plus permis, différentes causes qui abaissent sa température vitale. L'enfant qui est nouvellement né, doit être entouré de tissus de laine, et même de ouate cardée, s'il naît très-faible; on est presque toujours obligé de l'emmailloter, quelque attention qu'on accorde aux colères de Rousseau : car sans maillot, l'enfant gèle, s'écorche, se dénude, inonde sa couche, et se salit d'une façon désespérante pour les systèmes et les préventions.

Maïs ce maillot, que le xix° siècle a modifié,
n'emprisonne pas les membres si strictement
qu'il ne leur permette de se mouvoir ; et, s'il
les étreint un peu, c'est pour les protéger, et
non pour les rendre inertes ou leur faire bles-
sure : enfin ce n'est point un supplice, comme
on a semblé le penser, c'est un abri tutélaire et
une transition que la nature même enseigne.

Comme plus faibles, plus sédentaires et plus
sobres que les hommes, les femmes doivent se
vêtir plus chaudement et plus exactement que
les personnes de l'autre sexe. Les gens nerveux, ordinairement maigres et valétudinaires,
sont dans le même cas.

Quelle qu'en soit la cause, l'embonpoint rend
le corps beaucoup moins sensible aux changements de température.

Les individus lymphatiques et strumeux doivent être plus vêtus que les sanguins tant que
le froid domine ; plus exposés à l'air et au soleil,
au contraire, quand les plus beaux jours sont
enfin arrivés. Pour fondre des glandes et pour
fortifier de jeunes êtres faibles, il n'est pas de
tonique qui vaille la lumière.

Ceux qui transpirent aisément doivent s'astreindre à un premier vêtement de flanelle, lequel prévient les refroidissements subits et les
vicissitudes trop soudaines.

Le sommeil et l'immobilité toute simple du
corps réclament des vêtements plus chauds et
plus épais que l'état de veille et de locomotion.
Un voyageur qui obéirait au sommeil par une

nuit d'hiver, sans un excédant de vêtements et sans abri, gèlerait immanquablement. Que d'exemples de ce genre a fournis la désastreuse retraite de Russie! Le sommeil ne paraît élever la température du corps, qu'en raison de la permanence du même air autour des membres immobiles et chauds. Et même ce bain d'air chaud, dans un lit bien clos, peut en réalité accroître la fréquence des battements du cœur, et mettre le corps en moiteur. Toujours est-il que le sommeil, en tant que sommeil, abaisse la température vitale.

Plus le corps a chaud, mieux il est vêtu, et moins est grand le besoin d'aliments; en sorte que les tristes haillons du pauvre accroissent encore sa détresse, en raison du froid qui stimule la faim. Plus on dissipe de chaleur, et plus il est nécessaire que l'exercice, la nourriture et la respiration en composent de nouvelle.

C'est une nécessité pour ceux qui se nourrissent de végétaux, de fruits ou de lait, pour ceux qui jeûnent ou qui restent oisifs, d'avoir des vêtements plus chauds que les personnes qui se nourrissent de viandes et qui marchent ou travaillent. Conformément à cette règle, ceux que la piété rend abstinents sont très-chaudement vêtus. La plupart des cénobites et des religieuses en offrent la preuve.

On doit se mieux vêtir le lendemain d'un jour où le sommeil a été plus court ou moins calme. Il en doit être de même des convalescents et des valétudinaires. La faculté de résis-

17

ter au froid est proportionnée à l'énergie corporelle, à l'accomplissement régulier des fonctions,
et plus spécialement à l'exercice, à l'alimentation et au sommeil.

Il est convenable de ne se mettre au bain que
longtemps après que la transpiration sensible a
cessé, lorsque la sueur est rebue, évaporée, ou
qu'on l'a soigneusement absorbée.

Il vaut mieux se baigner après le sommeil et
le repos, à l'heure où le corps est calme, fort,
agile, et quand la digestion est accomplie. Quelques personnes ont pu se baigner impunément
après le repas, et même en sortant de table ;
mais une telle pratique serait une dangereuse
imprudence pour la plupart des hommes.

Si l'on se baigne en pleine rivière, on doit
éviter avec soin les rayons d'un soleil ardent,
et faire que tout le corps soit à la fois immergé.

Il est toujours malsain et quelquefois dangereux de se plonger dans une eau courante quand
le soleil est couvert ou l'air brumeux, mais surtout pendant les temps d'orage. L'infraction à
cette règle a plus d'une fois occasionné des fièvres à accès.

Les *bains tièdes*, c'est-à-dire ceux de 25 à
30 degrés centigrades, calment, rafraîchissent,
ôtent toute lassitude et disposent au sommeil.

Les *bains chauds* (35 à 40 degrés centigrades)
ne conviennent qu'aux vieillards, qu'aux adultes dans certaines maladies chroniques, aux
dartreux et aux peuples du nord, aux Anglais
en particulier. Ils occasionnent d'abord beau-

coup d'irritation, et ensuite de l'abattement.

Les *bains froids* (ceux de 10 à 20 degrés centigrades) raffermissent les tissus et rendent plus énergiques les organisations encore jeunes. Mais il serait dangereux de les prendre tels dans un âge déjà avancé, principalement s'il y avait faiblesse ou maladie. De pareils bains ne peuvent avoir de bons résultats qu'autant que les membres peuvent agir dans l'eau. Sans cette condition, le corps éprouverait une horripilation quasi-maladive et quelquefois très-prolongée.

Les *bains de mer* (16 à 20 degrés centigrades) tonifient le corps, rougissent momentanément la peau et procurent aux nerfs de la tranquillité, de la diversion et une utile indolence; mais il ne serait prudent ni de les prendre indifféremment sur tous les rivages et sans égard pour la saison, ni même d'en user sans motif ou sans conseil.

Les *bains sulfureux chauds* calment d'anciennes douleurs, guérissent ou plutôt tempèrent les maladies non récentes de la peau, et quelquefois réussissent à fondre des engorgement scrofuleux, des inflammations latentes.

Les *bains salins* naturels et chauds ont fréquemment remédié à des engourdissements et à des paralysies incomplètes. Ils conviennent surtout aux organisations lymphatiques, si familières aux enfants des grandes villes.

Pour ce qui est des *demi-bains*, ils calment les souffrances du ventre et favorisent des fonctions essentielles. Le malheur est qu'ils anrollissent et rendent inertes ceux qui n'en avaient espéré qu'une douce quiétude. Les demi-bains sont surtout applicables aux cas où l'on redouterait le bain entier.

Les *pédiluves chauds* (45 à 60 degrés centigr.) conviennent dans certains maux de tête, à la suite d'une grande contention de l'esprit; ils ont souvent conjuré des coups de sang. Mais il est important de n'en pas prolonger l'action au delà de cinq à six minutes au plus, sans quoi ils auraient des conséquences inverses de celles qu'on s'en promet. Les *bains de siége* ont des effets comparables à ceux des demi-bains, mais plus spécialement appropriés aux souffrances locales que ces bains sont destinés à adoucir.

Les *manuluves,* ou immersions des mains, sont quelquefois un excellent moyen de remédier à des maux de tête, à des vertiges, et pour disposer à un sommeil calme, sans agitation. Les manuluves ont plus d'une fois interrompu des bruissements d'oreilles, des palpitations, et arrêté des maux de gorge commençants.

On emploie les pédiluves froids dans les cas d'entorses, afin de s'opposer à une réaction inflammatoire; mais ce moyen ne peut réussir qu'autant qu'il est continué pendant de longues heures avec persévérance et sans interruption. Seulement il faut veiller à ce que l'eau soit renouvelée et maintenue à une très-basse température. Mais il est des circonstances où les femmes doivent éviter les bains de toute espèce.

Quand la faiblesse du corps fait redouter l'effet énervant des bains, on doit recourir à de simples lotions, tièdes ou froides. Mais il faut ensuite soigneusement s'abstenir de l'impression du feu, qui pourrait occasionner des érythèmes, des rougeurs insolites, des gerçures ou même des engelures, du prurit, des éruptions : telle a été l'origine de beaucoup de dartres.

Ceux qui ont conseillé de laver les enfants à l'eau froide, à la manière des anciens Germains, se laissaient plutôt inspirer par une froide politique que par une tendre philanthropie. C'est, en effet, une méthode un peu barbare qui ne peut réussir qu'aux individus énergiques et qui porte coup à ces êtres débiles qui auraient difficilement fourni une carrière longue et active.

Les *étuves*, les *bains de vapeur*, et les *bains de fumigation* en boîtes closes, ne sont guère employés que par les Russes et les Orientaux ; on n'en fait usage en France que dans quelques maladies, dans les rhumatismes, les douleurs anciennes, etc. Ils ont pour effet d'élever sensiblement les battements du cœur, d'accélérer le pouls, la respiration, et d'augmenter beaucoup la transpiration de la peau. Cette excitation momentanée, suivie d'une sueur abondante, produit quelquefois un vrai bien-être et un sommeil prolongé. A l'égard des *douches*, elles ne peuvent convenir que pour des souffrances locales, pour des membres à demi paralysés, ou des articulations gonflées, peu agiles, ou qui menacent de s'ankyloser.

A l'égard des *onctions* et des *frictions*, elles

sont peu usitées dans nos contrées. Elles ne sont requises que pour les malades, et tout au plus pour des voyageurs atteints de courbature. Les anciens athlètes en faisaient un grand usage, et elles sont maintenant en vogue parmi les peuples inactifs et désœuvrés de l'Orient, qui trouvent dans de telles pratiques l'équivalent des exercices dont la paresse les fait s'abstenir.

On doit se rendre fort réservé sur le choix des cosmétiques et des parfums. Il est peu de ces compositions qui n'exercent sur les nerfs ou sur la peau même une action nuisible. Les odeurs pénétrantes de musc et de vanille, après avoir excité jusqu'à l'excès les puissances vitales, ne vont à rien moins qu'à annuler l'odorat et à causer diverses douleurs et de la faiblesse. Pour ce qui est des essences de fleurs et d'aromates, elles ont les inconvénients encore accrus des fleurs en nature : elles altèrent la pureté de l'air, portent à la tête et causent une sorte d'ivresse. Une multitude de maux de nerfs, sans nom comme sans remède, n'ont pas une autre origine. Toutes ces jouissances capricieuses, qui n'ont de charme que par la nouveauté, finissent ordinairement par rendre à charge la vie tout unie des jours qui n'apportent rien d'imprévu. Elles engendrent l'indifférence pour ce qui n'est que simple et selon la nature, et les indifférents de cette classe sont difficilement heureux.

Cependant, il est des cosmétiques innocents, et ce ne sont pas les moins efficaces. L'eau pure, mélangée à quelques gouttes d'eau de Cologne,

de roses ou de fraises, ou blanchie par l'addition
de la teinture de benjoin (et c'est là ce qu'on
nomme *lait virginal*), ces liqueurs sont sans inconvénient pour la toilette. La dernière en particulier, si l'on s'en sert pour laver la figure, en
rend la peau plus douce et plus brillante, principalement si l'on a le soin de laisser vaporiser
le liquide sans l'avoir absorbé, je veux dire sans
essuyer la peau. De pareilles lotions font disparaître les légers plis de la figure ; elles effacent
même quelquefois les taches de rousseur, de
minces éphélides, et vont jusqu'à rendre invisibles des rides commençantes, si l'on peut donner ce nom à ces empreintes superficielles que
l'oreiller laisse parfois sur les joues et sur le front.
S'agit-il de supprimer ou pâlir quelques légers
boutons, on peut faire usage de la pommade de
concombres, ou de quelque autre recette dont le
beurre de cacao ou le blanc de baleine forme la
base. Pour des lèvres halitrées ou même un peu
gercées, on peut employer une pommade à
l'huile d'amandes, à la cire blanche et à l'or-
canette, alors préférable au carmin. Comme
odeurs, on peut choisir indifféremment l'eau de
miel, le Portugal, l'eau de la reine de Hongrie
et celle d'Ispahan, le vétiver pur, le patchouly
non camphré ; toutes ces préparations simples
sont sans inconvénient, sinon pour l'abus qu'on
en ferait.

Mais, ce dont toute jeune femme doit soigneusement se préserver, c'est le fard blanc et rouge,
le rouge minéral par-dessus tout. Il attaque les

gencives et la peau du visage; il peut ébranler
les dents et couvrir les pommettes de ces éruptions permanentes qu'aucun remède ne guérit
avec sûreté. Il est vrai que le rouge végétal,
composé de safranum et de talc (ou craie de
Briançon), n'a pas les mêmes dangers; mais il
est prudent de s'en abstenir. Le vrai fard, c'est
la nature qui le compose, c'est la fraîcheur de
la jeunesse et de la santé, et rien ne réussit à
l'entretenir comme le calme de l'âme, le bon
sommeil, la modération et le bonheur.

DE L'EXERCICE CORPOREL.

DE L'EXERCICE EN GÉNÉRAL.

Un jeune homme plein de sens et de sagacité, qui achevait par des voyages une éducation commencée par l'étude et les bons exemples, rencontra un jour sur sa route plusieurs jeunes dames, si occupées, qu'aucune d'elles ne l'aperçut. « C'est bien étrange ! » se disait le voyageur.

Poussé par la curiosité, il aborda en hésitant l'une de ces dames, et osa lui demander ce qu'elles cherchaient avec tant d'application. C'en fut assez pour attirer vers elle toutes ses compagnes, et alors, tout en rougissant et se troublant, la personne interrogée répondit : « Hélas ! monsieur, nous cherchons dans ces prairies, depuis huit grands jours, et sans succès jusqu'à cette heure, un petit animal qu'on nomme basilic. — Et puis-je vous demander, madame, à quel usage vous destinez cet animal? — Le roi, notre maître, repartit la dame, est fort mal; l'appétit l'a quitté, il est obsédé d'ennuis, une fièvre lente éloigne de lui le sommeil. Son médecin, docteur célèbre, a promis de le guérir dès qu'on pourrait lui composer un bouillon de basilic : et comme le

17.

basilic est un être rare, à ce qu'on assure,
Sa Majesté a promis d'épouser celle.... — Madame, interrompit encore le jeune homme, le
docteur a parfaitement raison : le basilic est
un remède souverain. Malheureusement, madame, il n'existe plus de basilics ! le dernier de
tous, hélas ! est mort sous mes yeux. En voici
la peau que je rapporte, et que je serais heureux
de vous offrir. A la vérité, ajouta-t-il avec esprit, il serait difficile de composer un bouillon
supportable avec cette peau desséchée; mais
voici ce que j'ai l'honneur de vous proposer.
Vous aurez soin de coudre cette peau précieuse;
vous la remplirez de ouate ou d'un fin duvet,
en composerez une pelote rebondie, une balle
solide que le roi devra jeter et faire rejaillir,
cent fois le jour, vous présente et le secondant,
dans la salle des maréchaux. Vous en verrez,
madame, bientôt l'heureux effet; et, si ce léger
service vous semble mériter quelque reconnais-
sance, veuillez, je vous en conjure, garder
souvenir de celui qui le rendit. »

Le roi fit le remède du voyageur, et s'en
trouva bien; en quinze jours il fut guéri, Sa
Majesté ayant joué à la paume sans s'en dou-
ter, et fait de l'exercice sans le savoir.

C'est qu'en effet le mouvement a une très-
grande influence sur la santé : le travail éveille
l'appétit, facilite la digestion et l'améliore, et
procure un sommeil calme et profond; tandis
que l'oisiveté n'engendre qu'ennui, que satiété,
insomnie et faiblesse.

Créé fort, afin qu'il pût tirer de la terre sa nourriture en travaillant, l'homme, en général, remplit mal sa destination. Cependant tout en lui paraît disposé pour l'action, et chaque acte de la vie rend le mouvement nécessaire. Pourquoi donc laisser oisif le seul ressort qui soit laissé à notre discrétion ?

Heureusement, chaque seconde le cœur bat de lui-même, et de lui-même, à notre insu, le poumon s'emplit d'air toutes les quatre secondes ; car notre paresseuse volonté, cent fois le jour, laisserait s'éteindre cette flamme céleste qui brûle et qui veille en nous. Notre admirable pendule marche seule, sans aucune participation de notre vouloir : il ne nous resterait qu'à marquer les heures, et nous n'en avons pas le courage !

Il faut agir, si l'on veut vivre longtemps sans infirmités ni souffrances ; mais il est essentiel de diversifier les exercices et le travail, que l'uniformité rendrait moins fructueux.

Ne permettez pas plus l'inaction à vos membres que vous ne tolérez l'inaction dans aucun de vos domestiques.

Celui qui laboure son champ récolte l'aisance et la santé, et celui-là qui cultive son jardin respire un air plus pur, tout imprégné de salubres parfums qui conjurent les souffrances et prolongent la vie.

L'agriculture rend meilleur, plus gai, plus doux, plus patient : elle attache à l'avenir par l'espérance. Comme elle inspire des goûts plus simples, elle rend les vertus plus faciles; elle excelle à cicatriser les plaies d'ambition, et elle amortit les mauvais penchants, loin des cités qui les nourrissent et les font naître.

Il faut à la jeunesse une grande activité, mais une activité sans excès et des exercices sans entraves. Quand elle s'en rend digne par son zèle et sa prudence, on peut lui donner libre carrière, et ne lui imposer que des tâches faciles, où l'austérité des devoirs soit tempérée par la distraction et le plaisir.

L'action des bras, de même que la marche, agite le cœur, accélère la respiration, et communique au pouls plus de fréquence, plus de vélocité. Le pouls, dans un homme calme et reposé, ne bat guère que de 65 à 75 fois par minute; et la respiration, durant le même temps, se renouvelle de 15 à 18 fois. Mais dès que le corps se déplace avec vivacité ou agit avec énergie, aussitôt le pouls se précipite et la respiration se multiplie. Les pulsations du cœur et des artères s'élèvent graduellement de 70 à 80, à 85, quelquefois même jusqu'à 90 par minute. Cette précipitation du pouls est ordinairement proportionnée à la rapidité de la marche ou de la course, et même à la prompte succession des pas. Le corps se trouve alors plus excité, l'esprit plus dispos; alors aussi la transpiration augmente, et enfin la sueur paraît.

Il est des organisations tellement énergiques, des cœurs apparemment si calmes, que l'action, même violente, produit rarement sur eux les

effets propices ou nuisibles que nous venons
d'indiquer. — Napoléon, dont le pouls ne battait
ordinairement que quarante et quelques fois par
minute, n'éprouvait jamais, même sous le ciel
si ardent de l'Afrique, ni de sueurs énervantes,
ni de grandes fatigues. En aucun temps son
pouls ne s'élevait à ce degré de fréquence qui
dénote ou qui engendre une transpiration visi-
ble. Et sans doute ce rare privilége, si inestimable dans une homme de guerre, seconda
puissamment son génie.

Les habitudes d'exercice, quel que soit l'âge,
ne doivent jamais être brusquement interrompues, tant que le degré des forces en comporte
le maintien.

Avant le repas, l'exercice provoque l'appétit;
après le repas, et trop immédiatement en sortant de table, il peut quelquefois troubler la digestion; mais, plus tard, il aide à son achèvement, donne emploi à ses produits et en dissipe
le superflu.

En fait d'exercice et de travail, il ne faut jamais oublier qu'une sage persévérance fatigue
moins qu'une précipitation déréglée.

Il est un degré d'action et une somme d'efforts
au delà desquels il ne faut jamais aller, car une
pareille lutte ne pourrait se prolonger sans fatigue ni se renouveler souvent sans préjudicier à
l'énergie native. Cet exercice outré aurait les
mêmes effets que la fièvre et les passions. En
pareils cas, les forces vitales paraissent comme
décuplées; mais la fatigue qui résulte de tout

excès finirait par énerver les ressorts de l'existence, et par abréger l'existence même.

DE LA GYMNASTIQUE.

La gymnastique désignait jadis des exercices
réguliers qui, s'effectuant en plein air, indui-
saient les concurrents et les athlètes à jeter bas
leurs habits, tant leurs jeux, leurs efforts exi-
geaient d'énergie et occasionnaient de chaleur :
gymnase vient, en effet, d'un mot grec qui veut
dire *nu*. La gymnastique artificielle des modernes n'est que la très-imparfaite image de celle
des anciens. Au lieu de ces défis solennels et de
ces franches luttes d'où les plus forts et les plus
courageux sortaient vainqueurs, nous avons
d'élégantes échelles et des mâts hérissés à gra-
vir : nous cultivons l'adresse plus que la force,
et prenons souci de l'orthopédie plutôt que des
combats.

Le but essentiel de l'ancienne gymnastique
était donc d'accroître les forces et de les discipli-
ner. Elle avait cependant aussi pour objet de
rendre plus adroit, plus agile, plus beau, plus
sain ; et la gymnastique moderne ne prétend
plus qu'à cette dernière destination.

Une autre partie de la gymnastique servait à
peindre les passions de l'âme et les sentiments :
c'était la gymnastique d'expression, laquelle
comprenait la danse, la déclamation, la mimi-
que, etc.

Il existait en Grèce une multitude de jeux gymnastiques et de concours périodiques, dont les noms désignaient plus ou moins explicitement les divinités qu'on y célébrait. Tels étaient, en particulier, les jeux Néméens, Pythiens, Isthmiques; les jeux d'Iphitus revenaient tous les quatre ans et duraient cinq jours : ils finissaient à la pleine lune qui précède le solstice d'été, à raison de la chaleur énervante de la canicule. Les jeux Olympiques joignaient aux luttes corporelles des concours de poésie, de musique et d'éloquence. Iccus et Hérodicus furent les premiers qui prirent soin d'appliquer la gymnastique à la santé.

La gymnastique fut militaire chez les Romains. On ne voyait dans les arènes de Rome ni disque, ni ceste, ni athlètes; on y voyait des gladiateurs. Ces exercices, sous les empereurs, dégénérèrent en saturnales, et quelquefois en assassinats; mais longtemps le but en fut expressément guerrier. Par eux, le soldat romain se durcissait aux fatigues et se préparait à vaincre. Il était prescrit à l'armée de faire vingt milles en cinq heures, chaque homme en campagne devant porter environ vingt kilogrammes d'armes et de bagages : c'etait quatre milles ou un peu plus de trois kilomètres à l'heure, marche rapide, à considérer une si lourde charge. Pompée, parvenu à l'âge de cinquante-huit ans, de même que le vieux Marius, assistaient encore et participaient à l'exercice du Champ-de-Mars tout comme de jeunes soldats; et ces no-

bles exemples fortifiaient l'autorité des édits et
l'ascendant de la tradition.

Dans le moyen âge, les nobles et les paladins
cultivèrent particulièrement les exercices qui
rendent le corps plus souple et la contenance
plus gracieuse. C'est alors surtout que l'équitation, l'escrime, la danse, les joutes et tournois,
les carrousels et les cartels, furent en grand
honneur. Mais, en ce qui concerne la guerre,
l'invention de Roger Bacon opéra une révolution
générale et profonde. Bientôt, grâce à la poudre
à canon, la tactique d'ensemble abolit l'empire
de la force et atténua l'importance du nombre,
mais sans diminuer le mérite du courage individuel.

DES EXERCICES EN PARTICULIER.

Les exercices diffèrent selon la partie du corps
dont ils requièrent l'action : on peut distinguer,
sous ce rapport, les exercices des bras et ceux
des membres inférieurs, les exercices partiels
et les exercices généraux, c'est-à-dire ceux
auxquels le corps entier participe.

Mais leur principale distinction se fonde sur
la part que doit prendre à leur accomplissement,
soit l'attention mentale, soit l'énergie corporelle; on admet, en conséquence, des exercices
actifs et des exercices *passifs*.

On doit ranger parmi les premiers la marche,
la course, la natation, la lutte, l'escrime, la
chasse, la danse, la déclamation, l'action de

ramer, les divers efforts, etc. Au nombre des exercices passifs, doivent figurer l'action d'aller en bateau, en voiture, en traîneau, en chaise à porteur, en montagnes suisses, en balançoires, etc. L'équitation participe des uns et des autres à peu près au même degré : le cavalier qui monte un cheval fougueux est loin d'être inactif, soit de corps, soit d'esprit.

Les exercices passifs ont pour effet principal d'occasionner en ceux qui s'y livrent des commotions répétées, et quelquefois même des émotions dont l'utilité n'est pas douteuse. Sans même parler des distractions qu'en reçoit l'esprit, ils ont pour résultat de renouveler le vieil air qui séjourne infructueusement dans les poumons, et de rendre les digestions plus promptes et plus parfaites. Il est tel de ces exercices, comme celui de l'escarpolette, et la chute en montagnes, dont les effets peuvent aller jusqu'à troubler le jeu des fonctions, jusqu'à occasionner des vertiges et même l'évanouissement, tant sont vives les émotions qui en résultent.

A ces effets des exercices passifs, les exercices actifs joignent d'autres effets qui leur sont propres. Ils agitent le cœur, ils accélèrent la respiration et communiquent à la plupart des actes vitaux une activité inaccoutumée; ils accroissent les forces vives, et provoquent la transpiration insensible, comme aussi la plupart des sécrétions. Grâce à eux, la digestion s'accomplit plus entièrement, et l'appétit est plus prompt à renaître. Ils réclament, en conséquence, une nourriture plus abondante ou plus substantielle. Les aliments doivent toujours être proportionnés à l'exercice, à la transpiration et à la lassitude.

Une marche modérée convient universellement, même aux personnes atteintes d'un anévrisme commençant. Il n'en serait pas de même de la course, qui met en jeu la respiration non moins que les bras. Il faut de vastes poumons et de l'habitude pour y exceller, et pour n'en point souffrir.

Un exercice doux et que surveille la prudence, actif plutôt que passif, la marche et la danse plutôt que la course ou la lutte, convient même aux personnes pléthoriques : un tel exercice donne carrière au sang, fait emploi de l'excédant de la nourriture, et peut ainsi conjurer l'apoplexie et divers épanchements, de même que mettre une digue à l'obésité.

La marche et la danse favorisent le développement des parties inférieures du corps, mais au préjudice des parties hautes, que ces exercices limités laissent inoccupées, inactives. Il est certain que la danse, en particulier, aide à l'accomplissement de certaines fonctions ; par malheur, elle expose aux maux de poitrine et à des maladies soudainement meurtrières, à cause des transpirations excessives qu'elle provoque, et des moyens imprudents par lesquels on cherche à modérer cette chaleur incommode et ces transpirations périlleuses. L'escrime compte peut-être moins de victimes que la danse.

La chasse, l'équitation, la danse même, et en

général les exercices fatigants, sont de sûres garanties, non de tempérance peut-être, mais de régularité et de retenue. Il est des exercices dont les inconvénients sont manifestes. La valse, par exemple, occasionne des maux de tête, des étourdissements, et peut disposer à des congestions du cerveau, effets comparables à ceux que produit *le bercer* sur les jeunes enfants.

La marche, surtout si elle est rapide, ne convient point aux asthmatiques, parce que tout mouvement les oppresse : leurs poumons, naturellement peu perméables à l'air, l'admettent encore avec plus de difficulté, du moment qu'un sang plus abondant vient à les traverser avec une vitesse que la marche rend plus rapide.

Les mélancoliques et les hypocondres agravent souvent leurs maux par la marche; la promenade leur est contraire. Eux qui ne se plaisent qu'isolés, un mouvement sans but ajoute encore à leurs persévérantes préoccupations d'esprit, parce qu'une inaction ambulante ne sert qu'à nourrir les rêveries, les inquiétudes, les préventions, les chimères dont ils vivent attristés et malheureux.

Tout compensé, le mouvement arbitraire a moins d'inconvénients que d'avantages. Malheureusement les modernes, au préjudice de ceux qui s'y vouent, ont dénaturé plusieurs des exercices dont ils s'amusent. De même que les chevaux destinés aux courses annuelles, on assujettit maintenant les boxeurs, les coureurs de profession, les jockeys de courses, les plongeurs, etc., à une espèce d'*entraînement* qui a pour objet de les amaigrir et d'ajouter temporairement à leur souplesse acquise ou native. L'entraînement est ce régime restrictif suivant lequel on fait jeûner, on fait suer, on purge les concurrents d'après des règles fixes, et sous la direction de guides spéciaux, docteurs *in partibus*, qui jouissent d'un assez grand crédit, principalement à Londres. Par ce procédé, on dissipe la graisse et l'on atténue les organes tout en exerçant ceux des membres dont la puissante action peut rendre vainqueur. C'est ainsi, plus particulièrement, qu'on fait maigrir les jockeys anglais et français en les faisant courir à jeun, et en sollicitant jusqu'à l'excès la transpiration naturelle par des infusions théiformes.

Un commencement de lassitude qui ne va ni jusqu'à la faiblesse, ni jusqu'à la douleur, est salutaire plutôt que nuisible, particulièrement quand une bonne alimentation et le sommeil viennent à propos, et sans excès, porter remède à un malaise commençant. La lassitude, à ce premier degré, est favorable à l'appétit et à la digestion, à l'énergie corporelle et à l'activité de l'esprit, à la santé, au sommeil, et même à la longévité, qui est rarement le partage de gens tout à fait désœuvrés. Grâce à cette douce fatigue, rien dans le corps n'est perdu, ni ne reste stagnant : il n'y a que les grandes fatigues

qui énervent, surtout quand elles sont mal ré-
parées et habituelles.

Après les exercices corporels, les boissons
doivent être excitantes, alcooliques ou vineuses.

DE LA FATIGUE ET DE SES EFFETS.

La fatigue est ce sentiment douloureux qui
succède à de longues marches, au travail ou à
de grands efforts, et qui, presque toujours, se
trouve joint à de la faiblesse et à de l'abattement. Un homme fatigué a besoin de repos et
de sommeil, encore plus que d'aliments. Par l'influence des excitants ou par son excès même,
la fatigue peut se changer en courbature et
même en une fièvre ardente que rien ne peut
apaiser, ni la saignée ni des breuvages rafraî-
chissants.

L'homme sain qui marche ou travaille, doit
donc s'arrêter dès qu'apparaît la lassitude. C'est
à cette barrière qu'il doit faire halte, sans la
dépasser ni l'ouvrir.

Il est bien vrai que l'action journellement
réitérée des organes en accroît l'énergie autant
que la substance; mais il ne l'est pas moins
qu'une fatigue habituelle, née d'un travail excessif, hâte la vieillesse, abrutit l'esprit et use
le corps et la vie, dont elle accourcit la durée[1].
Il faut donc que l'exercice soit non-seulement
diversifié selon les personnes, mais proportionné

---

[1] Consulter sur tout ce chapitre ma *Physiologie médicale*, tome Iᵉʳ, liv. IV, traitant de l'INTELLIGENCE, ch. vij et x.

à l'énergie individuelle, mais modéré, sans quoi il cesserait d'être salutaire. Le sang est évidemment altéré, plus fluide et moins homogène après de longues courses qui ont produit la fatigue.

La fatigue n'atteint pas seulement les organes qu'un travail exagéré met en jeu; elle rejaillit sur tous les organes à la fois et peut aller jusqu'à porter le trouble dans les fonctions les plus essentielles. Rien ne ressemble mieux à la fièvre que la courbature. Plus d'une fois de grandes fatigues ont subitement fait blanchir les cheveux ou la barbe, à la manière des profonds chagrins.

Il ne faut donc pas s'étonner si les athlètes d'autrefois et les gladiateurs mouraient jeunes. Les coureurs, les jockeys et les boxeurs ont le même sort dans nos temps modernes : tant il est vrai, sans même tenir compte des pernicieux effets de l'entraînement, que les grandes fatigues abrègent la vie !

La fatigue inspire mal l'esprit, outre qu'elle peut induire à l'intempérance. Les Grecs les plus intelligents n'étaient certainement pas les vainqueurs du gymnase.

Les professions sédentaires et le désœuvrement sont plutôt propices à la beauté qu'à la santé; tandis que la fatigue altère la sérénité et la juste harmonie des traits. Ce n'est donc pas absolument sans motifs que les castes privilégiées donnaient jadis le nom de *vilains* à certains vassaux dont de rudes fatigues déformaient la figure et gauchissaient le maintien, réservant

la désignation de *gentilshommes* à d'heureux fainéants.

C'est qu'en effet le travail et la fatigue achèvent
l'homme trop prématurément pour permettre
la lente perfection de ses organes. Les gens
pauvres et contraints, hâtivement éprouvés par
les privations et les fatigues, paraissent souvent
de petits vieillards avant la fin de la jeunesse.
C'est à ce fait que Montesquieu faisait allusion,
quand il disait : « Là où les hommes sont bien
laids, prononcez hardiment qu'ils sont pauvres
ou même esclaves. »

Il est prudent de céder à la fatigue, comme
à la soif et à la faim : ajournons-les rarement,
ne les exaspérons jamais. Mieux vaut encore
prévenir la faim et la fatigue que d'y obtem-
pérer.

C'est, en quelque sorte, se reposer que de diversifier les exercices et les travaux : car c'est
le moyen que des organes différents entrent en
action tour à tour. Moindre encore est la fatigue,
si l'occupation excite l'émulation et l'intérêt,
ou si elle flatte l'ambition et nourrit l'espérance.

Il importe de faire diversion à des fatigues
habituelles par des amusements assortis au goût
et à l'énergie de ceux qui les ressentent.

On fatigue moins en compagnie que dans
l'isolement, outre que le travail en commun a
plus de modération et plus de constance. La
moisson et les vendanges faites en société ont
moins de dangers, moins de maladies.

La musique décuple les forces, le courage et

la ferveur. L'exercice du gymnase ou du cirque, comme la manœuvre du camp ou le faix du cabestan, s'allégent et se fortifient par des sons harmonieux et des concerts. Une armée en campagne, précédée d'un bon orchestre, fera de plus longues marches sans en souffrir. Le voyageur isolé abrége et adoucit sa route par des chants.

DES PROFESSIONS.

DES PROFESSIONS EN GÉNÉRAL.

Il est essentiel d'assortir les professions à la complexion du corps et aux aptitudes de l'esprit, afin que les devoirs ou les travaux qu'elles imposent, s'accomplissent sans degoût comme sans fatigue, et qu'au lieu de nuire au juste équilibre des organes et à l'harmonie des fonctions, elles en assurent le maintien durable, ou même rétablissent cet équilibre et cette harmonie si quelque cause les a dérangés.

Ce serait donc un soin de premier ordre que d'indiquer aux jeunes gens des deux sexes quelles occupations conviendraient le mieux à leur constitution native. Malheureusement ce choix d'un état ou cette visée d'un talent offrent souvent de grands obstacles.

S'il s'agissait uniquement d'occuper l'activité et les loisirs, sans but d'utilité matérielle, sans espoir de gain ni besoin de salaire, alors on devrait toujours conseiller des occupations qui missent principalement en jeu les organes les plus faibles ou les facultés de l'esprit les plus indécises. Tel serait en effet le vrai moyen de perfectionner non-seulement l'individu en lui-même, mais sa descendance entière.

Par malheur ces circonstances de désintéressement et d'efforts gratuits sont bien rares. Presque toujours la personne pour qui l'on consulte sur le choix d'une carrière ou d'un art fructueux, attend tout de ses efforts et de ses talents, sa position sociale, une juste rémunération, et quelquefois son existence même. Et d'ailleurs on doit se créer, ne fût-ce que par des talents d'agrément, un refuge et une défense contre l'adversité, puisque nul n'est à l'abri de ses coups. On conçoit donc qu'il serait imprudent de ne pas utiliser avec prédilection celles des facultés qui semblent promettre le plus de succès et le plus de ressources.

C'est ainsi que le bien-être actuel et l'intérêt de conservation peut compromettre le développement intégral de l'énergie corporelle et des dons de l'esprit, et entraver l'amélioration graduelle de l'espèce.

Les professions, principalement quand elles sont héréditaires, sont sans contredit une des causes qui détériorent et avilissent le plus puissamment la race humaine.

L'hygiène philosophique, l'hygiène de l'espèce entière, a donc pour puissant antagoniste l'intérêt individuel et temporaire ; et voilà pourquoi cette noble partie de l'hygiène est à peu près impraticable, et d'où vient que la perfectibilité des peuples est impossible. Tel est, au moins, un de ses obstacles ; mais il en existe d'une autre nature.

La même profession qui crée à l'homme des

moyens de subsister, peut occasionner prématurément sa fin. Elle abrége quelquefois son existence, soit par les fatigues ou les accidents qu'elle entraîne, soit par les excès dont elle suggère le prétexte ou l'excuse.

Il est certain que l'organisation se trouve graduellement modifiée, peu à peu dénaturée, par une longue répétition des mêmes actes.

Beaucoup de professions dégradent à leur manière la structure de ceux qui leur consacrent leur zèle et leur activité. Chacune a son cachet, ses stigmates, ses accidents ou ses maladies : il est vrai, par compensation, que des avantages de salubrité sont attachés à quelques-unes.

Nous allons passer en revue celles des professions qui ont le plus d'influence sur la santé, sans tenir compte du rang qu'elles donnent ou des avantages qu'elles procurent. Nous ferons de même abstraction des études ou du noviciat qu'elles supposent.

Les hommes de cabinet, la plupart adonnés à des travaux intellectuels, à des professions libérales ou au négoce, ont ordinairement un cerveau volumineux et des nerfs trop excités. En bien comme en mal, leur système nerveux exerce une prééminence désastreuse sur le reste de l'organisation. Ce que nous disons là s'applique plus particulièrement aux savants, aux artistes et aux gens de lettres, mais surtout aux poëtes.

Les nerfs sont plus taciturnes et plus rassis,

moins offensables et moins sensibles, en ceux qui se livrent à des travaux corporels et fatigants. Les artisans, à la vérité, ont des maladies instantanées, plus aiguës et d'une issue plus prompte; mais ils sont moins exposés au délire et à de longues souffrances que les gens oisifs.

Le cultivateur a fréquemment le dos voûté, la démarche lourde, la voix forte, par l'habitude de parler de loin, le teint hâlé par le soleil; son appétit est matinal et vigoureux, proportionné aux durs travaux, et son vaste estomac s'arrange à peu près de toute nourriture, sans préférence bien marquée pour aucune.

Le portefaix a des muscles volumineux, de larges épaules, indices d'une poitrine spacieuse et de grands poumons. Il est exposé à toutes sortes de ruptures. Les bouchers ont ordinairement le teint fleuri, un bel embonpoint, l'estomac étroit et un médiocre appétit. Les mineurs ont le teint livide, les yeux très-sensibles. Enfin les ouvriers sur métaux sont généralement maigres, sujets aux coliques et souvent tremblotants.

Mais si beaucoup de professions altèrent la constitution corporelle, et disposent à des infirmités ou à des maladies, il en est plusieurs qui sont de véritables préservatifs. C'est ainsi que les ouvriers sur zinc et sur cuivre, de même que les salpétriers, sont rarement atteints de maux d'yeux.

Il est rare que la goutte attaque ceux dont les

jambes fatiguent sans relâche. Ces faits n'ont pas été sans conséquences pour les médecins observateurs.

Les femmes qui tissent des rubans ou de la toile, ne sont pas exposées aux mêmes infirmités et aux mêmes maux que les femmes oisives des cités. C'est, sans doute, pour avoir remarqué des faits analogues, que le célèbre Tronchin, médecin de l'ancien duc d'Orléans et de Voltaire, enjoignait aux femmes mondaines du xviiie siècle de frotter elles-mêmes le parquet de leurs appartements.

Les maladies de la peau épargnent ceux qui préparent le soufre, de même que les ouvriers qui manipulent la poudrette.

La plupart des mineurs paraissent préservés de la phthisie pulmonaire.

L'extrême fatigue et une ardente chaleur agissant sur des individus pleins d'énergie, ont quelquefois guéri des maladies pour la cure desquelles les secours ordinaires de la médecine avaient échoué. Des tumeurs chroniques, des squirres, etc., se sont plus d'une fois dissipés sans remèdes ni médecin, en des hommes robustes qui expiaient des crimes dans les bagnes ou sur des galères, uniquement par l'effet des rudes travaux que la loi infligeait alors à ceux qui l'ont grièvement transgressée. De longs voyages dans les contrées équatoriales ont eu quelquefois des effets semblables.

Cependant, il est plus ordinaire que la constante répétition des mêmes actes et de mouve-

18.

ments toujours semblables, engendre des changements vicieux dans la structure, et nuise par
contre-coup à des organes essentiels, soit parce
qu'elle dérange la situation normale de ces organes, soit parce qu'elle en empêche l'accrois-
sement ou qu'elle en entrave les fonctions. C'est
ainsi que les grands efforts d'expulsion, de lutte
ou d'équilibre, occasionnent fréquemment des
ruptures, des descentes, l'afflux du sang vers
la tête, et quelquefois des épanchements au
cerveau. Ce sont là des accidents dont les suites
ont plus ou moins de gravité. La paralysie des
membres et une profonde altération de l'intelligence sont des résultats familiers aux coups de
sang, et surtout à l'apoplexie véritable. Certaines ruptures entravent simplement les mouvements; mais il en est d'autres qui causent
soudainement la mort : les ruptures du cœur et
du diaphragme, celles des gros vaisseaux qui
vont au cœur ou qui en viennent, sont de ce
dernier genre si redoutable.

La compression habituelle de la poitrine,
chez les gens de bureau, ou son inaction partielle en des personnes trop sédentaires et trop
assidues, peut devenir une cause de toux, d'oppression, d'asthme même, et quelquefois conduire insensiblement à la phthisie, mais principalement s'il existait dès l'origine une dispro-
portion notable entre le volume du cœur et la
capacité des poumons. Il se rencontre beaucoup
de cas où la poitrine est trop étroite pour un
cœur dont le volume s'est tardivement accru,

ou le cœur trop volumineux, pour la cavité à peu près invariable qui l'enferme.

Plus les professions sont entourées de dangers, plus elles sont insalubres, et plus ceux qui les exercent doivent suivre ponctuellement les lois de l'hygiène. La prudence doit augmenter en proportion des périls.

C'est un fait maintenant avéré, que la mortalité des professions, quelles que soient les maladies qu'elles occasionnent, est en raison inverse, soit de la propreté qu'elles comportent, soit du lucre qu'elles réalisent et du bien-être qu'elles procurent.

On pourrait diviser les professions, en ce qui concerne la santé, en trois catégories distinctes, savoir :

Celles qui exigent de grands efforts corporels;

Celles qui exposent à des émanations dangereuses;

Celles enfin qui condamnent à une vie sédentaire, soit qu'elles occupent ou seulement l'esprit, ou les membres seuls, ou à la fois les membres et l'esprit.

Nous allons mentionner les effets nuisibles ou dangereux de quelques-unes des professions de ces trois classes.

Inconvénients des professions qui exigent de grands efforts corporels.

Les cultivateurs, de même que tous ceux qui portent les durs travaux jusqu'à la fatigue, sont exposés aux inflammations de poitrine, aux

fractures et aux luxations, aux descentes volu-
mineuses, ainsi qu'aux anévrismes du cœur et
des artères.

Les anévrismes du cœur attaquent principalement ceux qui se livrent à des excès de table,
ou qui reprennent leurs travaux immédiatement
après les repas ou en sortant du lit. Quant aux
descentes, elles menacent plus particulièrement
les personnes qui ont perdu de l'embonpoint,
et surtout si le dépérissement a été rapide. En
conséquence, ceux qui maigrissent ainsi doivent
modérer leurs efforts, et recourir même prudemment à des bandages ou à des ceintures.

Les changements subits de température sont
les causes les plus fréquentes des pleurésies et
des fluxions de poitrine. Exposer à l'air humide
les membres en transpiration, boire froid quand
on est excédé de soif, de fatigue et de chaleur,
ce sont là autant de causes de la pleurésie.

Le laboureur et l'ouvrier doivent remplacer,
aussitôt qu'ils le peuvent, le linge que la sueur
a pénétré. Le danger commence pour eux du
moment où le travail cesse et où la chaleur intérieure décline.

L'eau-de-vie qu'on a trempée d'eau est alors
pour eux la boisson la plus salutaire. Tout en
desséchant la peau par une sorte de révulsion,
ce breuvage excitant maintient l'énergie du cœur
et réveille l'activité des muscles. Ce qu'on vient
de dire des laboureurs s'applique également aux
coureurs, boxeurs, rameurs, danseurs, aux
pressiers, aux portefaix, etc.

Les agriculteurs de nos jours ont peut-être plus de maladies et parviennent plus rarement à la vieillesse que ceux d'autrefois. Nos guerres de vingt années, nos excursions glorieuses et nos revers, ont énervé l'énergie des campagnards et un peu corrompu, je le crains, leurs mœurs douces et simples. Leur santé n'est plus aussi inaltérable, ni leur sang aussi pur. La tempérance, qui faisait leur force et qui mettait si près d'eux le bonheur, n'a plus le même charme à leurs yeux. Les mœurs de la ville se sont infiltrées jusqu'au village, et le village en souffre.

Ce changement malheureux dans les habitudes de l'homme des champs rejaillira de deux manières sur les générations à venir : par imitation d'abord, et ensuite par héritage. Car les enfants conservent l'empreinte presque inévitable des souffrances et des défauts de leurs auteurs : ils imitent les actions, et ils héritent des infirmités et de l'inertie.

Les soldats, sans parler des blessures, sont exposés aux rhumatismes, à des douleurs de diverse nature, et surtout à des névralgies et à des oppressions. Tels sont les effets ordinaires de la vie des camps, les fruits de la guerre. La pénurie de linge, de même que l'abus fréquent des liqueurs fortes, et une nourriture grossière, insuffisante ou trop uniforme, ce sont là autant de causes qui disposent aux maladies de la peau, et surtout aux dartres, à l'ichthyose, au psoriasis, au prurigo, etc.

Les cavaliers sont sujets à des infirmités toutes spéciales qui demandent des soins attentifs et, avant tout, l'abstention d'un régime échauffant. Les cavaliers d'armée et les postillons éprouvent des maux analogues.

Quelques artilleurs et quelques marins deviennent sourds par l'effet du canon.

Les crieurs publics, les chanteurs de profession, les avocats, les orateurs, les commissaires-priseurs et les chantres d'église sont principalement exposés aux maladies du larynx, à la phthisie laryngée, à l'aphonie et à des enrouements opiniâtres. Ils sont de même sujets, plus fréquemment que les autres hommes, à des anévrismes du cœur et de l'aorte. C'est une nécessité pour eux tous, de s'abstenir de tout ce qui échauffe, de se baigner souvent, de rechercher l'air chaud du sud, de se vêtir avec prudence et de se préserver des excès et des veilles. Le café et les liqueurs sont au rang des choses dont doivent se priver ceux qui chantent ou qui parlent à pleine poitrine et à voix déployée ou contrainte.

Si nous n'avons formulé aucun précepte concernant les exercices locaux, c'est moins parce que ces exercices sont inefficaces que parce qu'ils sont très-rares. Telle est, en effet, la synergie ou le mutuel concours de la plupart des muscles entre eux, qu'un mouvement corporel purement local est presque irréalisable. Il y a plus : au moindre effort que l'on tente ou que l'instinct seul effectue sans le concours de la volonté, la poitrine prend une part active à ce mouvement, qu'elle rend plus énergique en même temps qu'elle l'universalise. C'est dans ce but involontaire et comme automatique, que la glotte se ferme, que l'air aspiré se trouve retenu dans les poumons et la respiration suspendue [1]. Voilà ce qui rend si dangereux beaucoup d'exercices et d'efforts, quel qu'en soit l'objet, en particulier les cris, les diverses circonstances où l'on fait déploiement de forces, l'action de pousser ou d'attirer ce qui résiste, de soulever ou porter un fardeau, de ruer un projectile, de nager, sauter, grimper, etc. C'est ainsi que des efforts tout simples peuvent devenir l'occasion de graves accidents, à raison du concours de la respiration. Aussi a-t-il suffi en maintes rencontres de se baisser pour ramasser un objet quelconque ou nouer un cordon, d'introduire avec effort des chaussures étroites, de se mettre à son séant quand on est couché, ou de monter sur un siége, ou de se lever d'un fauteuil, etc., pour déterminer un coup de sang ou même l'apoplexie cérébrale. En conséquence, les personnes âgées doivent prendre soin d'accomplir tous ces actes qui passent à tort pour insignifiants, sans suspendre la respiration, et à glotte ouverte, comme si l'on parlait; mais ce précepte est

---

[1] J'ai été le premier à découvrir ce mécanisme et à le faire connaître, dans un travail récompensé par l'Académie des sciences (1819), dédié à feu G. Cuvier, et qui est intitulé : *Mémoires sur la Respiration*, etc. Paris, 1820.

surtout de rigueur, quand il s'agit d'individus très-sanguins, replets et pléthoriques.

Professions qui exposent à des émanations dangereuses.

Les personnes que leurs travaux journaliers exposent aux émanations et au contact des débris d'animaux, les tanneurs, les corroyeurs, les bouchers, les mégissiers, les boyaudiers particulièrement, les fabricants de cordes d'instruments, les fabricants de bleu de Prusse, qui emploient le sang de bœuf, les anatomistes et les étudiants en médecine, sont sujets aux fièvres typhoïdes, à l'anthrax et à la pustule maligne. Chaussier cite le fait d'un bourgeois de Dijon qui mourut de la pustule maligne pour avoir reçu sur lui les éclaboussures du sang d'un animal qui était affecté de cette maladie. Le comte *** a succombé tout récemment à Paris, en conséquence d'un petit bouton dont l'origine était analogue et dont ses médecins méconnurent d'abord la vraie nature. Les professions qu'on vient d'énumérer peuvent aussi occasionner des bouffissures et diverses éruptions de la peau. Ceux qui exercent ces états ont communément le teint pâle et blafard, et une physionomie maladive.

Dans de telles circonstances, il est indispensable de donner beaucoup de soins à la propreté; il faut attentivement changer de linge, il faut prendre des bains. Il est de même essentiel, quand on ne travaille pas en plein air,

d'établir des courants d'air là où l'on fonctionne
et où l'on séjourne, soit au moyen d'un grand
feu de cheminée, soit en établissant un fourneau d'appel à la d'Arcet, soit enfin par la ventilation. Les fumigations de Guyton-Morveau
sont encore fort utiles, de même que les asper-
sions avec le chlorure de soude ou de chaux.
Ce fut précisément à l'occasion des boyaudiers
que M. Labarraque fit l'importante découverte
de ses chlorures désinfectants, si utilement employés depuis près de vingt années.

Les fondeurs de suif et les chandeliers doivent, autant qu'il est possible, procéder en plein
air, ou au moins user soigneusement des précautions qui viennent d'être indiquées. Ces derniers artisans sont exposés à l'asphyxie, à des
odeurs insupportables, comme à tous les dangers qu'entraîne la fréquente inflammation des
chaudières; ils courent enfin beaucoup de risques, sans même parler de la pustule et du
charbon qui peuvent aussi les atteindre.

Ces diverses professions devraient être ban-
nies rigoureusement du sein des villes, et tel est,
en effet, le principal objet de l'institution et des
enquêtes du conseil de salubrité de Paris.

Les chiffonniers recueillent et emmagasinent
une multitude d'objets fétides et de débris dégoûtants. Tout aisés ou riches qu'ils soient (et
ils le deviennent, dit-on, fréquemment), ils ne
se vètissent que de ce qu'ils ont rencontré de plus
immonde. Une police vigilante ne devrait-elle
pas les astreindre à s'établir hors de l'enceinte

des villes? J'ai parlé ailleurs des vidangeurs, et
des accidents qu'entraîne leur sale mais utile
métier. Les cureurs de puits et d'égouts courent
également le danger d'être asphyxiés. Ils ne s'en
préservent qu'autant qu'ils établissent un fourneau d'appel ; et ils ne doivent jamais procéder à
leur périlleuse besogne sans s'être préalablement
assurés que l'air du puits ou du cloaque n'éteint
point une chandelle allumée qu'on y plonge.
Une autre attention fort utile consiste à faire de
grandes affusions dans ces souterrains équivoques, avec de l'eau de chaux par laquelle est
absorbé et neutralisé le gaz acide carbonique
dont on redoute la présence. Il serait également
souhaitable que les cureurs de puits et de cloaques, ainsi que les vidangeurs, eussent toujours
attachée au bras une corde correspondant à une
sonnette qui avertirait du danger, même au cas
d'asphyxie soudaine. C'est de cette manière
qu'on procède à l'égard des corps inanimés de
la salle mortuaire de Francfort, dans le but
d'éviter toute erreur funeste en fait d'inhuma-
tions anticipées.

Le danger des boucheries s'étend au loin,
à cause du sang qui se mêle à l'eau des ruisseaux dans les rues adjacentes. Cette circonstance peut avoir de graves effets dans les saisons chaudes, et principalement pendant le
cours d'une épidémie ; car le sang se décompose
rapidement, et il donne lieu, une fois décomposé, à des vapeurs putrides extrêmement dangereuses.

Il est donc important que les abattoirs soient établis loin du centre des villes, dans le voisinage d'un courant d'eau suffisant, dans des lieux non habités; il faut même que ces abattoirs soient tellement disposés à l'égard de la ville, que les dérivations s'en écoulent naturellement vers la campagne, et surtout du côté du nord.

Si les cuisiniers établissaient leur principal laboratoire dans un lieu aéré et leurs fourneaux dans de bonnes cheminées, garnies elles-mêmes d'un fourneau d'appel, ils ne seraient ni aussi souvent incommodés par le gaz acide carbonique, ni autant exposés aux effets dangereux d'une extrême chaleur; on les verrait moins fréquemment atteints de bouffissures, d'érésipèles, d'ulcères variqueux, de couperoses et d'étourdissements, etc.

Le métier de blanchisseur tel qu'on l'exerce à nos portes et sous nos yeux, engendre des maux quasi-incurables. Non-seulement il doit faire craindre la contagion, mais il expose à des vapeurs nuisibles, aux subites alternatives du froid et du chaud, aux rhumatismes, au coryza ou rhume de cerveau, à l'enchifrènement, aux polypes du nez, à l'oppression, à l'asthme même, à des crevasses douloureuses, à des maux d'yeux fort tenaces, à l'œdème et aux hydropisies, et surtout à d'affreux ulcères aux jambes, à des varices et à diverses infirmités dont la cure est presque impossible. Ce sont là autant d'effets soit de l'habitude d'être debout, soit des vapeurs irritantes qui s'échappent des

eaux, ou des brusques changements de température et de la malpropreté inhérente à la profession.

Mais ce qui ajoute encore aux dangers que
l'on vient de rappeler, c'est la mauvaise habitude où sont beaucoup de citadins de tenir leur
linge sale exactement renfermé, au lieu de le
suspendre en plein air hors des appartements
clos où l'on habite. Il serait utile que les blan-
chisseurs fissent des ablutions d'eau chlorurée
dans leurs demeures et leurs buanderies.

La poussière qui provient des grains et des
fécules détermine fréquemment de la toux et
quelquefois de la suffocation. Les boulangers,
les amidonniers, les bluteurs et mesureurs de
grains, les charbonniers, les droguistes et les
parfumeurs sont exposés à des inconvénients
de ce genre. Il serait assez facile de s'en préserver au moyen de voiles de gaze, d'éponges
humectées, ou de masques de verre, comme
ceux dont la marquise de Brinvilliers et Ste-Croix
faisaient usage dans leur mystérieux laboratoire. On pourrait encore employer, dans le
même but, des capuchons perméables au jour,
mais non à la poussière.

Les parfumeurs sont enclins aux vapeurs,
aux maux de nerfs, aux migraines, aux enchi-
frènements et à la perte de l'odorat, à cause des
parfums, des fleurs et des essences dont ils
vivent entourés. Les mêmes personnes ont
des tremblements, ainsi que les individus qui
emploient ou qui transforment le mercure.

Ceux qui fabriquent le tabac, qui le coupent ou le pulvérisent, sont sujets aux vomissements et aux éternuments, aux descentes, aux hémorragies et aux coliques. — J'ai déjà dit les inconvénients attachés à la pulvérisation des cantharides, de l'ipécacuanha et du jalap.

Tous ceux dont on vient de parler doivent, autant que cela est possible, travailler sous le manteau d'une bonne cheminée, qui attire l'air et le renouvelle. Ils devraient aussi employer le fourneau d'appel et tourner le dos au vent.

Quant aux ouvriers boulangers, ils sont sujets à des maladies graves : leur vie est courte, mais cette brièveté d'existence paraît tenir à leurs fatigues nocturnes, à la perte fréquente du sommeil, à leurs cris habituels et à demi étouffés, à leur nudité en toutes saisons, beaucoup plus qu'aux molécules pulvérulentes qu'ils respirent.

Les mineurs et les carriers, s'ils sont prudents, ne doivent point rentrer dans leurs souterrains, après s'en être absentés tout un jour, sans avoir préalablement promené au bout d'une perche, et au loin devant eux, une lampe de sûreté de Davy : c'est une lampe à esprit-de-vin qui est entourée d'une fine gaze métallique, présentant par pouce carré environ sept à huit cents ouvertures. C'en est assez de ce précieux ustensile pour découvrir les gaz nuisibles qu'on nomme feu grisou ou mofette; assez du fin tissu métallique interposé entre la flamme et les gaz, pour dissiper ces derniers et les empêcher de brûler en masse avec une dangereuse explosion. Mais, outre cela, si l'air de la mine était irrespirable, la lampe s'éteignant en instruirait aussitôt.

Ces artisans souterrains sont incessamment exposés aux éboulements, aux chutes, aux meurtrissures, à l'humidité froide, à la poussière, mais surtout à ces gaz irrespirables qui peuvent à tout instant s'enflammer avec une explosion terrible.

Indépendamment de cette protection et sauvegarde des lampes de sûreté, une des plus heureuses inventions modernes, les mineurs doivent prudemment aérer leurs souterrains, placer à la principale ouverture un fourneau d'appel; et même, dans le but de neutraliser le gaz hydrogène sulfuré, arroser exactement les galeries avec du lait de chaux bien chargé. Il est nécessaire aussi qu'une fois sortis de ces antres, ils prennent de l'exercice à air libre et à ciel nu; qu'ils observent avec soin toutes les règles de propreté; qu'ils se nourrissent d'aliments frais et salubres, et qu'ils y joignent quelques boissons toniques et excitantes. De retour à leurs galeries et à leurs filons, ils doivent toujours travailler le dos au vent. Ce dernier précepte est, du reste, universellement applicable aux professions qui exposent à des émanations ou seulement insalubres ou délétères.

Les peintres de toute espèce, quel que soit l'objet de leurs soins, au lieu d'afficher la malpropreté avec cynisme, devraient se surveiller

attentivement, se baigner à de courts inter-
valles, décrasser leurs mains huileuses avant
de manger, changer de linge sans négligence,
agir et se distraire au grand air, travailler à
vent arrière, et marcher autant que le permet-
tent leur travaux; ils doivent aussi se nourrir
de choses légères et observer la sobriété, insis-
ter sur l'usage des fruits cuits et laxatifs, et
s'abstenir expressément de tout ce qui peut exciter le corps ou produire de l'échauffement.

Les ouvriers sur métaux et tous ceux qui
font usage d'ingrédients métalliques, les peintres, les marchands de couleurs, les doreurs,
les potiers d'étain, les imprimeurs en taille-
douce, les fondeurs en caractères, sont fréquemment atteints de la colique des peintres,
colique avec dépression du ventre, sans inflammation et sans fièvre, mais avec constipation, avec crampes et difficulté d'uriner, et
quelquefois même avec tremblement des mains,
paralysie incomplète et salivation, pour ceux
au moins qui manipulent le mercure ou procè-
dent à ses transformations. La folie même ou
l'idiotisme se sont quelquefois montrés à la suite
des autres accidents qu'on vient d'indiquer.

Le meilleur remède contre la colique des
peintres ou du Poitou, contre la colique de
plomb, en un mot, est le remède de l'hôpital de
la Charité. Il consiste dans l'emploi successif
de vomitifs, de purgatifs énergiques ou drasti-
ques, et de l'opium à hautes doses, différents
médicaments qu'il serait imprudent d'adminis-

trer sans les conseils et loin des yeux surveillants
d'un médecin expérimenté.

Ce fut pour les doreurs, en faveur de qui
M. Ravrio, un riche bronzier-doreur, avait
fondé un prix à l'Académie des sciences de Paris,
que M. d'Arcet père, celui d'aujourd'hui, in-
venta l'inappréciable fourneau d'appel qui porte
son nom. Depuis cette belle et très-simple application d'une loi physique des plus vulgaires,
les doreurs attentifs et intelligents ne tremblent
et ne salivent presque plus, même pour la do-
rure par l'ancien procédé.

Les molécules métalliques, si pernicieuses à
la santé, peuvent s'introduire dans notre corps
par plusieurs voies, par tous nos pores : par la
bouche et l'estomac, ou, conjointement avec
l'air, par les poumons ou même par la peau.
J'ai vu un petit ramoneur attaqué de tremblements et d'une douloureuse et abondante salivation, pour avoir nettoyé une cheminée dans laquelle s'exhalaient habituellement des vapeurs
de mercure, et cependant ce petit malheureux
n'avait respiré durant sa rapide ascension de
ramoneur qu'à travers le tissu fin et serré d'une
éponge imbibée d'eau. C'était donc uniquement
par la peau que les molécules mercurielles
avaient pénétré, et voilà ce qui nous autorise
à dire que les ouvriers sur couleurs et sur métaux doivent se baigner fréquemment à la sortie
de leurs ateliers.

Effets des professions sédentaires, quel qu'en soit l'objet.

Le portier de Paris est comme le type de la vie oisive et sédentaire. Ordinairement sans air neuf et frais, sans lumière directe, sans action hors du siége où il reçoit, converse et médit, sans affaires et souvent sans état, le concierge, hormis sa curiosité, sa gourmandise et sa faconde, laisse ses facultés dans l'inaction. Aussi partage-t-il l'opinion de Cardan : il pense que les arbres ne vivent des siècles que parce qu'ils sont immobiles et comme inertes.

Cependant les maladies ne l'épargnent pas. Il a d'abord à redouter les scrofules, ce qu'on nomme vulgairement des humeurs froides. Puis, c'est la migraine, la gastrite, les hydropisies, le squirre du pylore, des ophthalmies, de vagues maux de nerfs, des paralysies et l'ennui, cette paralysie de l'esprit et de la volonté.

Le squirre du pylore est une affection qui attaque plus particulièrement ceux qui, faisant peu d'exercice, mangent néanmoins beaucoup, eu égard à leurs besoins, et digèrent mal.

Les tailleurs sont aussi fort sédentaires et fréquemment maladifs. Ils sont sujets aux maladies de la peau, à de mauvaises digestions, à de l'oppression, et même à la phthisie pulmonaire et à l'hypocondrie. Il leur est nuisible de se croiser les jambes et de travailler accroupis, mais surtout quand il fait chaud. Cette habitude les rend enclins aux hémorroïdes, aux engourdissements et à plusieurs infirmités.

En général, la couture, de même que plusieurs autres occupations sédentaires et assujettissantes, ne convient qu'à ceux qui respirent avec liberté, dont les digestions sont faciles, et dont le cœur est peu disposé aux palpitations.

Les cordonniers et les sabotiers devraient ne point exercer sur l'épigastre (le creux de l'estomac) de ces fréquentes compressions qui disposent singulièrement aux maladies de l'estomac et du pylore. Ils devraient, au moins, s'entourer le corps d'une ceinture épaisse formant plastron, qui amortirait la pression de la tarière ou de l'astic.

Les personnes consacrées à des ouvrages délicats et minutieux qui exigent une lumière vive et beaucoup d'attention, les joailliers, les dentellières, les horlogers, sont les plus exposées aux ophthalmies, à la cataracte, à la goutte sereine et à la myopie. Il est prudent, en pareils cas, de faire usage de conserves garnies d'un garde-vue vert ou azuré.

La plus dangereuse des habitudes est celle de l'immobilité.

Un exercice diversifié convient à tous les hommes; mais plus particulièrement à ceux qui n'ont ni de besogne fatigante, ni de travail journalier.

Les personnes sédentaires doivent agir avant le repas pour l'appétit, pour la digestion après le repas, dans la soirée pour le sommeil, et à toutes les heures du jour dans l'intérêt des forces et de la santé.

Il faut, au contraire, des distractions diversi-
fiées aux individus dont les occupations sont
habituellement fatigantes. S'instruire, tel est
le délassement le plus digne de celui qu'un travail continu détourne de penser. Cette distrac-
tion-là n'occasionne point de nouvelles fatigues
comme le théâtre, la promenade ou l'ivresse.

C'est pour des Italiens, ou du moins pour des
peuples méridionaux, que l'école de Salerne a
donné le précepte que voici : « Repos après
dîner, promenade après souper. » Un tel conseil
n'est réalisable qu'en des climats où le soleil a
tant d'ardeur, qu'il rend impossible la promenade du jour. En été, on ne se promène que le
soir à Naples et à Montpellier.

Les professions suivantes, comme les plus
douces, sont celles qui conviennent le plus aux
personnes délicates : l'état de tourneur, de
menuisier, de jardinier, etc. Et même l'homme
de bureau ou de cabinet trouverait diversion,
appétit plus vif, et santé plus affermie dans la
pratique momentanée des paisibles occupations
qui constituent un de ces métiers agréables :
ce serait un sûr moyen de se procurer de la
distraction et de l'exercice sans fatigue, de fortifier les organes, de rendre la respiration plus
efficace et la transpiration plus active.

Il serait également judicieux de conseiller
une des professions où l'on travaille le fer, à des
jeunes gens débiles, pâles et scrofuleux.

Les personnes sédentaires par état, comme
celles qui gardent la chambre par faiblesse,

doivent au moins compenser cet isolement et
cette inertie par quelque exercice partiel. Marcher entre quatre parois, lire à voix élevée,
chanter, déclamer, jouer à la balle, gesticuler,
voilà des exercices qui sont à la portée de tous.
On peut aussi, comme Steele et quelques Anglais hypocondres, combattre son ombre, en
employant à cet usage un peu singulier deux gros
et courts bâtons à massue de plomb; ou bien
encore, comme Addison et Bacon en ont donné
le précepte et l'exemple, agiter avec force la
corde d'une cloche sans battant.

Il est fort rare, ainsi qu'il a été dit plus haut,
que l'action des bras soit isolée absolument de
toute autre fatigue. Presque toujours le mouvement des mains occupe la tête et obéit à l'esprit :
c'est là ce qu'on observe chez le sculpteur et le
peintre, chez l'imprimeur et le mécanicien, chez
l'horloger, le tisserand, le rameur, et pour divers artisans. Il en est de meme pour la plupart
des jeux et pour la déclamation. Munis d'une
canne, de béquilles ou d'échasses, les bras ne
sont encore que des auxiliaires des jambes, avec
lesquelles ils partagent le faix du corps. Souvent même l'occupation des bras n'est qu'une
occasion de lassitude pour les jambes et le corps
tout entier : comme exemple du fait on peut
citer en première ligne le jeu de billard, le jeu
de paume et le mail. Ce sont là des divertisse-
ments qui engendrent de très-grandes fatigues
et qui peuvent être aussi périlleux que les plus
rudes travaux des manouvriers. L'exercice est

encore plus mixte et plus universel, moins topique, chaque fois que l'œuvre des bras appelle le concours de la poitrine et nécessite l'interruption du souffle, comme on le voit dans les efforts. Voilà sans doute pourquoi Steele tenait tant à ses deux bâtons plombés, et Bacon de Vérulam à sa cloche sans battant.

Cette presque impossibilité des mouvements partiels, et plus spécialement des bras, causa quelque embarras aux orthopédistes de profession, lorsqu'ils cherchèrent à redresser des colonnes vertébrales déviées en exerçant celui des bras qui correspond au côté apparemment le plus faible. Cependant ils remarquèrent que dans l'action de se suspendre par les mains et de grimper, les bras agissent presque exclusivement, et ce fut d'après cette remarque qu'ils instituèrent quelques nouvelles machines orthopédiques qu'on destina au redressement de la taille. La principale de ces inventions gymnastiques était une large échelle pyramidale fortement inclinée à l'horizon et que les jeunes gens gravissaient en dessous, et le front tourné vers le ciel. Ils se hissaient d'abord en usant simultanément des mains et des pieds, et bientôt des mains uniquement, dès que l'habitude et le progrès des forces les avait rendus plus habiles. Mais il est un soin essentiel dont on ne se départait jamais : dans l'espoir de fortifier le côté le plus faible en le chargeant du plus rude labeur, on exigeait des enfants qu'ils se servissent de la main correspondant à la petite

épaule, c'est-à-dire au côté concave de la courbe
vertébrale, pour saisir l'échelon supérieur de
l'échelle gravie ; le bras le plus faible, en conséquence, était seul chargé, pendant un instant,
de tout le poids du corps suspendu loin de la
terre ; ce qui finissait quelquefois par égaliser
l'énergie des deux bras, le volume des deux
épaules, et par effacer insensiblement une déviation commençante. Dans un même but,
quand ils étaient au lit, du bras faible on leur faisait tourner une manivelle par laquelle se trouvait mue sans rapidité une roue elliptique :
quand cette roue présentait son grand diamètre,
toute l'échine était subitement distendue ; puis
une détente générale succédait à cette disten-
sion, quand venait le tour du petit diamètre.
Mais revenons à notre objet moins spécial.

C'est une quasi-nécessité pour les hommes
de bureau, de fixer leur résidence dans un
quartier éloigné de celui où ils travaillent tout
le jour. C'est un moyen de remédier par la
marche qui le précède et qui le suit, à l'insalubrité d'un travail trop sédentaire et quelquefois fastidieux.

Les hommes dont l'énergie se consacre à de
gros travaux, se dispensent plus aisément de
bains que ceux qui sont sédentaires, ne fût-ce
qu'en raison de la transpiration, si abondante
dans les premiers, et fort rare dans les autres. Il
en est de même de la propreté, plus strictement prescrite et plus indispensable aux oisifs
qu'aux travailleurs.

Avantages de l'exercice.

Les Romains et les Grecs attachaient un grand prix, et souvent des honneurs suprêmes, à l'énergie corporelle de leurs citoyens. On ne séparait point chez eux la prééminence physique de l'intellectuelle, et ils ne reconnaissaient pour vraiment supérieurs, que ceux qui unissaient aux grandes lumières de l'esprit la puissante énergie des membres. La gymnastique, alors, était peut-être plus cultivée que la rhétorique. On peut voir, dans le vingt-troisième chant de l'*Iliade*, comment Homère fait jouter l'un contre l'autre, par pur délassement, tous ces héros, dont le reste du poëme célèbre les hauts faits de bravoure ou de prudence. Tous concourent et combattent : tous, même Agamemnon, le chef des rois. Et non-seulement on décernait des récompenses aux vainqueurs, il y en avait même pour les vaincus. Achille donne un riche trépied ou douze taureaux au vainqueur, et un prix plus inestimable au vaincu, comme pour ajouter, ainsi que l'indique l'offrande même, à la cause de son infériorité.

On a souvent attribué à des remèdes inefficaces, des guérisons que l'exercice avait seul opérées.... Un homme riche et mélancolique me consultait, il y a quelques années, pour des malaises, des tiraillements d'estomac et des vapeurs. Je lui dis : «Je ne puis rien vous conseiller ; le seul homme qui pourrait vous soulager est loin d'ici. — Où donc est-il ? — Il est à Lyon. — J'irai, me

dit cet homme.... » Peu de jours après il était en
route pour Lyon, muni d'une lettre dont je
l'avais chargé, et ignorant qu'une autre lettre
de moi, s'adressant à la même personne, l'y
précèderait.

Arrivé à Lyon, on lui apprend d'un air de
tristesse que la personne qu'il demandait s'en
était allée à Montpellier, d'où on l'envoie à Bordeaux, d'où on l'envoie à Toulouse, à Thiviers,
à Blois, à Lorient, à Alençon, et enfin à Paris,
où il arriva guéri. Il vint alors me serrer la
main : « Oh! me dit-il, que vous m'avez donné
là deux bons médecins! — De qui parlez-vous?
lui dis-je. — De la fatigue qui fait dormir, et de
l'espérance après qui l'on court! »

L'exercice ne convient à personne autant
qu'aux hommes d'études ou d'affaires. Le cerveau a toujours chez eux une prépondérance
trop marquée, et il est fréquemment trop
excité.

Les gens de lettres et de bureau sont exposés
aux maux d'estomac et aux mauvaises digestions, à des engorgements de la rate et du foie,
aux palpitations du cœur, aux hémorroïdes,
aux douleurs de reins et de vessie, à la gravelle
et à la pierre, aux maux de nerfs sous toutes
leurs formes, à l'hypocondrie surtout; et leur
vie se termine fréquemment par l'apoplexie, ou
foudroyante, ou paralytique, ou idiote.

Pour s'user et s'affaiblir, il n'est pas besoin
que l'homme fatigue ses membres : les sollici-
tudes d'une vie agitée et méditative le vieillissent

autant que de durs labeurs, et quelquefois davantage.

Toutefois, ce que l'on fait avec plaisir est ordinairement sans fatigue. Tant que nos travaux
s'accordent avec nos opinions et nos penchants,
nous méconnaissons la lassitude et même les
entraves. Mais rien ne fatigue l'intelligence
comme ces études fastidieuses qui ne roulent
que sur des riens. Les petites choses et les soins
de détail énervent la pensée bien plus que les
grands objets. L'étude minutieuse d'une mousse
ou d'un coquillage, où rien n'attache la raison,
excèderait de certains esprits beaucoup plus que
les supputations des révolutions célestes.

Heureusement, les membres de la république des lettres sont aussi diversement occupés
que les abeilles de nos ruches. Il y a d'abord
ceux qui, sans y rien mettre, disposent dans
un ordre admirable les cases où les récoltes
communes seront régulièrement classées et conservées ; il y a ceux qui recueillent les faits et
les idées comme en se jouant sur les fleurs, et
ceux qui élaborent ces premiers fruits. Il y a
des chefs, des sujets subalternes, des oisifs ; il
y a ceux qui participent à tout et sans rien faire,
ceux qui rassemblent les matériaux sans en prévoir la destination, et ceux qui les mettent en
œuvre sans en connaître la source. Et pourtant
tous sont nécessaires à l'ensemble de l'œuvre.

Nul exercice n'est plus fructueux pour l'esprit
que l'exercice de l'esprit même ; mais il est essentiel d'y apporter du relàche et de la diversité.

Les trois hommes célèbres, qui de notre temps,
ont le plus travaillé, G. Cuvier [1], M. Alex. de
Humboldt et lord Brougham, se sont quelquefois délassés d'un long ouvrage par un discours
ou par un voyage, d'une méditation laborieuse
par une correspondance aimable, et quelquefois d'une ennuyeuse recherche par une cause-
rie frivole.

Socrate condamnait le travail des bras comme
nuisible à l'intelligence et dépravant l'homme
studieux ; il avait raison, voulant parler des professions fatigantes. Mais l'action des bras et du
corps qui ne va qu'au juste délassement de l'attention, et non jusqu'à énerver les forces, cet
exercice modéré des membres rend certainement
les conceptions de l'esprit plus faciles.

La méditation fréquente a pour effet de tem-
pérer le caractère : c'est un bienfait de l'habitude. Plus l'esprit se familiarise avec les impressions, et moins, en effet, les émotions sont
vives : l'habitude de tout excitant finit par nous
y rendre moins sensibles. A force d'observer et
de penser, *on* arrive à apprécier plus justement
les hommes et les choses. Or, ce que nous connaissons bien perd peu à peu le don de nous émou-
voir : et comme le suprême degré de la sagesse
est de se rendre inaccessible aux passions, l'an-
tiquité avait raison de surnommer sages ceux

[1] Voir, dans l'ouvrage intitulé : *Médecins et natura-
listes illustrés des temps modernes*, par M. Isid. Bourdon ;
1844 : pages 3 et 102, article CUVIER.

que nous appelons savants dans nos temps modernes. Effectivement, la science est une voie sûre vers la sagesse, puisque la méditation et l'étude sont des préservatifs contre les passions.

DU SOMMEIL.

PRINCIPES ET PRÉCEPTES CONCERNANT LE SOMMEIL ET LE REPOS.

Nous passons à dormir un grand tiers de nos jours. « Le besoin du sommeil, ainsi que je l'ai dit dans un autre ouvrage [1], est aussi pressant toutes les vingt-quatre heures que le besoin d'air quinze fois par minute. Le sommeil est la suspension des sens, du sentiment de l'existence et des mouvements volontaires. Ce sont les organes les plus immatériels, au moins quant à leurs actes, ce sont les instruments de l'intelligence qui ont le plus de propension au sommeil. Ce qui devrait être le plus infatigable par sa nature, est précisément ce qui a le plus besoin de repos; ce dont nous croyons la durée éternelle, ne saurait aller vingt-quatre heures sans s'interrompre. Cela étonne au premier abord.

« Il y a donc en nous des fonctions qui s'interrompent, des organes qui discontinuent d'agir par le fait du sommeil. Les instruments de la vie n'ont donc pas tous le même degré de fatigue, d'usure et de vieillesse. C'est ainsi que

---

[1] *Lettres à Camille sur la Physiologie :* 1 vol. grand in-18, 2ᵉ édition, 1843.

les poumons et le cœur, à qui le sommeil même
ne donne aucun relâche, sont les plus maladifs
des organes.

« Vous connaissez les préludes du sommeil :
ces langueurs, cette faiblesse, cet abattement
des forces et ces embarras de la pensée qui précèdent l'assoupissement : on bâille, on détire
ses membres, on s'alanguit; la mémoire s'obs-
curcit, on balbutie des expressions incohé-
rentes; les idées n'ont plus de suite ni de justesse. Les approches du sommeil sont analogues
à celles de la mort. Nous éprouvons périodiquement toutes les vingt-quatre heures, après les
fatigues du jour, une sorte de vieillesse passagère, sorte d'apprentissage quotidien à l'aban-
don définitif de la jeunesse, puis de la vie. Enfin
les yeux se ferment, c'est-à-dire que les pau-
pières abaissées les recouvrent et les protégent;
nous cessons de sentir, nous perdons connaissance : voilà le sommeil. L'âme alors ne se
révèle que par des illusions et des mensonges,
toujours fondés néanmoins sur quelque réalité.

« Ce serait un spectacle curieux que d'assister
à cette résolution successive des sens et des
facultés de l'âme; mais c'est une scène qu'on
perd de vue à mesure qu'on approche du dé-
noûment. Singulière chose! nous ne pouvons
pas plus nous voir endormir que nous voir mourir! Nous perdons, par degrés insensibles, et le
sentiment de notre être, et l'attention qui observe, et la conscience qui juge et qui apprécie.
Nous ne pouvons que prévoir l'heure du som-

meil comme l'instant de la mort : car l'attention
et la pensée sont déjà loin quand vient la convulsion finale.

« Un phénomène bien remarquable, c'est
l'espèce de soubresaut, de tressaillement ou de
convulsion qu'on éprouve au moment de l'assoupissement. Ce mouvement est involontaire,
puisqu'il est le signal que la volonté s'interrompt; et il devient une cause de réveil subit,
toutes les fois que le corps est dans une fausse
position, ou que certains organes sont courba-
turés ou douloureux. Voilà même ce qui empêche les goutteux de dormir; car le soubresaut
du sommeil commençant les réveille inconti-
nent. »

Il faut proportionner le sommeil à la fatigue
du corps ou de l'esprit; on doit aussi le proportionner à l'âge, au sexe, à la faiblesse, à la
saison et au climat, aux souffrances physiques
ou morales.

Il faut plus de sommeil à l'enfant qu'à
l'homme fait, plus à l'adulte qu'au vieillard,
plus à la femme qu'à l'homme, plus au convalescent qu'à l'homme jouissant de la santé,
plus à ceux dont l'esprit est préoccupé qu'aux
indifférents, plus aux intempérants qu'aux
gens sobres, et aux nerveux qu'aux sanguins,
plus aux travailleurs qu'aux désœuvrés, plus à
l'homme de cabinet qu'au rentier. Il en faut
plus au citadin qu'au campagnard. Les muscles
sont plus prompts à s'éveiller que les sens et
l'esprit.

Ce n'est pas trop de neuf à dix heures de sommeil pour le convalescent, et de dix à douze pour l'enfant; pas trop de huit pour une jeune femme; de sept pour l'homme occupé : mais c'en est assez de six pour les oisifs, assez de cinq pour les vieillards, et assez de trois pour les malades ayant de la fièvre.

Le défaut absolu de sommeil ou sa trop grande brièveté finit presque toujours par altérer la santé et même le caractère. L'excès du sommeil a de même des inconvénients réels. Le fait est qu'on ne cite de centenaires ni parmi ceux qui dormaient mal, ni parmi ceux qui dormaient trop ou qui dormaient peu.

Ceux dont le sommeil est trop court ou mauvais, souvent interrompu ou habituellement troublé par des songes, ceux-là sont ordinairement plus irritables, plus maigres, moins capables d'un travail soutenu ; ils digèrent mal, ils ont les mains brûlantes, le corps échauffé, peu d'appétit, et presque toujours de la tristesse, de la préoccupation et de la morosité.

Il est rare qu'un individu adulte conserve longtemps la santé, s'il ne dort pas au moins cinq à six heures non par jour mais par nuit.

Quatre heures de sommeil de nuit redonnent au corps plus d'énergie, et plus d'aptitude aux exercices de l'esprit que six heures de sommeil diurne.

Cependant, dans les pays chauds, et pendant la canicule dans nos climats tempérés, ainsi que pour les convalescents, les enfants et les personnes faibles, on peut permettre en toute saison quelques heures de sommeil vers le milieu du jour. Faire la sieste ou la méridienne, cela même est de précepte pour les manouvriers, pour les méridionaux, pour les voyageurs, pour les personnes souffrantes qui digèrent péniblement, pour les hommes de cabinet et les asthmatiques.

Ceux dont les digestions sont mauvaises doivent, ou beaucoup agir s'ils en ont la force, ou rester plus longtemps au lit si l'aisance et les affaires en laissent le loisir. Le lit ralentit la digestion à raison de sa chaleur, mais il la rend plus profitable, plus efficace, outre qu'il n'en dissipe point les produits.

On ne doit se coucher que lorsque la digestion est déjà ébauchée. Au lit, les digestions sont plus lentes, la chaleur privant de son énergie la tunique musculeuse et motrice de l'estomac; mais, par compensation, elles y sont mieux achevées, plus parfaites. Les aliments séjournent alors plus longtemps dans l'estomac et dans les intestins, devenus plus paresseux, plus inertes; plus de bile, plus de sucs gastrique les humectes : l'absorption du chyle, dont ils sont la source, est d'ailleurs plus énergique. Un corps assoupi se nourrit donc mieux pour toutes les raisons, outre que la circulation est alors plus lente : il perd peu et il gagne davantage. Aussi le sommeil préserve-t-il de la faim ; il faut que la diète soit bien abusive pour qu'un malade alité en maudisse l'excès.

Ordinairement, l'imagination se réveille au bout de quatre heures, l'énergie des membres au bout de cinq; mais il faut aux sens, au jugement et à la mémoire six à sept heures de sommeil, et huit à l'embonpoint et à la fraîcheur du teint.

Les organes, comme je l'ai dit, ne sont pas tous assujettis au sommeil. Le cœur, les poumons, le diaphragme, le foie, les reins, agissent la nuit comme le jour. Voilà pourquoi ces différents organes sont plus fréquemment enrayés ou malades que la plupart des autres : c'est par eux que s'annonce la vieillesse.

Dans un homme qui meurt à soixante-quinze ans, il y a une partie des organes qui n'ont véritablement agi que pendant cinquante ans et qui n'ont que cinquante ans, puisqu'ils ont joui du repos à chaque sommeil quotidien. Mais le cœur, les poumons, le diaphragme, les reins et le foie ont en réalité soixante-quinze ans, eux dont l'action a été permanente tant qu'a duré la vie.

C'est un mauvais sommeil que celui qui est occasionné ou rendu plus profond par l'appel ou l'afflux du sang vers la tête : c'est une somnolence qui ressemble aux effets de l'ivresse et qui engendre des rêves. Les travaux de l'esprit continués jusqu'au moment de dormir, ont souvent causé une congestion de cette espèce.

Le repas du soir, trop rapproché du moment où l'on se met au lit, peut troubler le sommeil ou l'éloigner de nous. La faim non satisfaite produit un effet analogue.

20

Trop de sommeil dispose à l'apoplexie, à l'obésité, et à l'inertie de l'intelligence. Le défaut de sommeil peut conduire à la consomption, à la manie et même à la démence.

Parmi les passions, il en est qui incitent au sommeil, comme la gourmandise; et d'autres qui l'accourcissent, le troublent ou le suppriment, comme l'ambition et le jeu. Le bonheur, surtout s'il est inattendu, peut compromettre le sommeil à l'égal du chagrin.

Peu de café produit souvent l'insomnie en ceux qui n'en ont pas l'habitude, et beaucoup de café de courtes et profondes somnolences, que troublent des rêves. Il en est à peu près de même des boissons fermentées. Un sommeil dû à de tels abus a ordinairement pour lendemain un jour de malaise fébrile et d'incapacité.

Très-peu d'opium assoupit les sens et la douleur; beaucoup d'opium engendre une sorte d'ivresse, l'insomnie et quelquefois le délire. L'usage immodéré et les doses accrues de l'opium, dans les climats tempérés d'Europe, ont souvent causé la folie.

Telle chose qui assoupit le matin, peut exciter les sens sur le soir : c'est ainsi qu'un déjeuner tardif invite quelquefois au sommeil, tandis qu'un souper nocturne peut occasionner l'insomnie.

Les gens nerveux et sobres ont besoin, pour appeler le sommeil, de couvertures épaisses et chaudes. Mais un pareil faix, s'il n'est enlevé quand est venu le sommeil, rend souvent la

tête lourde et douloureuse le lendemain matin.
L'excès de couvertures a moins d'inconvénients
le matin qu'au milieu de la nuit, alors que le
récent résultat de la digestion accélère le pouls
et élève la chaleur.

Le sommeil ôte l'appétit comme il redonne
des forces : c'est un effet, non-seulement du
repos des organes et de l'économie des humeurs,
mais aussi de l'universelle et tranquille distribution de la nourriture par le cœur, qui veille
pour tous.

Si un sommeil calme et prolongé favorise
l'embonpoint, il le doit à des influences semblables : c'est parce que l'absorption est plus
parfaite, parce que les excrétions causent alors
moins de dépense, et parce que la circulation est
plus ralentie, plus régulière. Des eaux lentes
déposent plus abondamment leur limon que des
eaux plus rapides et plus agitées.

On est d'abord plus excité et mieux disposé
à un travail de tête après une insomnie ; mais
cette excitation n'est pas durable. La moindre
nourriture endort, le moindre effort fatigue,
outre que la digestion se fait mal.

Il faut, pour rendre le sommeil efficace,
qu'avant de se mettre au lit la digestion soit
presque accomplie ; il faut aussi que le corps et
les membres soient libres d'étreinte et de compression.

Il est prudent de coucher dans un endroit pai-
sible, loin des écuries, des portes cochères, des
domestiques, des escaliers et de la rue, à moins

que cette rue ne soit pavée en bois, ce qui deviendra bientôt moins exceptionnel. Il faut, surtout si l'on est valétudinaire ou sujet à l'insomnie, garnir ses fenêtres de contrevents rembourrés, et se loger de manière à n'entendre personne au-dessus de sa tête, ni d'artisans bruyants dans le voisinage, ni sonnerie d'horloge, ni cheminée où s'engoufre le vent, ni marteau de porte, ni sonnette d'appartement, etc. S'il s'agit d'un malade, on fait étendre une épaisse litière devant la maison.

En ce qui concerne la pureté de l'air, il est essentiel que l'alcôve ne soit ni profonde, ni fermée, et qu'aucun corps ne fasse concurrence aux poumons quant à l'absorption de l'oxygène : ni lampe, ni feu hors des cheminées, ni fleurs, ni animaux.

Les fleurs dont il faut le plus craindre le voisinage, principalement la nuit durant le sommeil, et par-dessus tout dans une chambre exiguë et sans feu de cheminée, sont celles qui sont le plus odoriférantes, savoir : la rose, la violette, les narcisses, le lis, la tubéreuse, le jasmin, le seringa et l'œillet.

L'air qui environne une rose qu'on a placée sous verre devient impropre, après six à huit heures de contact, à alimenter la flamme d'une bougie comme à être respiré, tant cette fleur odorante exhale de gaz acide carbonique.

Il faut que les fenêtres de la chambre à coucher restent exactement closes dès que vient la nuit, et qu'elles soient ouvertes dans la journée ; et l'on ne doit dormir que là où personne n'a séjourné pendant le jour. Il faut encore se prémunir contre le grand jour et les courants d'air, contre une chaleur trop élevée et les parfums.

Les influences nuisibles deviennent plus pernicieuses qu'en aucun temps durant le sommeil : l'ombre, les vents coulis, les extrêmes de température, les fleurs odorantes, le mauvais air, les émanations d'eaux stagnantes, les miasmes putrides, etc.

Les lits trop mous excitent les sueurs et la faiblesse ; il est prudent de s'en déshabituer. La tête doit être modérément et graduellement élevée, peu couverte ; que les pieds soient chauds, les couvertures légères et proportionnées à la saison, que les besoins de la vie soient satisfaits, l'esprit tranquille.

Le lit des jeunes gens doit être composé d'un sommier de crin, de zoster, de paille, de foin récent ou de fougère bien séchée, ou d'un sommier élastique, renfermant des spirales métalliques qui jouent le rôle de ressorts et rendent le coucher plus flexible. A cela seul devrait se borner le lit des personnes encore jeunes et en qui le sommeil ne se fait jamais attendre, de même que le lit des tout jeunes enfants se compose uniquement d'un coussin rempli de balles d'avoine ou de feuilles énervées de fougère mâle ou femelle. Toutefois, à ce lit dur que quelques adultes supportent avec peine, on peut joindre soit un second sommier de crin, soit un ou deux matelas remplis de laine cardée.

20.

La plume communique trop de chaleur ; elle
rend faible et paresseux, et elle ne saurait convenir qu'aux vieillards et aux convalescents, qui
n'ont plus ni de chaleur superflue ni d'embonpoint. La plume retient trop aisément les émanations du corps pour n'être pas une cause fréquente
non-seulement de malpropreté, mais d'insalubrité flagrante. Dans les campagnes principalement, où ils ne sont pas nettoyés comme à la
ville, les lits de plume peuvent être une cause
soit de transmission contagieuse, soit de permanence endémique de beaucoup de maladies. Comment n'en serait-il pas ainsi dans les contrées où
les mêmes lits, les mêmes oreillers et les mêmes
couvertures se transmettent avec incurie, pendant des siècles, de génération en génération ?

Ce que nous venons de dire des lits de plume,
on peut l'appliquer aux édredons, ainsi qu'à
ces lourdes courtes-pointes qui ont plus d'une
fois transmis ou suscité la miliaire et la suette
dans plusieurs provinces de l'ouest et du nord
de la France.

Les oreillers ne conviennent qu'aux personnes qui ont lieu de redouter des congestions
sanguines vers la tête. J'ai déjà dit comment ils
peuvent préjudicier à la taille des jeunes gens.

La plupart des hommes s'inclinent en dormant sur un des côtés du corps, et le plus ordinairement du côté droit. C'est une habitude qui
résulte instinctivement de la présence du foie et
du pylore au côté droit du ventre, et de la situation du cœur palpitant dans le côté gauche de

la poitrine. Beaucoup de jeunes gens, et même des hommes faits, essayeraient vainement de se coucher sur le côté gauche : les palpitations du cœur, une oppression soudaine et comme une sorte de cauchemar, les réveilleraient aussitôt.

Mais lorsque, dans le cours de la vie, le cœur est devenu plus calme, il est prudent de s'habituer à dormir tantôt sur un côté et tantôt sur l'autre. Cette inclinaison persévérante sur le même côté, durant ce tiers de la vie consacré au sommeil, aurait bien certainement pour effet de rompre l'équilibre où doivent être les deux côtés du corps. Le poumon gauche, qui d'ailleurs est le plus étroit, aurait ainsi trop de fatigue, le poumon droit trop de repos. Le cerveau serait exposé à s'engorger du côté droit, et conséquemment, le côté gauche du corps à s'engourdir et se paralyser [1].

Il faut donc changer de côté pour dormir, toutes les fois que cela est possible ; mais il est préférable de commencer, si le cœur est calme, par dormir du côté gauche, afin que la digestion s'achève à loisir. Plus tard, dans la nuit, au second sommeil et alors que la digestion est terminée, on doit se retourner sur le côté droit, là où est le pylore qui ouvre issue aux aliments digérés.

On ne doit jamais oublier qu'un sommeil tranquille importe à l'humeur et à l'esprit autant

---

[1] Voyez *Mémoire sur l'influence physiologique de la pesanteur*, etc. ; par M. Isidore Bourdon. Paris, 1819-1823.

qu'à la santé et au bonheur. Beaucoup d'hommes
ne sont maigres, souffrants, méchants et que-
relleurs, que parce que, dormant mal, ils digèrent péniblement. Les bonnes digestions sont
souvent le fruit d'un sommeil profond et calme,
et de ces deux conditions provient la santé. Or,
la santé avive l'esprit et rend le bonheur plus
facile, comme le bonheur, à son tour, engendre
la tolérance et la bonté.

Les méchants et les ambitieux dorment peu,
et leur sommeil est souvent troublé. Le grand
Scipion, après ses victoires, était un des grands
dormeurs de Rome ; tandis que Caligula ne dor-
mait jamais plus de trois heures.

Il ne faut rester au lit que pour le repos, le
sommeil et la maladie, et non pour penser, mé-
diter et rêver. Les pensées ont au lit plus de
conséquences et plus de profondeur qu'ailleurs,
et voilà d'où vient qu'elles fatiguent davantage.

C'est vers le soir que le besoin de sommeil a
le plus d'ascendant sur nous, ce qui s'accorde
avec nos habitudes sociales.

Il serait naturel, et la santé en prospèrerait,
de consacrer au repos et au sommeil les heures
que l'obscurité rend sans emploi pour l'action.

Le sommeil diurne ne préjudicie à l'estomac
que parce qu'il est moins tranquille et moins
prolongé, et quelquefois aussi parce qu'on ne
dort le jour qu'afin de consacrer les nuits à des
travaux sérieux ou à des frivolités fatigantes.

Si les études nocturnes usent le corps, c'est
justement parce qu'elles sont les plus profondes

et les plus fructueuses, nulle distraction ne venant les interrompre.

Ensuite, les veilles studieuses éloignent du monde, des devoirs qu'il impose et de ses plaisirs. Quand une fois l'énergie est épuisée par les méditations nocturnes, on apporte de la distraction dans les affaires, ainsi qu'une apparente indifférence dans le commerce intime de la vie.

Les longues veilles peuvent donc conduire à la renommée, mais rarement à la puissance. En sorte que les intérêts d'une ambition véritable, qui est l'ambition du rang de la fortune et du pouvoir, s'accordent jusqu'à un certain point avec les intérêts de la santé.

Le choix des lieux importe moins au sommeil que le choix du temps. L'essentiel, pour bien dormir, c'est que le calme de l'esprit se joigne à la fatigue modérée du corps.

La lassitude, jointe à la sécurité, dort plus paisiblement sur la paille, que le repentir ou l'oisiveté sur l'édredon. La fatigue est l'oreiller de l'artisan et du laboureur.

Si le sommeil préserve de la faim, la faim, quand elle est vive au moment du repos, entrave ou accourcit le sommeil.

Les dérangements et la paresse du ventre, et les perturbations de la digestion, n'ont pas de remède plus efficace qu'un sommeil calme et prolongé.

La privation absolue de sommeil est au nombre des plus cruels supplices. Quand les Romains avaient à punir un grand criminel ou

à se venger d'un ennemi redoutable, ils l'em-
pêchaient de dormir par des tourments non
interrompus. C'est ainsi qu'ils se vengèrent de
Persée.

FIN.

TABLE ANALYTIQUE
DES MATIÈRES.

SOMMAIRES

DES NOTIONS D'HYGIÈNE PRATIQUE.

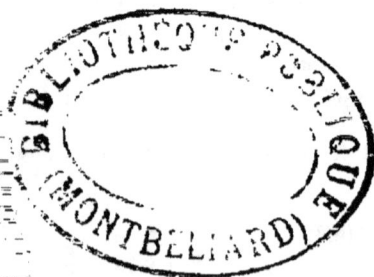

BIBLIOTHÈQUE PUBLIQUE (MONTBÉLIARD)

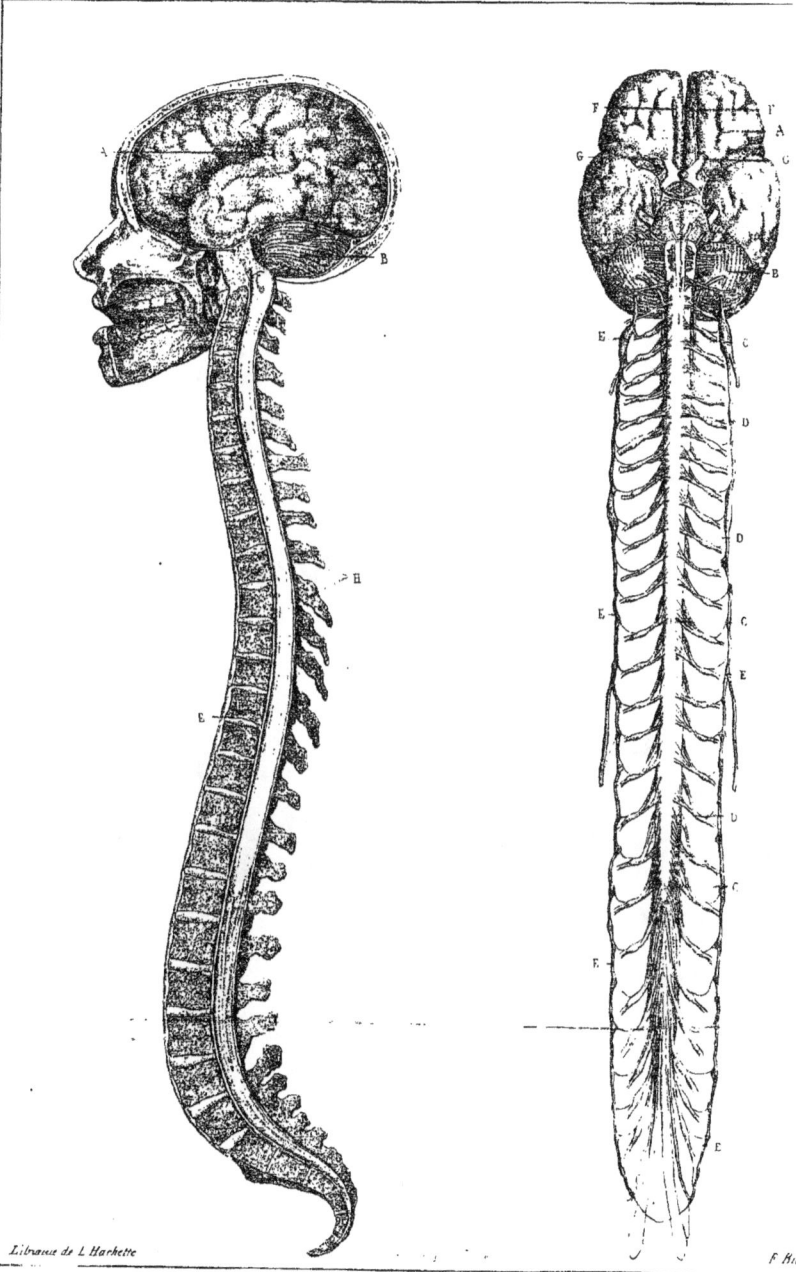

Librairie de L. Hachette

F. Hion

A. Cerveau. B. Cervelet. C. Moelle épinière. D. Nerfs agents de la sensibilité et du mouvement. E. Nerf grand-sympathique. F. Nerfs olfactifs. G. Nerfs optiques. H. Apophyses épineuses des vertèbres.

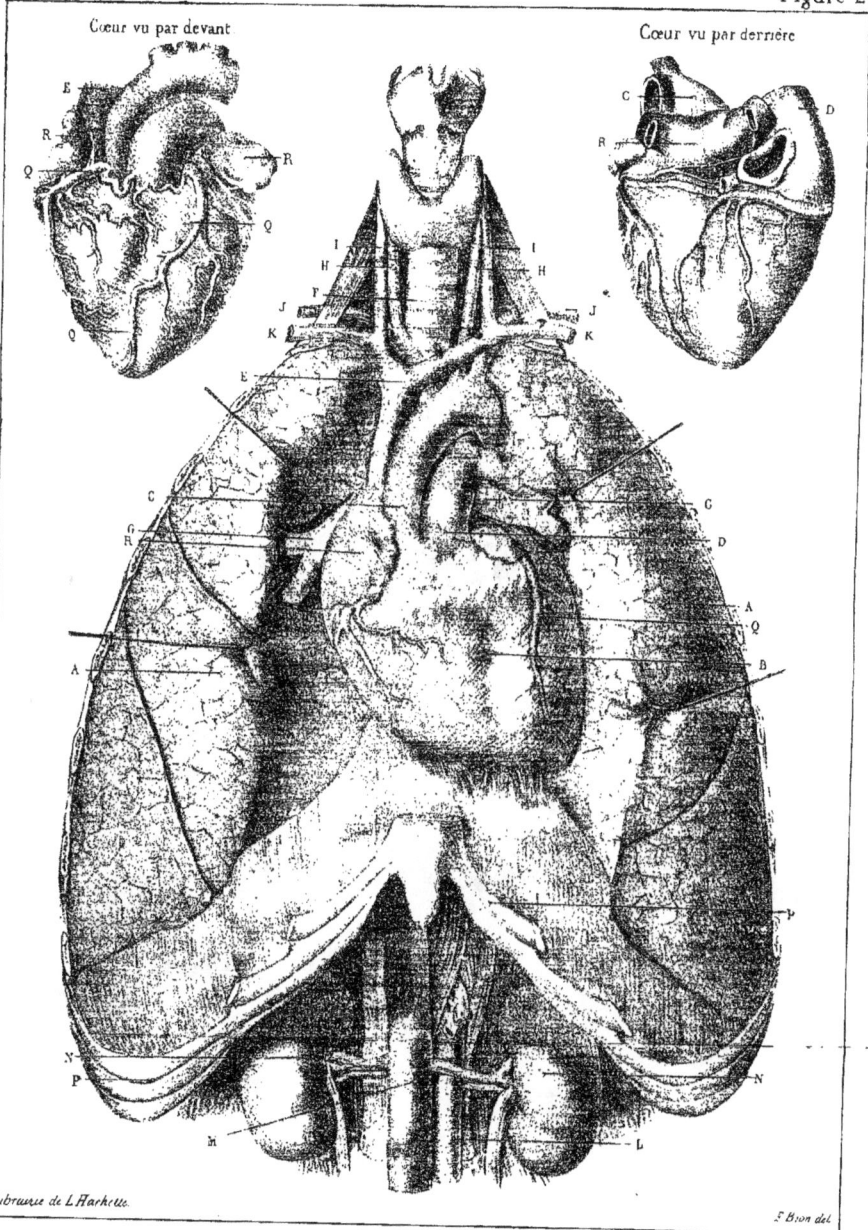

Cœur vu par devant   Cœur vu par derrière

Librairie de L.Hachette.   F.Bion del.

Imp. Lemercier Paris.

A. Poumons B Cœur. C Artère aorte. D. Artère pulmonaire. E. Veine cave supérieure. F. Trachée-artère ou canal de l'air. G. Bronches H. Artères carotides. I. Veines jugulaires. J. Artères sous-clavières destinées aux bras. K.Veines sous-clavières. L. Aorte ventrale M. Veine cave inférieure N. Reins. P. Cartilages des côtes Q. Veines cardiaques R. Oreillettes

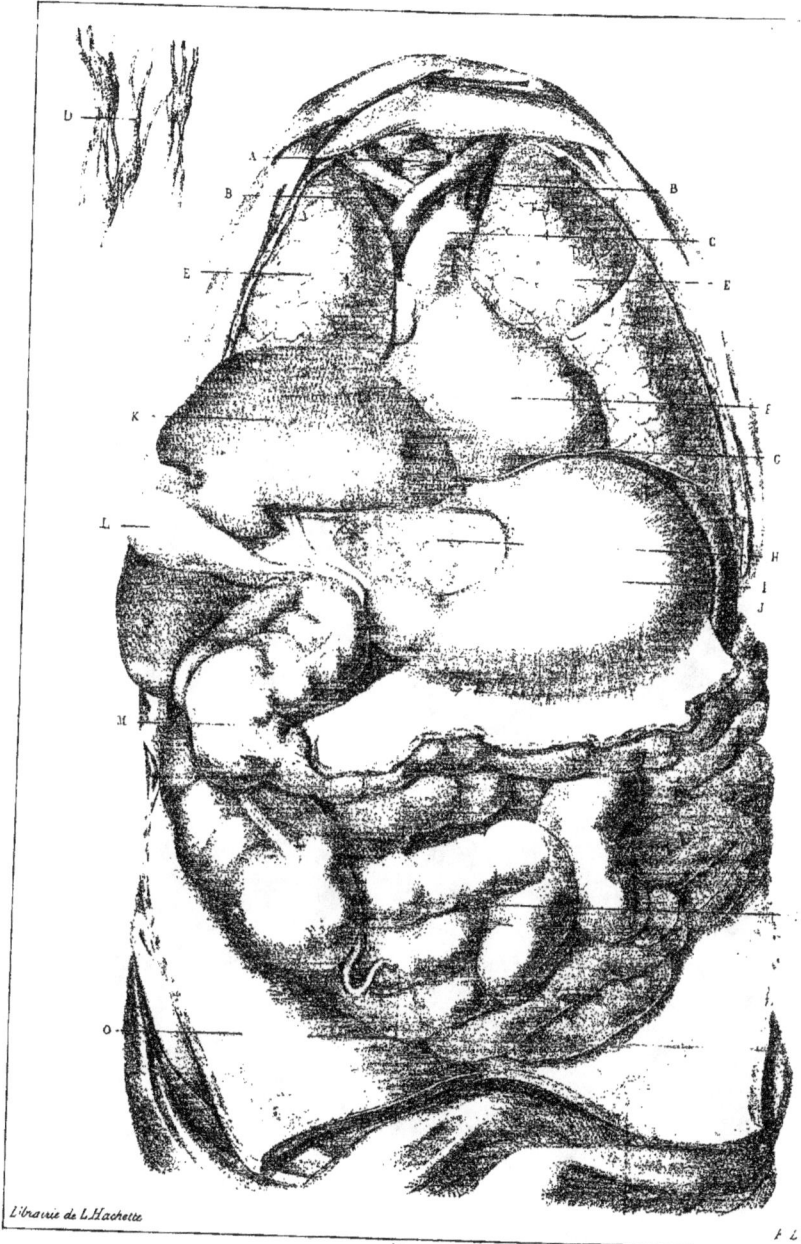

L'ibrairie de L.Hachette

Imp Lemercier Paris

A. Trachée-artère. B. Veines jugulaires. C. Artère aorte. D. Glandes lymphatiques. E. Poumons. F. Cœur enveloppé dans son péricarde. G. Diaphragme coupé. H. Pancréas. I. Estomac. J. Rate. K. Foie. L. Vésicule du fiel. M.
O. Parois coupées du ventre revêtues du péritoine.

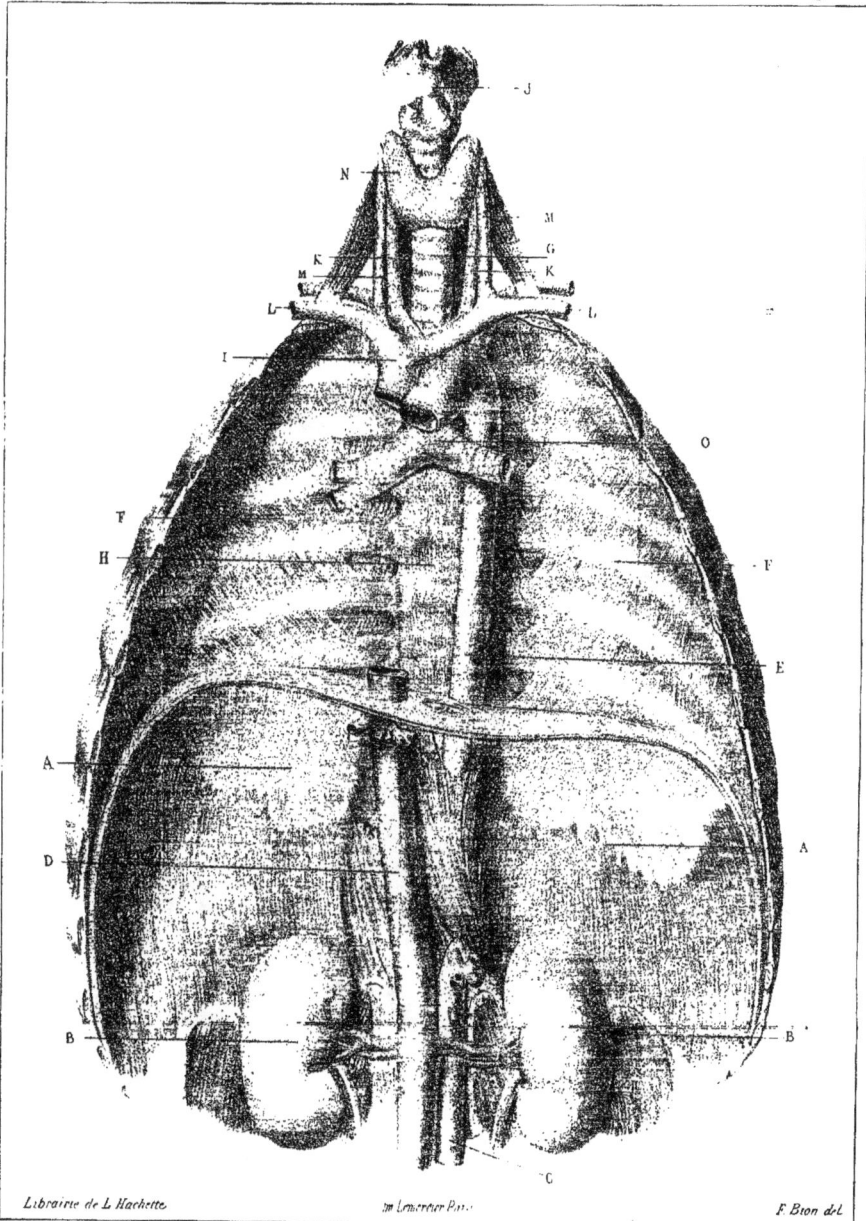

Librairie de L Hachette.   *im Lemercier P.rr.*   *F Bion del*

A. Le grand muscle diaphragme formant cloison entre le ventre et la poitrine.—B. Reins — C. Aorte ventrale.— D. Veine cave inférieure — E. Aorte pectorale.—F. Côtes et muscles intercostaux.— G. Trachée-artère — H Corps des vertèbres dorsales I. Veine cave supérieure—J. Larynx.— K. Artères carotides — L. Veines sous-clavières.— M. Veines jugulaires.— N. Glande thyroïde.— O. Bifurcation de la trachée-artère en deux bronches.

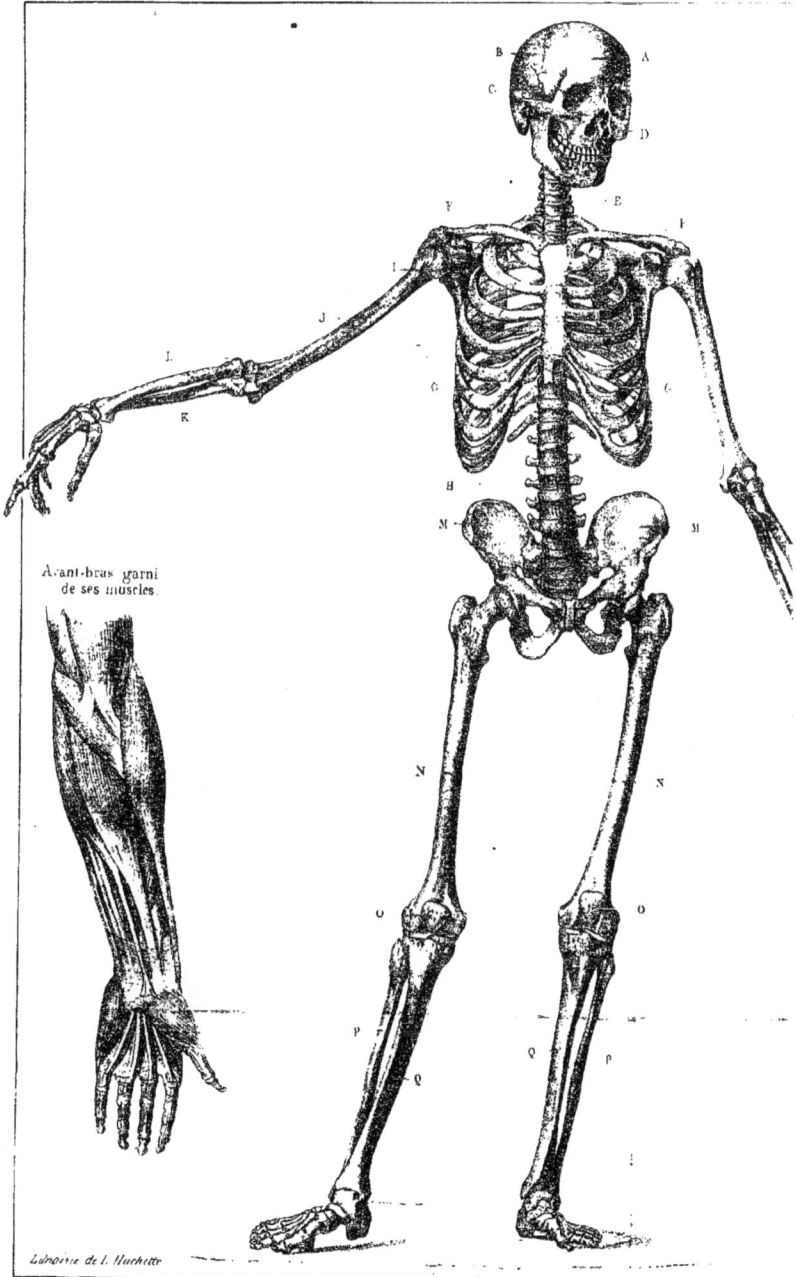

Avant-bras garni
de ses muscles.

Librairie de L. Hachette

A. Os frontal. B. Os pariétal. C. Os temporal. D. Os de la Pommette. E. Les sept Vertèbres cervicales. F. Cla
G. Côtes. H. Les cinq vertèbres lombaires. I. Omoplate. J. Humerus. K. Cubitus. L. Radius M. Os des
N. Fémurs. O. Rotules. P. Péroné. Q. Tibia.

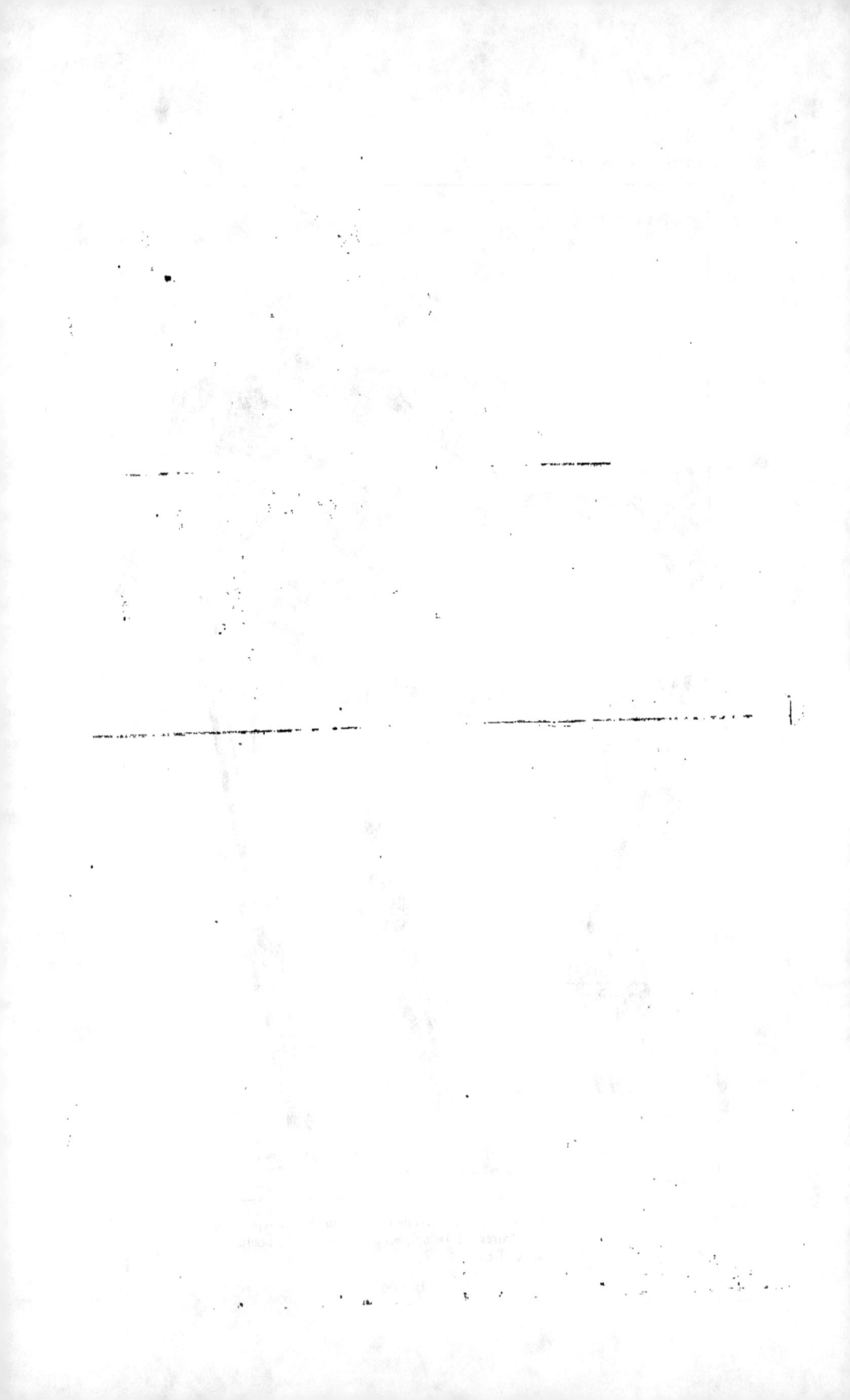

www.ingramcontent.com/pod-product-compliance
Lightning Source LLC
Chambersburg PA
CBHW061111220326

41599CB00024B/4001